Docteur CABANÈS

Les Indiscrétions de l'Histoire

DEUXIÈME SÉRIE

par l'Auteur du CABINET SECRET

Orné de 14 gravures hors texte

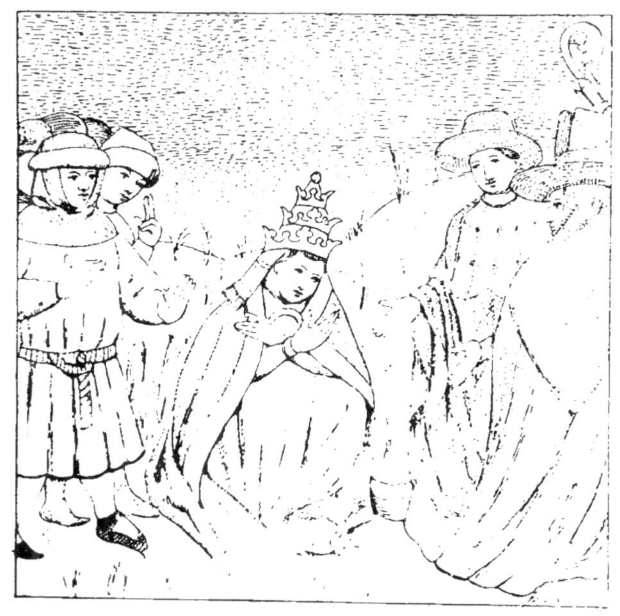

D'après un manuscrit miniaturé de l'Arsenal.

PARIS

ALBIN MICHEL, Éditeur

59, Rue des Mathurins, 59

LES INDISCRÉTIONS DE L'HISTOIRE

DEUXIÈME SERIE

DU MÊME AUTEUR

Ouvrages épuisés

Marat inconnu.

Balzac ignoré,

Le Cabinet secret de l'Histoire, 4 séries. (*En réimpression*).

Les Curiosités de la Médecine. (*En réimpression*).

En Librairie

Napoléon jugé par un Anglais.

Les Morts mystérieuses de l'Histoire, 1re série.

Poisons et Sortilèges, 2 séries. (En collaboration avec le Dr L. Nass.)

Comment se soignaient nos pères : Remèdes d'autrefois.

Les Indiscrétions de l'Histoire, 1re série.

Sommaire : *De quand date la chemise de nuit ? — Comment on se préservait de l'« avarie » au siècle galant. — La flagellation à la Cour et à la ville. — La légende de la mort de Madame de Sévigné. — La du Barry était-elle blonde ou brune ? — Marie Leczinska était-elle épileptique ? — La fustigation de Théroigne fut-elle la cause de sa folie ? Etc.*

En Préparation

Le Cabinet secret de l'Histoire, 4 séries. (12 chapitres inédits et 28 gravures nouvelles.)

Les Morts mystérieuses de l'Histoire, 2e série.

Les Curiosités de l'Histoire de la Médecine.

Les Curiosités du Corps humain.

La Névrose révolutionnaire.

DOCTEUR CABANÈS

Les Indiscrétions de l'Histoire

DEUXIEME SÉRIE

SAINT JOB, PATRON DES AVARIÉS. — COMMENT ON MEURT EN BEAUTÉ. — LA FABLE DE LA PAPESSE. — MORTE AU SERVICE DU ROI. — UNE CONSULTATION POUR LA POMPADOUR. — NAPOLÉON A-T-IL MANQUÉ SA VOCATION ? — LA SANTÉ DE NAPOLÉON III ET LA GUERRE DE 1870. — POISONS ET ARTIFICES DE LA TOILETTE, ETC.

PARIS

ALBIN MICHEL, ÉDITEUR

59, RUE DES MATHURINS, 59

PROBLÈMES

MÉDICO-HISTORIQUES

LES INDISCRÉTIONS DE L'HISTOIRE

(Deuxième série).

SAINT JOB, PATRON DES AVARIÉS

I

Les livres saints sont une source de découvertes imprévues pour les historiens de la médecine ; comment en serait-on surpris, quand on sait que plusieurs d'entre ces livres sont l'œuvre de sages législateurs, qui étaient en même temps de très avisés hygiénistes ?

La Bible contient — on l'a observé avant nous — des documents scientifiques qui étonnent par leur netteté et leur précision, à condition qu'on les dégage du merveilleux où ils sont enfouis, et qu'on fasse la part qui revient au langage métaphorique employé par les Hébreux, à leurs croyances religieuses, à leurs habitudes, à leurs mœurs, à leurs institutions sociales, à leur tempérament.

Quand on étudie cet admirable livre, on y trouve, disséminé un peu partout, des légendes, des traditions, des pensées, des relations de faits, qui prouvent que les connaissances médicales étaient très répandues dans Israël (1).

Tenons-nous-en pour l'instant au *Livre de Job* qui, au dire des exégètes, passe pour l'un des plus anciens (2), l'un des plus beaux (3) monuments de la littérature hébraïque.

Ce qui semble prouver sa haute antiquité, c'est qu'il y est fait mention de l'idolâtrie du Soleil et de la Lune, qui avait cours chez les Phéniciens et les Chaldéens.

(1) V. *Des maladies vénériennes chez les Hébreux à l'époque biblique*, par le Dr P. HAMONIC, Paris, Masson, 1887.

(2) R. MEAD estime que le *Livre de Job* a été écrit dans le temps du séjour des Israélites en Egypte, en sorte qu'il ne serait ni antérieur à leur servitude, ni postérieur à leur délivrance (*Recueil des Œuvres physiques et médicales*, de R. MEAD, trad. de Coste, 1774).

D'autres commentateurs ont placé cet écrit à l'époque de la captivité de Babylone (ROLLET, *Nouvelles conjectures sur la maladie de Job.*)

RENAN en fixe la date au viiie siècle avant notre ère.

(3) Un jour, Alexandre Dumas fils dînait chez M. de M***.

On vint à parler de la Bible et notamment du *Livre de Job*, dont M. de M*** vantait les sublimes beautés.

— J'avoue, dit Alexandre Dumas fils, que je n'ai jamais lu ce livre de Job, que j'ai toujours entendu citer comme l'un des plus beaux de la Bible.

— J'ai une Bible, dit M. de M***, je vous la prêterai, si vous voulez.

— Très volontiers, je l'emporterai ce soir.

— Mais c'est qu'elle est grosse, dit Mme de M***.

— Oh ! alors j'attendrai, reprit Alexandre Dumas en souriant.

Mais le personnage lui-même de Job a-t-il réellement existé ? La question a été posée, et elle a été généralement résolue par l'affirmative.

On pense qu'il était originaire du pays d'Hus ou d'Husa, situé dans la partie septentrionale de l'Arabie déserte, près de l'Euphrate et de la Mésopotamie.

C'était un riche et honnête Bédouin, « craignant Dieu et fuyant le mal », qui, d'un grande prospérité, aurait été tout à coup plongé dans un profond dénûment.

Renan croit que Job était un patriarche qui vivait au moins cent ans avant la captivité d'Egypte. Il est certain que les personnages de ce poème ne sont pas Juifs et que la scène se passe hors de la Palestine.

II

Rechercher la nature du mal de Job, en suivant le tableau symptomatique qui se trouve exposé dans la Bible, n'est pas, à dire vrai, une entreprise nouvelle. Nous avons d'honorables précurseurs dans cette voie, mais leurs opinions divergentes n'ont fait que compliquer le problème, loin de l'éclaircir.

On peut, tout d'abord, se demander si le poète hébreu, bien qu'il paraisse très versé dans l'étude des sciences naturelles (en anatomie et en physiologie spécialement, il donne l'impression d'avoir eu des notions fort remar-

quables pour l'époque) — on peut, disons-nous, se demander s'il a voulu faire une description purement
symbolique, ou rédiger, au contraire, une observation clinique.

Si l'écrivain **a** eu sous les yeux un type réel, déterminé, et si le portrait qu'il nous en donne est bien
fidèlement reproduit, un tel ensemble de maux a sans
doute quelques analogies avec des maladies connues,
mais il n'a rien qui retrace complètement un cas pathologique s'offrant à nous de toutes pièces dans la pratique
courante.

Peut-être n'est-il point donné à **la** raison humaine de
comprendre toutes les merveilles racontées dans l'histoire
de Job. La dignité du personnage, qui passait pour être
plus grand, plus illustre qu'aucun des Orientaux, ses ri-
chesses, son bonheur, puis, leur succédant brusquement,
son adversité, sa maladie, sa patience ; enfin, sa guérison
toute miraculeuse, la restitution de ses biens au double
de ceux qu'il avait perdus, tout cela annonce une suite
de prodiges, où nous serions presque autorisé à reconnaître, au lieu d'une véritable histoire, une fiction plus
ou moins heureuse, imaginée pour figurer l'emblème,
l'allégorie du malheur aux prises avec la vertu.

III

Quoi qu'il en soit, référons-nous aux textes, et tentons
d'**en dégager** « l'inconnue » pathologique.

L'invasion soudaine du mal est à noter. Job est frappé d'un ulcère malin, une plaie affreuse, depuis les pieds jusqu'à la tête ; avec un morceau de pot de terre, un tesson, il enlevait la pourriture qui sortait de ses ulcères.

Ses nuits sont tourmentées par l'insomnie et d'affreux cauchemars. Les douleurs sont permanentes, mais elles semblent redoubler d'acuité quand vient l'obscurité.

La mastication est gênée et pénible : il a de la peine à avaler les aliments et même la salive. Il se plaint sans cesse d'une courbature généralisée.

Les altérations de la peau sont à signaler : celle-ci se crevasse, devient noire par places. Le corps se couvre de « croûtes terreuses » ; les vers pullulent dans les plaies ulcéreuses, qui se montrent un peu partout.

Ajoutez à cela des hallucinations, du délire, des terreurs nocturnes — et une mélancolie, une hypocondrie, qu'on ne s'explique que trop dans une situation aussi navrante.

La cachexie fait de plus en plus de progrès ; la maigreur s'accentue de jour en jour ; il ne reste au malheureux que « les lèvres autour des dents ». Son haleine, d'une fétidité intolérable, éloigne de lui jusqu'à ses proches.

Des troubles viscéraux, des « bouillonnements d'entrailles » complètent le tableau clinique que nous avons brossé à très larges traits.

Puis, le malade revient à la santé, avec une rapidité tout à fait insolite, et sans qu'il reste aucune trace des maux primitifs.

La guérison fut complète, puisqu'il put procréer jusqu'à sept fils et trois filles — tous beaux et vigoureux : ce qui éloigne toute idée de mal héréditaire.

Job vécut plus que centenaire — jusqu'à 140 ans, disent les Saints Livres.

IV

Comment étiqueter une pareille affection ? C'est ici que l'embarras commence.

Les moins généreux accordent à Job une seule maladie : la *syphilis*. D'autres le gratifient simultanément de la *syphilis* et de la *lèpre* ; certains leur ajoutent les *dartres*, la *gale*, la *goutte*, la *sciatique*, le *fic* et le *feu sacré*.

BARTHOLIN compte jusqu'à douze maladies différentes, entées sur ce corps ravagé ; encore est-il loin d'atteindre le chiffre du Jésuite Jean de Pineda, qui en dénombre jusqu'à trente-deux !

A une époque où on n'avait que des moyens très imparfaits de lutter contre la « peste vénérienne », qui venait de faire son apparition en Europe, on s'explique qu'on recourût aux puissances surnaturelles, pour se guérir d'une affection contre laquelle les médecins se déclaraient désarmés. Mais — voyez la malechance ! — ce fut le saint homme Job, que les « avariés » de l'époque choisirent pour patron (1)! Comme nous l'enseigne le caustique Gui Patin (2), dans une de ses lettres, un capucin, Bolduc, et un Jésuite, le précité Pinéda, avaient écrit que Job avait la vérole : il n'en fallut pas davantage pour que tous ceux qu'affligeait le mal de Naples s'empressassent de le revendiquer pour parrain. Ils auraient pu tout aussi bien choisir David et Salomon qui, au dire de Patin, avaient eu, eux aussi, la syphilis. Mais saint Job sonnait sans doute mieux à leurs oreilles.

La gravité, l'austérité du personnage cadre mal, semble-t-il, avec une hypothèse aussi injurieuse. Mais

(1) Cf. le *Diarium Medicorum Ecclesiasticum*, de Molanus, p. 62.

A la date du 10 mai (fête de saint Job) on lit : *Volunt nonnulli Sanctum Job peculiarem patronum esse eorum qui lue venerea laborant aut eam curant.*

« C'est une impudence scandaleuse, écrit BAYLE (*Dict. historique et critique*, t. III, 5e édition, p. 461), que de dire que la maladie de Job étoit la grosse vérole. J'avoue que, dans l'Eglise romaine, il est patron des verolez ; mais cela ne conclut rien pour l'autre supposition. Il étoit vénéré dans cette Eglise avant que la vérole fût connue en Europe. »

Ce n'est donc pas la vérole qui aurait été la cause de la canonisation de Job, comme d'aucuns l'avaient donné à entendre : le nom de Job avait été inséré au Martyrologe, dès le temps de Charlemagne. Il y avait cependant, dans la ville d'Utrecht, un hôpital où l'on soignait les vérolés — et qui portait le nom de Job.

(2) Gui PATIN (lettre CCCLXVIII, p. 102 du t. III) écrit à un de ses correspondants :

« Pour répondre à ce que vous me mandez, je vous dirai que Bolduc, capucin, a écrit aussi bien que Pineda, jésuite espagnol, que Job avoit la vérole. Je croirais volontiers que David et Salomon l'avoient aussi.»

Et Bayle, citant cette phrase, ajoute judicieusement : « Notez que l'on peut prétendre que Job auroit eu cette vilaine maladie sans avoir commis aucun acte d'impureté qui la lui eût attirée. »

qui ne sait aujourd'hui que les plus vertueux **ne sont pas**
à l'abri des blessures de Vénus, expression en l'espèce
impropre, car c'est souvent par une voie tout autre que le
mal peut s'insinuer ?

La chasteté du patriarche est, du reste, manifeste
et il est allé lui-même au-devant du soupçon : il a fait,
dit-il, un accord avec ses yeux, pour « ne pas penser
seulement à une vierge. » Si les agréments d'une femme
ont pu le séduire, s'il a jamais commis un adultère, —
ce qui pour lui est un crime énorme et une très grande
iniquité — il consent à ce que sa femme soit « désho-
norée » par un autre. Des accents de protestation aussi
vibrants ont bien la marque de la sincérité.

Encor qu'il serait prouvé que la syphilis ait existé à la
période biblique, dans le cas qui nous occupe il n'est
fait aucune allusion à des rapports sexuels, et on ne
trouve point trace de symptômes révélant une contagion
directe. On s'éloignait de Job comme d'un pestiféré,
comme d'un lépreux ; il inspirait le dégoût à qui l'approchait, mais non la crainte d'une contamination.

Certes Job aurait pu contracter l'« avarie », autrement
qu'en ayant des rapports avec une femme impure : en se
servant, par exemple, de linges, d'habits, d'ustensiles qui
auraient été en contact avec une personne atteinte de cette
infection. Les cas de ce genre ont été et sont encore ob-
servés ; mais ce qui enlève toute probabilité à cette con-
jecture, c'est que le mal de Job n'avait pas les caractères
de la syphilis — et cet argument dispense de tout autre.

V

Job n'avait-il pas plutôt la lèpre? Ce diagnostic offrirait évidemment plus de vraisemblance que le précédent.

L'Eglise a, d'ailleurs, célébré le saint homme comme patron des lépreux. Des chapelles, des tableaux votifs lui ont été consacrés dans les maladreries du Moyen Age. Beaucoup d'anciens médecins ont émis l'avis que Job était lépreux.

Un seul symptôme nous permet d'écarter de suite cette hypothèse : Job accusait d'intolérables souffrances ; or, la lèpre a pour caractère principal de produire une insensibilité des téguments telle que cela seul suffit à la faire reconnaître. Néanmoins, dans la variété de lèpre dite *lèpre anesthésique,* on observe parfois — comme l'a remarqué Bouchard — des douleurs profondes, articulaires ou osseuses, qui torturent les malades.

On retrouve ces mêmes douleurs dans la syphilis, et il faudrait se garder d'en déduire que Job était avarié, pas plus qu'il n'était lépreux. Les deux affections ont, du reste, été souvent confondues par les pathologistes, et il n'y a pas si longtemps qu'elles ont été différenciées.

La lèpre des Hébreux (1), que d'autres ont nommée la

(1) Sur le véritable caractère de la lèpre des Hébreux, cf. les *Mémoires de la Société médicale d'Emulation* (T⁰ 70), an V II, t. III, p. 335.

lèpre blanche, est entièrement localisée à la peau. C'est une éruption blanche, comme l'indique son nom, déprimée au centre, amenant la chute des poils. Or, on lit dans le livre de Job cette phrase caractéristique : « Ma peau est devenue *toute noire* sur ma chair. » Il ne saurait donc s'agir de la lèpre des Hébreux.

D'ailleurs, cette lèpre est héréditaire et contagieuse, au contraire de la maladie de Job.

De ce que la lèpre était endémique en Egypte, et que les Juifs en ont été fréquemment infectés (1), il serait téméraire d'en induire que Job était atteint de cette maladie. Nous venons de dire pourquoi nous nous refusions à accepter cette hypothétique version.

Il nous faut cependant conclure. Nous y arrivons.

VI

Quel nom donner à cet ensemble de phénomènes morbides exposés dans le *Livre de Job* ?

Sous l'influence de causes morales, d'émotions dépressives, le système nerveux du saint homme a été fortement ébranlé : il a des insomnies, des visions, un abattement général, tout le cortège habituel de la névropathie.

La volonté du sujet est anéantie : il « se laisse aller »,

(1) Cf. Œuvres de R. MEAD, éd. Coste, t. II.

selon l'expression vulgaire ; et lui qui était habitué aux soins de l'hygiène la plus rigoureuse, la plus délicate, se relâche de plus en plus ; il croupit sur son fumier, d'où on ne peut l'arracher.

Les effets de ces privations se feront bientôt sentir : ce sera la misère physiologique et son aboutissant final, la cachexie.

De quelle nature était cette cachexie ? Les symptômes décrits permettent un diagnostic d'une relative précision.

Que Job ait présenté de la stomatite, très vraisemblablement d'origine scorbutique, nous n'y contredisons pas : dans quelle affection autre que la stomatite trouverait-on une fétidité de l'haleine aussi nette ? Comment expliquer cette adhérence de la peau des lèvres avec les maxillaires, autrement qu'en supposant qu'une ulcération a détruit progressivement la muqueuse des gencives, puis la muqueuse labiale ? Et l'altération de la voix, la mastication douloureuse, ne sont-elles pas autant de signes confirmatifs d'une stomatite scorbutique (1) ?

« Le Seigneur, soupire Job, *a répandu mes entrailles sur la terre*. Un feu brûle mes entrailles sans me donner aucun repos... » Ces douleurs intestinales sont-elles le

---

(1) BARTHOLIN, qui a disserté, bien avant Mead, sur les maladies décrites dans la Bible, avait déjà entrevu que Job était atteint de scorbut. Il se fonde sur la cachexie, la mélancolie, la tristesse, les mauvais aliments. Il ajoute à ces circonstances l'haleine infecte, qui repoussait loin du malade ceux qui le voyaient, l'altération des dents et des gencives, la difficulté de manger ; enfin un corps sec, hâve et décharné.

propre du scorbut ? Nous entendons les étymologistes
nous répondre que *scorbock* ou *scorbuck* est un mot saxon,
signifiant : *déchirement du ventre*. Mais il y a plus ici que
du déchirement : les entrailles sont « répandues à terre. »
Ne pourrait-il être question d'une chute du rectum, ou
plus simplement d'une colite ulcéreuse ou membraneuse ?
Ce ténesme, cette procidence de la muqueuse rectale ne
se voient-elles pas également dans la dysenterie ? Le
doute est évidemment permis.

Quant à cette coloration noire de la peau, dont parlent
tous les exégètes, elle n'a pas été sans embarrasser fort les
commentateurs.

Il n'est certes pas déraisonnable de songer soit à la *maladie bronzée*, soit à un *érysipèle* (1) ; mais, outre que l'affection dont Job aurait été atteint, n'a pas eu l'évolution
chronique du *mal d'Addison*, ni la marche aiguë de l'érysipèle ambulatoire, les symptômes concomitants ne nous
autoriseraient pas à nous attarder longtemps à cette solution.

Certains *purpuras*, certaines *éruptions pétéchiales* se
rapprocheraient plutôt de ces taches hémorrhagiques, de

(1) Bosquillon, dans une note de sa traduction de l'ouvrage de
Benj. Bell, a émis l'hypothèse que Job était atteint d'*érysipèle am-
bulant*, sous prétexte que ce sujet distingué avait de la fièvre continue, le poëme portant : « Mes veines n'ont point de repos ! ». C'est
aller un peu loin dans l'interprétation d'un texte obscur.

Cette espèce d'érysipèle, dit le même auteur, aurait « gagné peu à
peu tout le corps. » C'est une affirmation et rien de plus (*Traitement de la gonorrhée virulente et de la maladie vénérienne*, par
B. Bell, trad. p. Ed. Bosquillon, Paris, an X (1802).

· ces ecchymoses (1) cutanées qui, en l'espèce dont il s'agit, doivent se rapporter au *scorbut*.

La marche, la durée et la terminaison de la maladie de Job concordent, d'ailleurs, pleinement avec l'hypothèse de *scorbut*, à laquelle nous nous rallions.

Le mal a eu une marche descendante, approximativement aussi rapide que sa marche ascendante, et on ne voit pas que son cours ait différé beaucoup de celui du scorbut européen.

Si nous ajoutons que l'Orient a été le théâtre de la première épidémie de scorbut, consignée dans l'histoire de la médecine, épidémie qui décima l'armée de saint Louis devant Damiette, on aura une présomption de plus en faveur de la théorie que nous défendons.

VII

C'étaient donc, vraisemblablement, des ulcères scorbutiques que Job pansait, couché sur son fumier.

(1) « Dans le scorbut grave, ces ecchymoses finissent par se ramollir : elles s'ulcèrent et forment des plaies sanieuses, principalement aux parties déclives. Des suffusions sanguines s'opèrent aussi dans les organes internes, en même temps qu'à la peau. C'est le moment où éclatent les douleurs profondes, osseuses, ou plutôt ostéo-périostiques, car on s'accorde généralement à les regarder comme occasionnées par une infiltration sanguine du périoste, cause, en outre, de la grande fragilité des os chez les scorbutiques. » ROLLET, *op. cit.*

Ces ulcères étaient suppurants ; ils étaient, de plus, vermineux, et par vers il faut entendre ici des larves de mouches, qui devaient éclore avec facilité dans un terrain qui leur était propice.

L'évolution du mal nous éclaire encore sur sa nature : Job guérit du jour où il n'eut plus de privations, ni de chagrins.

Quel traitement avait-il suivi ? les livres saints sont muets à cet égard.

Ce qui importait, c'était de démontrer comment on peut arriver à un diagnostic rétrospectif d'une assez notable précision, avec l'aide des lumières de la science médicale moderne.

Ce ne sont — dira-t-on, — que des « conjectures » (1) ? Nous sommes prêt à en convenir ; nous accorderons même, au besoin, que Job pourrait bien n'avoir pas existé (2).

Mais alors, à quoi bon cette discussion rétrospective ?

N'eût-elle servi qu'à exercer notre sens critique, nous s'imerions n'avoir pas complètement perdu notre temps.

---

(1) La brochure de M. Rollet porte le titre de : *Nouvelles conjectures sur la maladie de Job.*

(2) « Si l'auteur du livre de Job, *supposé être un roman,* n'a eu en vue, par un tableau emblématique, que de peindre l'assemblage possible de tous les maux imaginables, on ne peut encore disconvenir qu'il n'ait puisé ses conceptions dans des peintures réelles, déjà créées de son temps, et qui représentent à la pensée du médecin l'apparence du scorbut. » *Mémoires de la Société médicale d'Émulation,* t. II.

COMMENT ON MEURT EN BEAUTÉ
L'ASPIC DE CLÉOPATRE

I

Il y a des figures historiques qui ont le privilège d'entrer de plain pied dans la légende. Il semble qu'elles exercent une sorte de fascination et qu'on ne les puisse voir qu'au travers d'un mirage. Au gré du tempérament de chacun, l'adulation se change en invective, le panégyrique en pamphlet, et la vérité sort de ces épreuves singulièrement déformée.

Il est des ascendants prestigieux auxquels on ne peut que malaisément se soustraire ; c'est une influence de cette nature que produisent, sur ceux qui les approchent ou les étudient, celles qui ont passé pour des *créatures fatales*.

Est-il une femme qui ait exercé cette sorte d'attraction (1) au même degré que Cléopâtre ? Asservir les maîtres

(1) Cette séduction, elle l'a exercée même après sa mort. Le baron de Prokesch-Osten fut un amoureux posthume de Cléopâtre,

du monde n'est pas le fait d'une courtisane vulgaire (1) ; il y fallait en plus l'attrait de son commerce, auquel il était impossible de résister ; les agréments de sa figure, joints aux charmes de sa conversation ; toutes les grâces, en un mot, qui peuvent relever un heureux naturel et laisser dans l'âme « un aiguillon qui pénétrait jusqu'au vif (2). »

Cléopâtre était plus que belle, elle était pire (3).

Une telle puissance de séduction suffit-elle à expliquer ses victoires galantes ? N'est-il pas à présumer qu'ils se rendaient plus facilement à merci, les hommes dont le libertinage et l'absence de volonté nous sont attestés par tous les historiens ? Chez la plupart des demi-dieux, la nature reprend, du reste, ses droits, dès que s'en offre l'occasion et d'autant plus impérieusement qu'elle a été plus longtemps comprimée : c'est ce qui se passa pour Antoine.

comme Victor Cousin l'a été des belles dames de la Fronde ; Vatel, de la du Barry et de Charlotte Corday ; M. de Thiac, de Marie-Antoinette, etc , etc.

(1) Ce serait une erreur de croire que Cléopâtre fut aussi célèbre par sa galanterie que par ses crimes.

En fait d'amants, on lui attribue, il est vrai, Cnéius Pompée, Jules César, le roi Hérode et Marc-Antoine ; mais il n'est pas prouvé que tous ces personnages aient obtenu réellement ses faveurs. (Cf. à cet égard l'intéressant ouvrage de M. Henry Houssaye, *Aspasie, Cléopâtre, Théodora*, et aussi la brochure de M. Alexandre Max de ZOGHEB, membre correspondant de l'Institut Egyptien, parue au Caire, en 1895, sous le titre de : *Le tombeau de Cléopâtre*.)

(2) PLUTARQUE, *Vie d'Antoine*, XXVIII.

(3) Voir un curieux article de BLAZE DE BURY, sur Cléopâtre, dans la *Revue des Deux-Mondes* (Cf. Table générale de cette Revue).

Après avoir vécu de privations, Antoine s'était vu au sommet de la fortune. Enivré de ses succès, enorgueilli par ses victoires, il était une proie facile, un faible jouet entre les mains de la charmeuse, qui déploya pour le conquérir tous ses talents de fascination. Mais pourquoi insister sur des faits trop connus, sinon pour établir une préface au drame qui va se dérouler, et dont Cléopâtre et Antoine seront les protagonistes.

II

Un drame ! jamais mot fut-il plus en situation ? Pouvaient-ils sortir de la vie comme des comparses banals, ces artistes consommés ?

Tous deux étaient résolus au suicide.

Antoine savait que son poignard ne lui serait pas infidèle et que, le moment venu, il saurait mourir en *soldat*, s'il tardait à trouver sur le champ de bataille la mort qu'il souhaitait.

Quant à Cléopâtre (1), toute sa vie, éprise d'esthétique,

(1) Cléopâtre avait essayé de se donner la mort avec un poignard. Mais Proculeius le lui avait arraché des mains, et lui avait en même temps enlevé tous les instruments avec lesquels elle eût pu attenter à ses jours. (*Analecta ad antiquitates medicas, quibus anatome Ægyptiorum et Hippocratis, nec non mortis genus quo Cleopatra regina periit, explicantur,* par GRÜNER ; traduit et analysé par GOULIN, *Mémoires littéraires et critiques pour servir à l'histoire de la Médecine,* 1776, p 196 et suiv.)

quel raffinement son imagination fertile allait-elle lui suggérer ?

La laideur et la souffrance lui faisant également horreur, elle ne choisira pas le poison, qui rend les traits convulsés ou tord dans d'horribles spasmes.

La femme coquette ne pouvait s'habituer à cette idée, pas plus que l'artiste en quête de sensations neuves, rêvant la suprême jouissance, avant de s'endormir de l'éternel sommeil.

Un moment, elle avait cru remarquer une certaine froideur chez Antoine. Celui-ci, défiant, soupçonneux, dissimulait mal la crainte que sa maîtresse ne l'empoisonnât. Lorsqu'il mangeait avec elle, il lui faisait l'injure de soumettre à l'essai les mets qu'on lui servait.

Cléopâtre se jouait de ses frayeurs et de ses précautions. Un jour, dans un repas, elle ceignit son front d'une couronne, dont les fleurs étaient empoisonnées.

Vers la fin du souper, elle invita Antoine à boire les couronnes (1) ; il y consentit et prit celle de Cléopâtre, dont il effeuilla les fleurs dans sa propre coupe ; déjà il la portait à sa bouche, lorsque la reine, lui saisissant le bras « Connaissez, lui dit-elle, la femme contre qui vous nourrissez d'injustes soupçons ; si je pouvais vivre sans vous, seigneur, manquerais-je d'occasions et de moyens ? » En même temps, elle faisait venir un esclave

____

(1) Un usage romain, dont il est assez difficile d'expliquer l'origine, consistait à effeuiller les couronnes dans les coupes et à avaler ensuite le vin contenant les pétales. C'est ce qu'on appelait *boire les couronnes.*

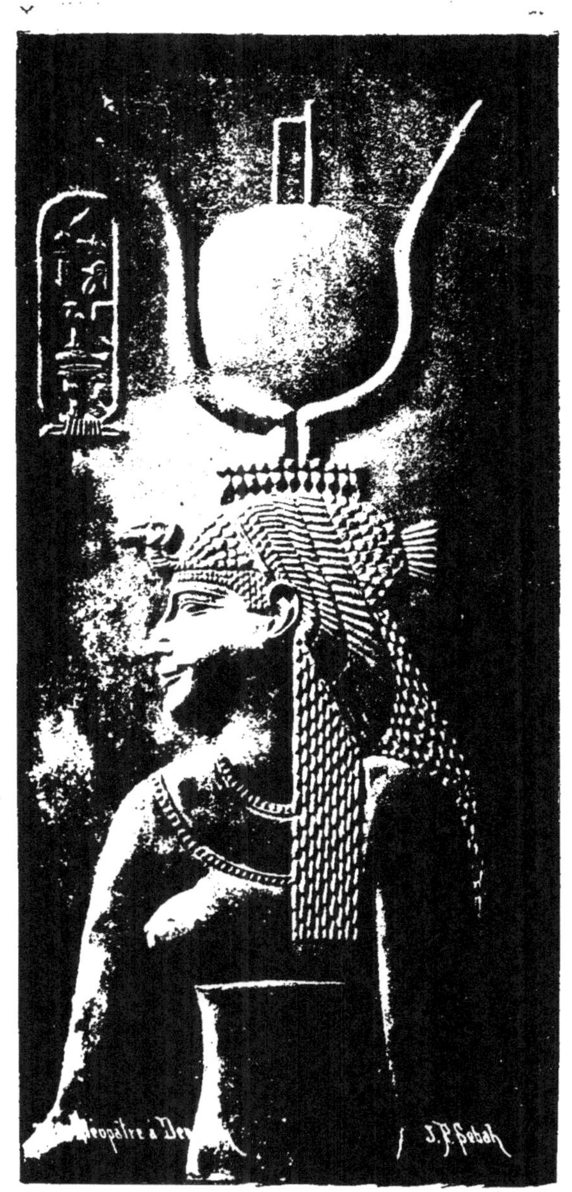

Cléopâtre à Den
J. P. Sebah

et lui ordonnait de boire la coupe d'Antoine ; le malheureux avalait la liqueur fatale et expirait sur-le-champ (1).

Ce trait est au moins une preuve que la reine d'Egypte
savait manier les poisons et les venins (2), et qu'elle se
préparait déjà à recourir à ce mode de suicide.

N'avait-elle pas, d'ailleurs, institué des expériences pour
chercher à découvrir le secret de mourir sans douleur ? Il
faut croire que les criminels étaient bien nombreux à cette
époque sur les bords du Nil, car chaque jour avaient lieu
des essais nouveaux, dirigés avec la plus scrupuleuse
méthode par le propre médecin de Cléopâtre, qui se van-
tera plus tard d'avoir procuré à la reine le moyen d'échapper au supplice.

Cléopâtre put constater que les poisons dont l'effet était
le plus prompt causaient de cruelles douleurs et une horrible défiguration ; tandis que les plus doux, ceux qui ne
tuaient qu'à longue échéance, produisaient moins d'altération.

Elle passa ensuite à l'étude des venins et en fit ino-
culer sous ses yeux de plusieurs espèces à divers sujets.
« Elle acquit la certitude que la morsure de l'aspic est
la seule qui, sans causer ni convulsions, ni déchire-

(1) *Du luxe de Cléopâtre*, par PEIGNOT.
(2) « Cléopâtre était une femme savante, écrit M. VIAUD-GRAND-MA-
RAIS (*Etude sur la mort de Cléopâtre*). Elle s'occupa de belles lettres
et même de médecine, et nous citerons, à côté de ses *Epistolæ
Eroticæ*, un travail sur les remèdes à employer pour conserver la
beauté du visage, *De medicamine faciei*, et un traité des maladies
des femmes, *De morbis mulierum*.

ments (1), jette dans un engourdissement, accompagné d'une légère moiteur au visage, et, par un affaiblissement successif de tous les sens, conduit à une mort si douce, que ceux qui sont dans cet état ressemblent à des personnes profondément endormies, et se fâchent si on les réveille et si on les force à se lever. »

La résolution de Cléopâtre fut bientôt prise : elle ne mourrait ni par le fer, souvent infidèle, ni par le poison qui altérerait ses traits ; elle aurait recours au venin de l'aspic (2).

(1) Un personnage, célèbre dans l'histoire de la dynastie macédonienne de l'Egypte, Démétrius de Phalères, fut condamné à mourir d'une piqûre d'aspic, et cette dernière grâce lui fut accordée en raison des services qu'il avait rendus, la mort par l'aspic passant pour une des plus douces connues (VIAUD-GRAND-MARAIS).

(2) Nous sera-t-il permis, dans un sujet aussi grave, d'introduire une note moins sévère ? Nous empruntons l'anecdote qui va suivre à la *Correspondance inédite de Buffon* (t. I), publiée par M. NADAULT DE BUFFON : « *Cléopâtre*, jouée pour la première fois sur le Théâtre-Français, en avril 1750, fut favorablement accueillie. Un bon mot du marquis de Louvois faillit en compromettre le succès. La pièce avait été montée avec un grand soin. Vaucanson avait fabriqué l'aspic, qui tournait la tête, sifflait, remuait les yeux ; ce fut un chef-d'œuvre. Le rideau tombé, et alors que l'on discutait au foyer le mérite de la pièce nouvelle : « Pour moi, dit tout à coup le marquis, je suis de l'avis de l'aspic. »

Après trente-quatre ans d'oubli, au mois de novembre 1784, *Cléopâtre* reparut sur le théâtre de la cour. Marmontel, qui n'avait point oublié le bon mot du marquis de Louvois, avait changé le dénoûment : l'aspic de Vaucanson avait disparu ; Cléopâtre mourait dans la coulisse. Cette fois, tant à la cour qu'à la ville, la pièce fut froidement accueillie, et Marmontel, qui dut avouer son échec, attribua son peu de succès à la simplicité classique de l'action. Il suffit de la lire pour comprendre combien la raison est mal choisie,

Narrons d'abord les circonstances du drame, en suivant
la version la plus répandue, le récit de Plutarque, que
nous n'acceptons, hâtons-nous de le dire, que sous béné-
fice d'inventaire.

« Après le dîner, Cléopâtre prit ses tablettes, sur lesquelles elle avait écrit une lettre pour César ; et, les ayant
cachetées, elle les lui envoya. Ensuite, elle fit sortir tous
ceux qui étaient dans son appartement, excepté ses deux
femmes, et ferma la porte sur elles.

« Lorsque César eut ouvert la lettre, les prières vives
et touchantes par lesquelles la princesse lui demandait
d'être enterrée auprès d'Antoine, lui révélèrent ce qu'elle
avait fait. »

Ainsi nul n'a su, n'a pu savoir ce qui avait eu lieu.
Trois personnes seulement se trouvaient en présence, et
toutes trois, succombant dans un court intervalle, ont
emporté avec elles le secret de leur fin tragique.

Mais poursuivons.

« Après le bain, elle se mit à table, où on lui servit un
repas magnifique, pendant lequel vint un homme de la
campagne ayant un panier. Les gardes lui demandèrent
ce qu'il portait. Le paysan ouvrit le panier, écarta les
feuilles et leur fit voir qu'il était plein de figues. Les

gardes ayant admiré leur grosseur et leur beauté, cet homme, en souriant, les invita à en prendre. Son air de franchise écarta tout soupçon ; et on le laissa entrer. »

Quand César attachait tant d'importance à ce que Cléopâtre devînt le principal ornement de son triomphe, on conçoit que les ordres les plus sévères aient été donnés pour que la plus grande surveillance fût exercée. Comment, dès lors (1), supposer que Cléopâtre ait eu des intelligences au dehors ; qu'un paysan se soit présenté, *parce qu'elle l'avait ordonné ainsi ;* et que, pour être admis, il ait suffi à ce paysan de découvrir le panier qu'il avait au bras ?

IV

Parmi les historiens, les uns prétendent que l'aspic fu apporté *sous des figues*, les autres, *sous des figues cou-*

(1) Rien ne prouve, il est vrai, et c'est l'avis de VELLEIUS PATER-CULUS, cité par Goulin (*Mém.*, 1776, p. 200), qu'elle n'ait pas réussi à tromper la vigilance de ses gardes et qu'elle n'ait pas réussi à se faire porter un aspic. C'est, du reste, ce que confirme FLORUS (lib. IV, c. 11) : « Lorsqu'elle sentit qu'elle n'avait plus rien à espérer du vainqueur, et qu'elle comprit qu'elle devait servir à orner son triomphe, *elle profita de la négligence de ses gardes*, et se retira dans le sépulcre des rois.

« Là, revêtue de ses habits les plus magnifiques, elle se plaça près d'Antoine, sur un siège parfumé d'aromates les plus suaves, et approchant auprès des veines les serpents qu'elle irritait, elle y fit passer leur poison qui lui ôta la vie, en la jetant dans un assou-pissement léthargique. »

vertes de feuilles ; **ceux-ci** *sous des fleurs,* ceux-là *sous des figues et des raisins.* Quelques-uns disent que Cléo·pâtre gardait cet aspic enfermé dans un vase. Ajoutons qu'aujourd'hui même (1), on n'est pas encore fixé sur la partie du corps offerte à la morsure.

Shakespeare fait placer le serpent sur les lèvres de la reine.

Moréri et de Ségur la font piquer au sein. Les auteurs du *Dictionnaire d'Histoire Naturelle,* visant à plus de précision, écrivent qu'elle se fit mordre « au-dessus de la mamelle gauche ».

D'autres affirment que le dessein de Cléopâtre était de prendre des figues et d'être piquée par l'aspic, sans le voir ; mais que, l'ayant aperçu, en découvrant les figues, elle présenta son bras nu à la piqûre.

Enfin, selon certains, elle fut obligée de provoquer le serpent avec un fuseau d'or ; l'animal irrité se serait alors élancé sur elle et l'aurait saisie au bras (2).

(1) Nous empruntons les éléments de cette argumentation à une excellente étude parue dans les *Mémoires de la Société Royale des Sciences, Belles-Lettres et Arts d'Orléans* (1846).

(2) Voici comment MORGAGNI (Goulin, *op. cit.,* p. 201) décrit un morceau antique, exécuté avec beaucoup d'art, représentaut Cléopâtre mourante :

« L'aspic n'est point appliqué, dit il, contre la poitrine (position que lui donnent nos peintres contre l'exactitude historique), mais il est tellement attaché au bras, qu'il semble, par l'effet du lien qui le serre, être irrité et excité à mordre. L'attitude où est la reine d'Egypte n'est point celle d'une personne mourante, mais d'une personne qui dort tranquillement. » C'est ainsi, remarque Grüner, en rapportant les réflexions de Morgagni, qu'Epicure meurt paisi

Il est à remarquer que, quelques heures seulement s'étaient écoulées, depuis que César était allé la voir pour la consoler : « Il la trouva couchée sur un petit lit, dans un extérieur fort négligé. Quand il entra, quoiqu'elle n'eût qu'une simple tunique, elle sauta promptement au bas de son lit et courut se jeter à ses genoux, le visage horriblement défiguré, les cheveux épars, les traits altérés, la voix tremblante, les yeux presque éteints, à force d'avoir versé des larmes, et le sein meurtri des coups qu'elle s'était donnés ; tout son corps enfin n'était pas en meilleur état que son esprit. »

Après ces détails, empruntés à Plutarque (1), qui devons-nous croire ? Ceux qui ont écrit qu'il n'apparaissait aucune marque de piqûre ; ou bien ceux qui ont prétendu que Dolabella, la suivante, fit voir à César, sur le bras et sur le sein de sa maîtresse, une légère tache de sang et une petite enflure à peine sensible ?

Personne n'avait pu dissimuler le serpent apporté ; or, tout le monde est d'accord sur ce point, du moins, que, malgré les perquisitions les plus minutieuses, on ne le

blement dans un bain d'eau tiède, après avoir bu un verre de vin, et que l'empereur Antonin, selon tous les historiens, semble moins mourir que s'endormir.

(1) La version de Dion Cassius diffère peu de celle de Plutarque, rédigée, comme on sait, d'après le témoignage d'Olympus, médecin de la reine. Quelques légères piqûres au bras furent ce qu'on trouva sur le cadavre. Les uns racontent qu'elle fit servir à son dessein un aspic apporté dans une fiole de verre ou dans une corbeille de fleurs ; d'autres parlent d'une aiguille empoisonnée.

retrouva ni dans la chambre, ni dans le sépulcre (1), ni ailleurs.

Ce n'est pas sérieusement que d'aucuns ont conté qu'on avait aperçu les traces de l'aspic près de la mer, du côté où donnaient les fenêtres du tombeau (2). Il y a trois choses, dit l'Ecriture, au Livre des Proverbes, qui ne laissent pas de traces : la voie d'un aigle dans l'air, la voie d'un serpent sur la pierre, la voie d'un vaisseau sur la mer.

V

Le problème est, comme on le voit, loin d'être résolu.

La mort de Cléopâtre ne serait-elle donc pas, comme l'antiquité l'a cru, le résultat de la piqûre d'un aspic ? N'y aurait-il là qu'une fable, qui se serait propagée jusqu'à nous et que nous aurions accueillie trop légèrement ? C'est ce que nous allons examiner, en nous aidant de re-

(1) Voir sur le *tombeau de Cléopâtre* la brochure de M. de Zogheb, dont nous avons donné plus haut le titre. Ce tombeau était construit dans le palais même de la reine (Cf. Dion Cassius, *Histoire romaine*, II, 8).

(2) « On ne vit pas même de serpent dans sa chambre, mais on disait en avoir aperçu quelques traces près de la mer, du côté où donnaient les fenêtres du tombeau. » Plutarque, *Vie d'Antoine*, ch. xciv.

cherches relativement récentes (1), qui n'ont projeté, i
faut bien le dire, qu'une faible lumière sur ce débat obscur à souhait.

Cléopâtre mourut le 15 août de l'an de Rome 724.

Properce affirme la mort de cette reine par le serpent,
quoiqu'il n'ait rien vu par lui-même. Après avoir chargé
la mémoire de Cléopâtre d'infamies, dont les historiens
ne soufflent mot, il ajoute :

> « Brachia spectavi sacris ad morsa colubris
> Et trahere occultum, membra, soporis iter. »

*J'ai vu ses bras mordus par d'horribles serpents, et le lieu
où le sommeil mortel se glissa sourdement dans ses
membres.*

Nombre de sculpteurs et de peintres ont reproduit la
scène de la mort de Cléopâtre.

Le Guide, Le Guerchin, Véronèse s'en sont tenus à la
tradition.

Le Musée de Nantes possède un marbre admirable,
signé Ducommun du Locle, qui reproduit la scène classique de la piqûre par l'aspic.

Quant aux poètes contemporains, étant tous à la solde

(1) Nous citerons notamment un travail de M. Georges, juge de paix
du canton de Château-Renard ; ce travail n'a jamais été publié
(lettre à nous adressée par M. Cuissard, bibliothécaire de la ville
d'Orléans, le 2 janvier 1898), mais nous en avons trouvé une très
bonne analyse dans les Mémoires de la Société de cette ville. Nous
avons également tiré parti d'une étude très savante d'un professeur
de l'Ecole de Médecine de Nantes, le Dr Viaud-Grand-Marais.

d'Auguste, ils auraient couru quelque risque à commenter, d'une autre façon que le maître, ses bulletins de victoire.

Au dire de Suétone, Auguste lui-même hésitait à se prononcer sur le genre de mort auquel avait succombé sa captive. Il se rendit sur les lieux, il essaya des contre-poisons : c'est donc qu'il soupçonnait qu'elle s'était empoisonnée.

Voyant l'inutilité de ses efforts, il fit venir des psylles (1) et leur commanda de sucer les petites plaies qu'on crut remarquer çà et là sur le corps : son esprit était donc dans le doute.

Ultérieuremement, s'il adopta la réalité de l'aspic, c'est que cette version lui parut de nature à produire une

(1) « S'il fit appeler des psylles, *ut venenum exsugerent*, pour qu'ils suçassent le poison, c'était afin de créer une fable dont il espérait tirer profit pour sa propre renommée. » VIAUD GRAND-MARAIS.

L'art de sucer les plaies empoisonnées n'était pas spécial aux psylles.

Celse (*Lib. de Med.*, V, 27, n. 3, p. 309, édit. Kraus) dit, en effet :

« Ceux qu'on nomme *psylles*, ne possèdent point une science particulière, mais ils ont cette hardiesse que donnent l'habitude et l'usage. Car le venin des serpents, ainsi que certains poisons dans lesquels les Gaulois surtout trempent les flèches, dont ils se servent à la chasse, ne nuisent point lorsqu'on les avale, mais seulement lorsqu'ils sont portés dans le sang ; ainsi l'on mange sans danger la vipère, tandis que sa morsure donne la mort...

« Par conséquent, quiconque, à l'exemple des psylles, sucera une plaie infectée de cette espèce de poison, ne courra aucun danger, et sauvera la vie à un infortuné. Mais, pour faire cette succion avec sécurité, il faut qu'il n'y ait point de plaie ou d'excoriation aux gencives, au palais ou à d'autres parties de la bouche. »

impression plus vive sur la foule et à donner à son triomphe, par l'attrait de l'imprévu, un plus brillant éclat.

VI

M. Georges, de Château-Renard, qui a étudié la question avec beaucoup de soin, a fait ressortir différentes contradictions

On est, dit-il, si peu d'accord sur le genre de mort de la reine, que, suivant les uns, elle se fit piquer par un aspic ; selon les autres, les figues déposées dans le panier étaient empoisonnées.

Ceux-ci veulent qu'une aiguille à cheveux creuse, qu'elle avait toujours dans sa coiffure, contînt le poison, été plus tard dans un breuvage, ou appliqué sur la peau ; ceux-là parlent d'une aiguille de tête, avec laquelle elle se serait piquée, après l'avoir trempée dans un poison subtil.

Il est assez singulier qu'un fait qui, par son étrangeté, aurait dû éveiller l'attention des critiques, un fait qui, dès l'origine, semblait déjà susceptible de controverse, ne soit devenu l'objet d'aucun examen de la part des contemporains et ait été accepté sans discussion par leurs successeurs.

Ainsi, la crédulité habituelle et aussi la bonne foi de

Plutarque se révèlent par ces mots : « on ne sait pas avec certitude comment elle est morte. »

Strabon laisse le lecteur opter entre les trois genres de mort qu'il indique.

Appien regarde l'histoire de l'aspic comme fort douteuse.

Suétone dit : « Periisse morsu aspidis *putabuntur* » : on présumait, on soupçonnait.

Rollin, après avoir résumé ses devanciers, ajoute : « Il est clair, par tout ce récit, que personne *ne peut savoir avec certitude* de quel moyen Cléopâtre se servit pour se donner la mort... »

Lacépède ayant signalé les résultats de la piqûre produite par la vipère d'Egypte, conclut : « Voilà pourquoi on a cru que Cléopâtre, ne pouvant plus supporter la vie après la mort d'Antoine et la victoire d'Auguste, avait préféré mourir par l'effet du venin de cette vipère ! »

« On se persuade, écrit Chateaubriand (1), qu'elle s'était fait piquer par un aspic, parce que, de tous les genres de mort essayés sur des criminels, elle avait jugé celui-là le plus doux et le plus tranquille. »

Les anciens n'ignoraient pas que le venin de l'aspic, quoique inévitablement mortel, ne déterminait aucune douleur et entraînait seulement la perte progressive des forces, que suivait, sans espoir de réveil, un sommeil léthargique et paisible.

(1) *Etudes historiques*

Mais existait-il en Egypte un serpent dont la morsure produisait les effets signalés ? Si oui, on pourrait dire voilà le véritable aspic de Cléopâtre !

Chose étonnante, aucun des savants qui ont fait partie de l'expédition d'Egypte, n'a profité de sa présence sur les lieux pour s'assurer, par des expériences directes, que était le reptile dont le venin produisait précisément les effets que signale l'histoire, quand elle s'est occupée de Cléopâtre.

Des renseignements ont été demandés à Alexandrie es médecins de ce pays ont fourni les informations les plus contradictoires ; les uns niant qu'il y eût en Egypte des serpents, aspics ou vipères, dont la piqûre fût mortelle ; les autres affirmant, au contraire, avoir vu, dans les hôpitaux, des Arabes blessés par ces reptiles, et qui avaient succombé dans un délai plus ou moins long. Tous, quand on leur a parlé du fameux aspic de Cléopâtre, ont répondu que, probablement, le changement de température l'avait fait définitivement disparaître !

VII

Un professeur de l'Ecole de Médecine de Nantes, le D' Viaud-Grand-Marais, a repris la question, sans arriver à l'élucider complètement.

« Si, écrit notre confrère, la fille des Ptolémées s'est

servie du venin d'un serpent, pour mettre fin à sa vie,
ce ne peut être que le venin de l'aspic, c'est-à-dire
l'hajé (1).

« Sa blessure est à peine douloureuse ; celle du *céraste*,
au contraire, provoque de la douleur et des convulsions.

« Puis, le céraste est une vilaine bête, d'une couleur
sale et a la tête ignoble, rendue plus hideuse encore par
les cornes de ses arcades sourcilières. *Nous avons donc
dû nous tromper en attribuant à sa morsure la mort de
la reine d'Egypte.* » Dans une étude antérieure, le
Dr Viaud-Grand-Marais (2) avait, en effet, cru devoir
conclure que le serpent auquel Cléopâtre avait demandé
la mort était le céraste (3). Des recherches plus com-

(1) Ce qui nous ferait pencher en faveur de l'*hajé*, c'est l'argument
même, produit à l'encontre de son opinion, par M. Georges. Si, en
Egypte, il y a plusieurs milliers d'années, l'aspic seul avait le col
extensible et si maintenant on n'y rencontre que la vipère hajé
jouissant de la même faculté, il faut bien conclure que l'aspic et la
vipère hajé ne font qu'un même reptile.

Ajoutons que l'usage était d'enfouir dans les Pyramides, avec les
cadavres humains, des paquets momifiés de divers serpents exis-
tant dans le pays. Ils ont été retrouvés en grand nombre, et parmi
eux on a reconnu, à l'extension de la membrane du col, l'aspic de
Lucain et de Pline, devenu la vipère hajé de Forskal et de Dau-
din.

L'habitude de se redresser lorsqu'on en approche avait persuadé
aux habitants des terres qui arrosent le Nil, que ce serpent gardait
les champs fréquentés par lui. Ils en faisaient, en conséquence,
l'emblème de la divinité protectrice du monde ; ils le sculptaient
aux deux côtés d'un globe, sur le portail de tous leurs temples.

(2) Dans ses *Etudes médicales sur les serpents de la Vendée et
de la Loire-Inférieure.*

(3) Cette opinion avait été déjà soutenue par James Bruce, dans
son *Voyage de Nubie.*

plètes lui ayant inspiré des doutes, il arriva à des conclusions toutes différentes de celles qu'il avait primitive-
ment adoptées.

Un grand nombre de naturalistes et non des moins
qualifiés, à l'exemple du D' Viaud-Grand-Marais, n'ont
pas hésité à identifier l'aspic de Cléopâtre avec le reptile
connu sous le nom de *naja hajé*. Plus curieux que les
membres de l'Institut du Caire, Forskol a voulu connaître,
expérimentalement, la force du venin de cette vipère.

« J'ai vu, dit-il, répéter sur un pigeon l'effet du funeste
poison de l'hajé. Un bateleur, en pressant la vésicule à
venin, en fit sortir un suc jaunâtre, et une gouttelette
ayant été introduite, par une légère piqûre, dans la cuisse
du pigeon, celui-ci n'en témoigna d'abord aucune douleur. Mais, au bout d'un quart d'heure, il tomba sur la
poitrine, éprouva de fortes convulsions à la tête, vomit
beaucoup de sang et mourut. »

Sans aucun doute, l'épreuve tentée sur de grands animaux eût été autrement concluante.

« Supposons, écrit M. Georges, de Château-Renard,
l'ancien *aspic* ou le serpent *hajé* aussi terrible que le serpent noir ou le serpent à sonnettes ; supposons que sa morsure ne laissât pas de traces, l'événement, tel que l'ont
écrit et répété ensuite tant d'auteurs, pourrait encore ne
pas être accepté comme exact. Cet aspic apporté, il avait
fallu le saisir, le placer au fond du panier, l'y maintenir
et disposer les figues assez près les unes des autres pour le
soustraire aux regards Ne suffisait-il pas qu'elles pesassent

sur lui et qu'elles gênassent ses mouvements pour l'irriter ?

« Il avait dû mordre soit les parois du panier, soit les figues qu'il contenait (1). Alors son venin n'était plus capable de faire périr, non pas une, non pas deux, mais trois personnes ; car, on se souvient qu'Iras, Cléopâtre et Charmion ont succombé de la même manière, dans un court délai. Les premières secousses de la colère, dit Sénèque, sont cruelles et dangereuses. Ainsi le venin des serpents est plus dommageable quand ils sortent de leur gîte. Mais leurs dents ne font aucun mal, quand, à force de mordre, ils ont perdu leur venin. »

L'opinion de Sénèque a été reprise par un des plus notoires savants contemporains.

« Il a été difficile, écrit Arago, de constater avec précision si le serpent à sonnettes, après avoir mordu une fois, pouvait donner la mort par une seconde piqûre. Il semble démontré aujourd'hui que la seconde blessure du reptile est beaucoup moins dangereuse que la première ; et que la troisième, faite une heure après, ne présenterait pas de grands risques à celui qui en serait atteint. »

Plus loin, Arago ajoute :

« Le serpent à sonnettes n'accepte pas une seconde lutte avec la même ardeur qu'une première ; car il sait

(1) Un aspic ou *naja hajé*, fait observer le Dr Viaud Grand-Marais, est un animal trop grand et surtout trop agile pour être renfermé dans un panier de figues. Un céraste eût pu être transporté ainsi, mais sa piqûre est douloureuse et laisse des taches ecchymotiques manifestes.

qu'il a moins de venin à présent et que son venin est aussi moins actif. »

Le venin du serpent serait donc épuisé en partie, à la première morsure ; à la seconde, il le serait tout à fait ; et pour que la troisième fût tant soit peu dangereuse, il faudrait le temps d'une nouvelle sécrétion.

De ces observations, dues à des hommes compétents, il résulterait que la reine et ses femmes, en se faisant mordre par un seul aspic, n'auraient pas atteint le but qu'elles se proposaient : Iras aurait bien pu succomber ; quant à Cléopâtre et à Charmion, loin d'échapper à l'ignominie par une mort volontaire, tout se serait borné pour elles à des souffrances inutiles.

Nous ne nions pas que ces objections aient leur valeur, mais les autres versions satisfont encore moins l'esprit.

VIII

Si nous consultons les historiens, autant de récits, autant de différences, qui portent sur des points essentiels.

Plutarque parle d'une aiguille contenant du poison ou un venin, que Cléopâtre portait dans sa chevelure. Cette épingle lui aurait-elle servi d'instrument de mort ? C'est possible, mais ce n'est point certain. Au surplus, cette version ne serait pas en contradiction avec celle de la mort par l'aspic : le venin, enfermé dans l'épingle, pouvait bien être celui de l'*hajé*, qui se conserve, s'il est tenu à l'abri de l'humidité. Les filles de la reine auraient été plus aisément blessées par cet instrument piquant, que mordues par le serpent.

Il nous faut maintenant conclure, — et c'est là que la difficulté commence. Bien qu'ayant suivi pas à pas et avec toute l'attention qu'elle mérite, la thèse de MM. Viaud-Grand-Marais et Georges (de Château-Renard), nous ne saurions adopter sans réserves leurs conclusions.

Nous accordons au premier de ces savants qu'il règne une certaine incertitude sur les circonstances même de l'événement ; qu'on ne s'explique pas, par exemple, que le corps de la reine ne portât aucune trace de piqûre, « si ce n'est deux légères marques sensibles sur les bras (1). » Mais on peut répondre à cela que le corps de la reine ne fut soumis à aucun examen *post mortem* sérieux, semblable à ceux qui seraient pratiqués aujourd'hui dans une occurrence semblable. Peut-être eût-on, en ce cas, constaté, au bout de quelques heures, des désordres plus considérables.

Quant à l'opinion soutenue en dernière analyse par le

(1) D'après Plutarque, Aétius observe qu'à l'endroit de la morsure, on aperçoit deux points, lorsqu'elle a été faite par un aspic aquatique, et quatre, si c'est une femelle qui a mordu. Cette remarque s'accorde avec le récit de Plutarque, lequel raconte qu'il existait sur le bras gauche de Cléopâtre trace de *deux* piqûres très légères.

Dr Viaud-Grand-Marais, elle nous a paru avoir tout juste la valeur d'un divertissant paradoxe. Nous n'allons la reproduire qu'à cause de son étrangeté :

« Une troisième solution, écrit le distingué professeur, se présente toutefois à l'esprit. Elle est peut-être la vraie, quoiqu'elle rabaisse la reine d'Egypte au niveau d'une lingère ou d'une blanchisseuse, trompée par un sergent changeant de garnison. Quand on a devant les yeux la scène finale de ce drame, on ne peut s'empêcher de penser à cette chambre fermée avec soin par la reine elle-même et à ces trois femmes, la première étendue sans vie sur son lit, la seconde couchée à ses pieds, et pareillement inanimée ; tandis que la troisième, dont la tête est placée à un niveau plus élevé, conserve, quoique déjà frappée à mort, un reste de vie lui permettant de répondre quelques mots aux envoyés de César.

« Tout ceci ressemble fort à l'*empoisonnement par l'oxyde de carbone*. La reine, qui avait étudié tant de poisons, ne pouvait ignorer l'action des gaz se développant dans la combustion du charbon et, sous prétexte de cérémonie funèbre, il lui était facile de se procurer les ustensiles nécessaires pour ce genre de mort (1). »

(1) Outre les brochures de MM. Georges, de Château-Renard, **et** Viaud-Grand Marais, citées au cours de ce travail, et les *Mémoires littéraires, critiques, philologiques*, etc., par J. Goulin, Paris, 1776, p. 195 et suiv., cf. Dion Cassius, livre XLII, ch. xxxiv; XLIII, ch. xxvii; XLVIII, ch. xxiv; XLIX, ch. xxxii, xxxiii, xxxix; L, ch. iv, v, xxvi, xxxiii; LI, ch. iv, viii, xiv; Suétone, Auguste, 17; César, *Guerre civile*, III; Hirtius, *Guerre d'Alexandrie*, 31; Appien, *Guerres civiles*, V, 8, 9; Tite-Live, *Abrégé*, 112; Cicéron,

La vie d'une reine altière et belle, comme Cléopâtre,
se terminant comme un cinquième acte de mélodrame,
notre esprit répugne à pareille vision.

Quelque satisfaction que notre dilettantisme éprouve à
démolir une légende, force nous est d'accepter l'opinion
généralement admise (1), à savoir la mort par l'aspic, faute
de lui pouvoir substituer une version plus acceptable.

Lettre à Atticus; JOSÈPHE, *Antiquités judaïques*, XV, 4; VELLEIUS
PATERCULUS, 11, 87; PLINE, *Histoire naturelle*, IX, 58; HORACE, *Odes*,
livre I, 37 ; PROPERCE, *Élegies*, livre II, 11, etc., etc.

(1) HORACE a clairement décrit le suicide de Cléopâtre, dans l'ode
XXXVIIe :

> *Fortis et asperas tractare serpentes,*
> *Ut atrum corpore combiberet venenum.*

« Elle s'empare de hideux serpents, les presse et fait couler dans
ses veines un venin mortel. »

Dans la *Pharsale*, LUCAIN a donné d'amples détails sur les reptiles,
leurs morsures et les accidents qui en résultent.

LA FABLE DE LA PAPESSE

I

C'est à l'incitation de plusieurs de nos correspondants (1)
— hâtons-nous de le dire pour justifier le choix du sujet
— que nous abordons ce problème d'histoire.

Une femme, du nom de Jeanne, s'est-elle assise sur le
trône de Saint-Pierre?

Comment la légende — si légende il y a — a-t-elle pu
jouir d'un si durable crédit?

Cette légende, qui ne la connaît? la voici, en tout cas,
dans ses lignes essentielles.

Le pape Léon IV étant mort en 855, après avoir occupé
le siège pontifical pendant huit années, il fut procédé, selon les usages du temps, à son remplacement.

Il y avait alors, dans la Ville Eternelle, un étranger,
qu'on disait natif de Mayence, bien qu'issu d'une famille
anglaise, et dont tout le monde vantait l'éloquence et le
savoir en théologie.

(1) V. à l'*Appendice.*

Cet étranger était, en réalité, une femme qui, dès l'âge
de 12 ans, avait adopté le vêtement masculin et était allée,
disait-on, faire ses premières études à Athènes, d'où elle
était partie pour Rome.

Sa réputation y avait rapidement grandi et quand les
cardinaux eurent à faire choix d'un souverain pontife,
c'est sur l'étrangère qu'il se porta.

Elevée à la dignité papale, sous le nom de Jean VIII,
cette femme gouverna l'Eglise pendant treize mois environ,
sans soulever de protestation.

Mais Satan veillait dans l'ombre (1) ; prise de... sympathie pour « un sien valet de chambre », elle devint « enceinte de son faict » ; et, ajoute le chroniqueur (2), « ainsi
qu'elle alloit à l'Eglise sainct Jehan de Latran, entre le
théâtre de Collosse (Colisée) et l'Eglise sainct Clément,
elle fut pressée de la douleur naturelle des femmes grosses,
et en enfantant, trépassa. »

La mère avait succombé à l'effroi et à la honte ; le nou-
veau-né subit le contre-coup de son infortune.

----

(1) Amalric d'Augier, prieur de l'ordre des Augustins, écrivait, en
1362, que « Jeanne » avait enseigné à Rome pendant trois ans, et
qu'élevée au pontificat, elle vécut quelque temps honnêtement ;
enfin, « cédant à l'influence d'une nourriture trop délicate, elle se
laissa aller aux tentations du diable (*sic*) et tomba, ayant pour
complice un des gens de sa maison. »

(2) *Annales d'Aquitaine*, par Boucher.

II

D'aucuns disent que la papesse survécut à sa mésaven·
ture et qu'elle finit ses jours dans la prison où on l'avait
enfermée.

Boccace, pour sa part, ne semble pas en douter un instant et, à son ordinaire, il exprime son opinion en termes
qui ne laissent point de place à l'équivoque.

Après avoir répété, après beaucoup d'autres, que la future papesse était Allemande, il ajoute qu'elle avait étudié
en Angleterre, « avec un jeune escollier son mignon »,
puis qu'elle était partie pour Rome, « où elle se rendit
admirable, tant par son sçavoir qu'à raison de sa bonne
vie, de sorte qu'après la mort de Léon V, elle fut créée
pape. »

Mais Dieu ayant pris en pitié son peuple, ne devait pas
souffrir plus longtemps qu'il fût trompé, et il enjoignit à
l'esprit malin de la pousser à « paillarder ».

« Elle n'eut pas faute de commodité, poursuit le spirituel narrateur, de sorte qu'après elle devint enceinte... Mais
celle qui avoit enchanté les yeux de tout le monde perdit
le sens et ne sceut cacher son accouchement, car n'ayant
loisir d'appeler une sage-femme, *elle eut son enfant, cé-
lébrant son divin service.* »

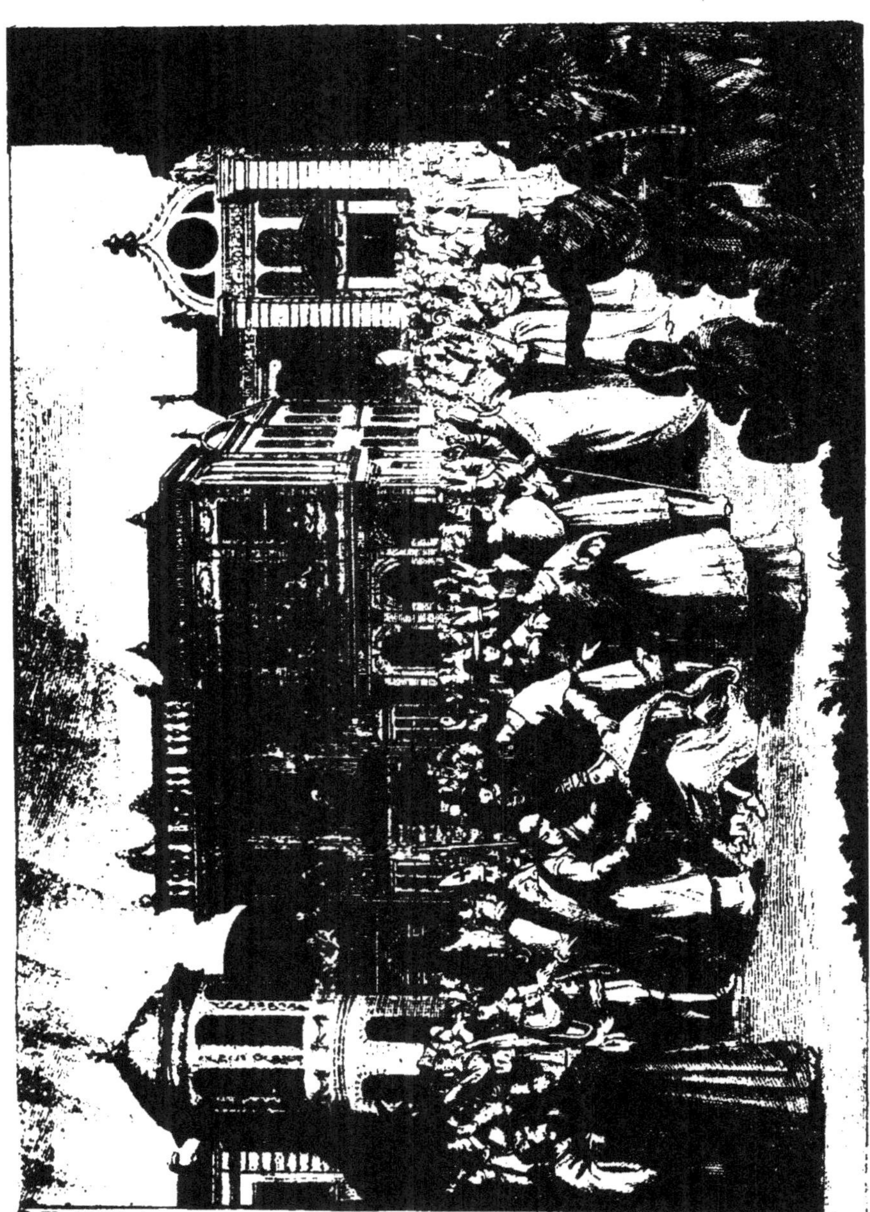

Cette variante apparaît, croyons-nous, pour la première fois ; nous la relevons simplement au passage.

Le récit de l'auteur du *Décaméron* se termine ainsi : « Et parce qu'elle avoit ainsi trompé le monde, la misérable, fondant en larmes, fut envoyée en une prison obscure par le commandement des pères. »

La fable n'est déjà plus réduite aux proportions modestes du début : elle s'est enrichie de quelques particularités ; d'âge en âge, elle grossira, au point de devenir presque méconnaissable.

Nul n'avait parlé jusqu'alors de celui qui aurait été l'« initiateur » de la jeune vierge tudesque. Boccace affirme, avec une assurance sans réplique, que c'était un étudiant.

Tandis que d'autres la font voyager en Grèce, l'auteur du *Décaméron* imagine qu'elle file, dans le même moment, le parfait amour, sous le ciel brumeux de Londres.

Mais si renseigné qu'on veuille paraître, il se trouve toujours quelqu'un pour renchérir sur le produit de votre imagination.

Un Allemand, qui écrivait au xive siècle, avance une circonstance nouvelle : l'amant de Jeanne, celui avec qui elle a « fauté », n'est plus un valet de chambre — une papesse se commettre avec gens de cette sorte ! — mais avec un cardinal (1) : cela devenait plus acceptable.

---

(1) Du Haillan, dans son *Histoire de France*, dédiée à Henri III (Paris, 1577), dit que la papesse s'appelait Gilberte, que son amant était « moyne en l'abbaye de Fulden » ; que « l'empereur Louis, deuxième de ce nom, prit le sceptre et la couronne de sa main, avec

Comment une femme avait-elle pu réussir à donner si longtemps le change sur son véritable sexe? Les exemples (1) ne sont point rares d'hommes qui se sont déguisés en femmes, sans que leur entourage même l'ait pu soupçonner ; mais, dans le cas qui nous occupe, on a donné un plaisant argument pour expliquer cette supercherie : c'est, a-t-on dit, que les Italiens se faisant communément raser, il devenait facile de passer pour une femme.

III

A mesure qu'on s'éloigne de l'événement, les détails s'en précisent davantage : ce phénomène d'optique historique nous est familier.

Le récit devient d'autant plus circonstancié que, la passion religieuse aidant, les adversaires de l'Eglise s'en font une arme contre elle.

Sous la Réforme, les pamphlets se multiplient, et les polémistes, du camp protestant, ne se font pas faute d'ex-

quoy la bénédiction du sainct Père... » ; qu' « elle devint enceinte du fait du sieur chapelain cardinal... »

(1) Nous n'en citerons que deux, se rapportant à des personnages historiques connus : celui de l'abbé de Choisy, qui a fait lui-même le récit des étranges aventures qui lui arrivèrent sous son travestissement, et celui de la chevalière ou plutôt du chevalier d'Eon, dont le sexe ne fut reconnu qu'à la mort.

ploiter une légende qui sert si bien leurs desseins. La papesse n'est désignée qu'avec les qualificatifs obligés de « la grande paillarde romaine », « la prostituée de Babylone », et autres aménités.

Les poètes, se mettant de la partie, composent force épigrammes et pasquils. Mais, chose plus incroyable, certains auteurs catholiques ajoutent foi à l'existence de « Jeanne la papesse », qui fit un si « grand esclandre à la papalité (1). » Un évêque la nomme Agnès — peu importe le nom, puisqu'il s'agit bien du même personnage — « qui fut pape plus de deux ans et, s'étant laissée engrossir, accoucha en public (2). »

Au xvii° siècle, la lutte se poursuit entre Genève et Rome : partisans et adversaires désarment moins que jamais. Les écrivains catholiques sont à peu près unanimes à s'élever avec indignation contre ce qu'ils estiment être une fable imaginaire.

Un ministre de la religion réformée leur prête un secours inattendu : Daniel Blondel (3) développe les motifs de sa conviction, dans un volume compendieux, au grand scandale de ses coreligionnaires.

Un autre protestant (4) entre en lice et entasse argu-

______

(1) Jean Le Maire, *Traité de la différence des schismes et des conciles* (Lyon, 1511 et Paris, 1513.)

(2) *Onus ecclesiæ*, par l'évêque de Chiamsée (cité par Brunet, *La papesse Jeanne*).

(3) *Familier esclaircissement* ; Amsterdam, 1649.

(4) Lenfant, *Histoire de la papesse Jeanne, tirée de la dissertation de M. Spanheim* ; La Haye, 1720, 2 v. in-12.

II   4

ments sur arguments, qu'il oppose aux objections de ses adversaires.

IV

De tous ces témoignages contradictoires, qu'il serait aisé de multiplier, quelle conclusion dégager?

Il est notoire que la légende de la papesse Jeanne a été regardée, à une certaine époque, comme parfaitement authentique (1); il est remarquable de rencontrer, dans une publication ayant un caractère officiel, et remontant, il est vrai, à la fin du xiv° siècle, mention du fait lui-même, qu'on ne semblait pas, à Rome, mettre en doute.

Doit-on en induire que l'existence de la papesse est hors de conteste? Nous ne le croyons pas, et nous ne sommes pas davantage convaincu par les nombreuses images qu'on a données de l'héroïne et les gravures, toutes apocryphes, qui n'ont d'autre intérêt que celui de la curiosité

Ce qui nous convaincrait, plus encore, de la non existence du fait, c'est que plus de deux siècles s'écoulent entre le moment où il se serait passé et celui où il est pour la première fois signalé. Comment expliquer un silence aussi prolongé?

En 1267, en apparaît la mention initiale; puis l'anecdote

____

(1) V. Brunet, *op. cit.*, p. 128.

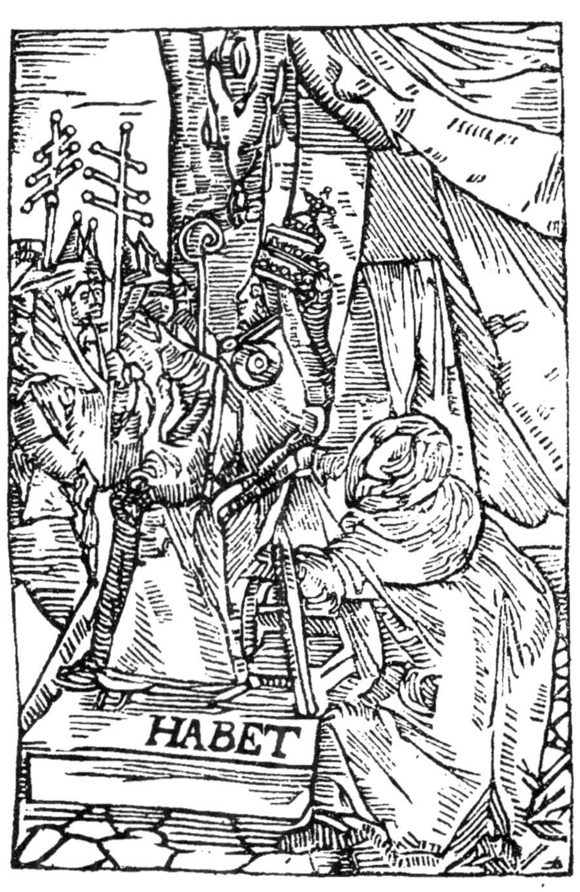
HABET

prend corps, s'embellit et se déforme : c'est un tissu de contradictions et d'invraisemblances.

On épilogue sur la durée des pontificats ; on remanie la chronologie des papes, pour donner à la fiction une apparence de réalité ; au moment où l'on veut qu'une femme se soit assise sur le trône, on le trouve déjà occupé.

La durée de son règne est également des plus variables, dans les divers écrits qui lui sont consacrés : raison le plus de nous tenir en défiance.

On a observé, en outre, qu'il est pour le moins singulier qu'aucune bulle, aucun acte, portant le nom du prétendu Jean VIII, ne nous soit parvenu.

Cette objection ne nous arrêtera pas, car il est par trop commode de la réfuter : on n'en est plus à compter les documents que la raison d'Etat a fait anéantir ; les archives du Vatican sont des oubliettes qui recèlent sans doute bien d'autres mystères !

Nous avons d'autres moyens de démontrer l'impossibilité matérielle de la légende.

Comment admettre qu'une femme, jeune encore et pourvue d'attraits, — puisqu'elle a été séduite et qu'il en est résulté une grossesse — n'ait éveillé aucun soupçon,

dans une **cour** où ne pénétraient que des hommes ? Par
quel prodige serait-elle parvenue à dissimuler son sexe aux
yeux de tout son entourage ?

Au IX.° siècle, « quelle femme hardie aurait été séduite
.par une papauté toute barbare, par une cour de cardinaux
en armes et d'évêques, qui ne songeaient guère à remplacer
par des mitres brodées leur casque d'acier (1) ? »

Les papes avaient, dès cette époque, introduit à leur
cour la rigoureuse étiquette de la cour de Byzance ; ils
étaient entourés d'officiers qui ne les quittaient pas un instant, qui assistaient à leur lever et à leur coucher, qui
étaient témoins des actes les plus intimes de leur
vie.

Encore la papesse pouvait-elle avoir un complice dans le
serviteur qui l'approchait de plus près. Mais, une fois la
faute commise, n'aurait-elle pas tout fait pour en prévenir
les suites, plutôt que de s'exposer *coram populo*, avec les
marques indéniables de sa défaillance ?

Enfin il est sans exemple qu'on ait élevé au pontificat,
avant l'avènement de la fabuleuse Jeanne, un inconnu,
un intrus, venant on ne savait d'où : on a toujours choisi
le successeur de saint Pierre parmi les cardinaux ou les
hauts dignitaires de l'Eglise.

(1) Jean de BONNEFON (article du *Journal*).

VI

Si les écrivains ne sont pas d'accord sur l'existence de
la papesse, les artistes ont bien peu différé sur la façon
dont elle a révélé ce qu'elle avait réussi jusqu'alors à dérober à tous les yeux.

Une gravure nous montre Jeanne accouchant, entourée
seulement de quelques personnages, dont l'un, qui peut
être un homme de l'art, semble lui prendre le pouls.

Une autre, non moins fantaisiste, représente la papesse
qu'on vient d'asseoir à terre, après l'avoir descendue de
cheval, que tient par la bride un de ses valets. Ce cheval,
au dire des commentateurs qui ont voulu paraître mieux
informés que leurs prédécesseurs, n'était qu'une mule,
dont les secousses auraient hâté l'expulsion du produit de
la conception. Cet animal, entre tous pacifique, n'est pas
coutumier de pareils exploits.

Rien qu'à considérer les costumes dont sont revêtus
ceux qui figurent dans ces effigies, issues d'une même
conception, et qui diffèrent seulement par l'exécution, on
se rend rapidement compte qu'ils n'ont aucun caractère
d'authenticité.

Mais — a-t-on prétendu — un monument a été élevé à
l'endroit même où expira la papesse, et ce monument

nous a légué les traits de l'infortunée jeune femme, tenant son enfant dans ses bras ?

Les monuments ont consacré bien d'autres erreurs : la fameuse chapelle de Guillaume Tell, sur le lac de Lucerne, n'a jamais été, que nous sachions, une preuve décisive de l'existence du héros cher aux Suisses.

VII

Les contes les plus étranges, les fables les plus absurdes reposent cependant sur un fond de vérité. Celle que nous discutons viendrait-elle, comme on (1) l'a très gratuitement supposé, « de la vie immonde de Jean XII qui, élevé au pontificat, quoique fort jeune encore, grâce à la puissance de son père, eut un grand nombre de concubines ?... » Une de ces concubines, nommée Jeanne, qui exerçait sur le pontife une très grande autorité, aurait été surnommée, en raison de cette influence, la « papesse » ; et ce mot, recueilli par des écrivains ignorants, amplifié avec le temps, aurait donné naissance à l'histoire qui circule encore.

Un autre auteur, pour donner plus de couleur au récit que nous venons d'exposer dans toute sa sécheresse, conte

_____

(1) ONUPHRIUS PANNONIUS, dans ses notes sur Platine (BRUNET, *op. cit.*)

que l'amour du pontife Jean pour une de ses favorites était
tel, qu'il lui donna des villes entières ; qu'il dépouilla
l'église de Saint-Pierre de croix et de calices d'or pour lui
en faire cadeau ; et que, *devenue enceinte, elle mourut en
couches.*

Avec le temps, les modifications seront survenues, qui
auront peu à peu altéré la tradition première, et à la
longue l'auront complètement dénaturée.

VIII

Nous avons réservé, pour l'étudier à part, avec les développements que comporte cette discussion, l'argument
capital, aux yeux de ceux qui tiennent pour la réalité de
l'histoire que nous mettons au rang des légendes. C'est,
a-t-on écrit, depuis le scandale de l'accouchement sur la
place publique, qu'on a décrété que le sexe du nouveau
pontife serait l'objet d'une minutieuse vérification.

A la fin du xve siècle, on disait, sous forme proverbiale :

> Nul ne pouvait jouir des saintes clefs de Rome,
> Sans montrer qu'il avait les marques de vray homme.

Le latin nous permettra d'être plus explicite :
« *Pontificem pronunciatum insidere jubent sedili fora-*

men habenti, ut testes ex eo pendentes aliquis, cui hoc numeris injunctum. est, tangat, qui appareat, pontificem virum esse... Quapropter ne decipiatur iterum sed rem cognoscant, neque ambigans, pontificis creati virilia tangunt. Et is qui tangit acclamat: Tuas nobis dominus est (1). »

Un prêtre vénitien, qui a écrit une Vie des Papes (2), s'exprime plus clairement encore :

« *Et ad evitandos similes errores, statum fuit nequis de cætero in beati Petri collocaretur sede, priusquam per perforatum sedem futuri pontificis genitalia ab ultimo diacono cardinale attrectarentur.* »

On prête à Benoît XIII ce propos, qu'il aurait tenu devant les membres du conclave où il fut élu : *Se volete un buon coglione, pigliate mi...*, mais ce n'est là qu'une plaisanterie graveleuse (3), et rien de plus.

Les textes qui précèdent ont-ils un fondement plus sé-

_____

(1) Laonicus Chalcocondylas, *De rebus Turcicis;* Parisiis, 1650, in-fº, p. 169.

(2) T. XVII de la collection *Rerum Italicarum scriptores.*

(3) La cérémonie de la chaise, tournée déjà en ridicule par Pannonius, l'est plus vivement, cent ans plus tard, par l'historien Jean Crespin, dans son *Estat de l'Eglise dès le temps des apôtres jusqu'à 1560* (Paris, 1564, in-8º, p. 242) :

« Mais afin que les bons pères ne tombassent plus en tel inconvénient (choisir une femme pour pape), ils ordonnèrent qu'un diacre manierait les parties honteuses de celuy qui serait élu pape, par dedans une chaise percée, afin qu'on sçust s'il est masle ou non. Mais maintenant, cependant qu'ils sont cardinaux, et devant qu'ils soyent élus papes, ils engendrent tant de bastars. que personne ne peut douter qu'ils ne soyent masles, et qu'il n'est plus besoin d'une si saincte cérémonie. »

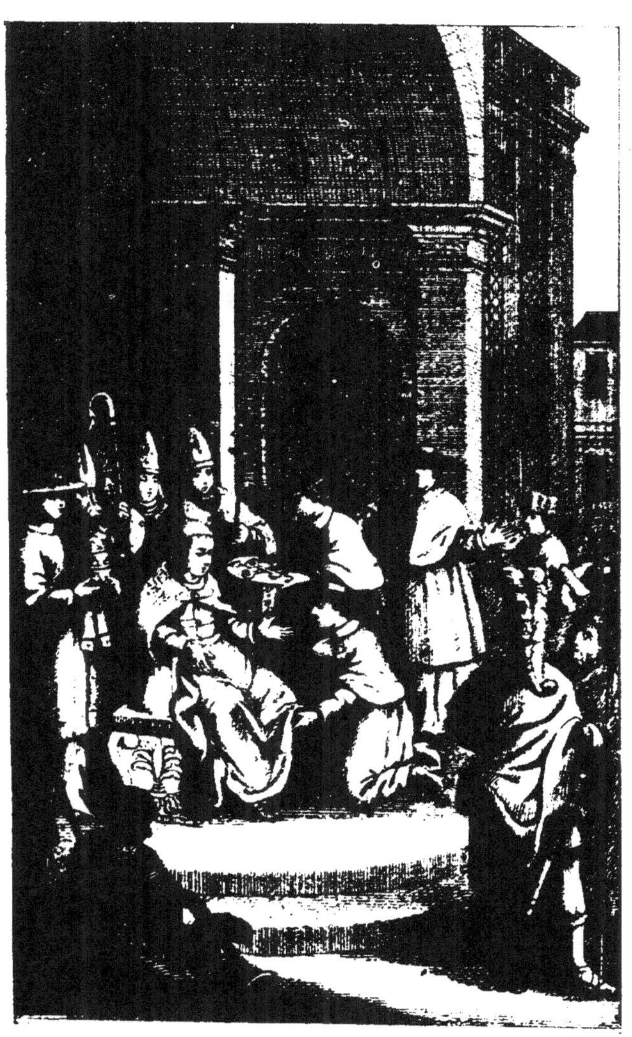

rieux? Est-il vrai, en un mot, qu'on fit asseoir, sans
haut-de-chausses, sur un fauteuil sans fond, le Pontife
frais sorti du Conclave, et qu'un prélat, se glissant à
quatre pattes, fut chargé de s'assurer de la virilité de l'élu?

Pour se renseigner sur ce qui se passait lors de l'élection d'un pape, consultons le *Cérémonial romain* (1) et
nous y lirons ce qui suit :

Lorsque l'élection avait été proclamée au Vatican, le
pape se rendait à l'église de Latran.

Il était suivi d'un cortège nombreux et monté sur un
cheval blanc.

Sur sa route, il rencontrait les Juifs établis à Rome,
qui lui présentaient un exemplaire en hébreu de la loi de
Moïse, en le priant de le reconnaître.

Le pape leur répondait que les Chrétiens respectaient
la loi de Moïse, mais qu'elle avait été remplacée par
l'Evangile, et qu'il ne fallait pas s'obstiner à attendre le
Messie qui était déjà venu. Il leur permettait d'ailleurs de
séjourner à Rome et d'y vivre sous l'empire de leurs
lois.

A son arrivée à l'église, le nouveau pontife était reçu
par les chanoines. On l'introduisait sous le portique, et il
s'asseyait sur une chaise de marbre, dite *sella stercoraria,*
qui était à gauche de la porte principale.

(1) Cf. *Nova collectio scriptorum ac monumentorum*, de Hoff
mann; Leipzig, 1733, in-4°, et *Lectionum memorabilium et recon-
ditarum centenariæ XVI*, par J. Wolfius; Francofurti, 1671,
2 v. in f°.

Les cardinaux chantaient alors le verset : *Suscitat de pulvere egenum et de stercore erigit pauperem, ut sedeat cum principibus et solium gloriæ teneat.*

Le camerlingue présentait au pape une bourse de pièces de monnaie ; le pape en prenait une poignée et la jetait au peuple, en répétant les paroles de saint Pierre : « Je n'ai ni or, ni argent, mais ce que j'ai, je te le donne. »

Précédé des chanoines et suivi des cardinaux qui chantaient le *Te Deum*, il entrait dans le chœur de l'Eglise et il admettait les chanoines au baisement des pieds.

Il passait ensuite dans la chapelle de Saint-Sylvestre.

Devant la porte, étaient deux chaises percées en porphyre. Le pape s'asseyait sur l'une d'elles, et le prieur de Latran, mettant un genou en terre, lui présentait une férule, symbole du pouvoir de corriger et de gouverner, et les clefs de la basilique et du palais, emblème de la puissance de fermer et d'ouvrir, de lier et de délier.

Le pontife se levait, en tenant la férule et les clefs, allait s'asseoir sur l'autre siège, rendait au prieur ce qu'il avait reçu, et jetait derechef de l'argent au peuple.

Passant alors dans le *Sanctum sanctorum*, il y faisait une prière à genou et tête nue ; il retournait ensuite dans la chapelle Saint-Sylvestre, où il faisait des cadeaux à tout le clergé. Il donnait aux cardinaux deux ducats d'or et deux gros d'argent ; ceux-ci les recevaient dans leur barette, en baisant la main du pontife. Il donnait aux évêques un ducat et un gros, que les prélats recevaient dans leur mitre.

Les ecclésiastiques d'un rang moins élevé recevaient un cadeau égal à celui des évêques, mais c'était dans leur main qu'il était déposé ; et ils baisaient les pieds de sa Sainteté.

Après ces cérémonies, le Pape se retirait dans ses appartements, et d'ordinaire il y donnait un grand festin (1).

Il a donc bien existé une chaise dite « stercoraire », sur laquelle s'asseyait le nouveau pape : le fait paraît hors de conteste. De l'interprétation du texte liturgique, il ressort que, lors des cérémonies de l'intronisation, on faisait asseoir le pontife sur une chaise sans fond, afin qu'il sût et qu'il se souvînt que, quelle que fût la dignité à laquelle il était élevé, il n'était point un dieu, mais qu'il restait un homme, soumis à toutes les nécessités de la nature humaine ; pour ce motif, le siège sur lequel il s'asseyait était, très justement, appelé une *chaise stercoraire*.

IX

Mabillon, le célèbre bénédictin, rapporte qu'il vit, en 1686, dans le cloître de l'église de Latran, la fameuse chaise stercoraire, reléguée là, avec d'autres vieux meubles.

(1) Brunet, *op. cit.*

Le président de Brosses, visitant l'Italie, **ne** pouvait manquer de faire allusion à la chaise papale, et il rappelle l'opinion de Mabillon, qu'il partage sans réserves.

« On a dit, — écrit-il de Milan, — que l'usage où l'on était autrefois de faire asseoir le pape nouvellement élu, sur la chaise percée de porphyre, qui est au cloître de Saint-Jean-de-Latran, avait été introduit à dessein de s'assurer que l'on n'était pas retombé dans l'inconvénient de choisir pour pape une femme. Mais ce ne peut en avoir été la cause, puisque, selon la remarque de Mabillon, cette cérémonie se pratiquait plus d'un siècle avant que Martin Polonus ne commençât à faire mention de la papesse.

« On y faisait asseoir le nouveau pape pour faire allusion à ces paroles du Psaume : *De stercore erigens pauperem*.

« On la prenait alors pour une vraie *chaise stercoraire*, quoiqu'elle ne soit qu'une chaise de bains, ouverte par devant pour la commodité de ceux qui se lavent. »

Lorsque de Brosses écrira de Rome même et parlera de Saint-Jean-de-Latran (lettre 49), il ne manquera pas de revenir sur ce sujet :

« ... Et dans le cloître voisin, les chaises de porphyre, ouvertes par devant *à l'usage du bain*, sorte de bidets à l'antique, où l'on faisait ci-devant asseoir le **pape élu**, pour faire allusion au passage du psaume : *De stercore erigens pauperem*, et non pas pour aller indiscrètement **manier sa sainte virilité. »**

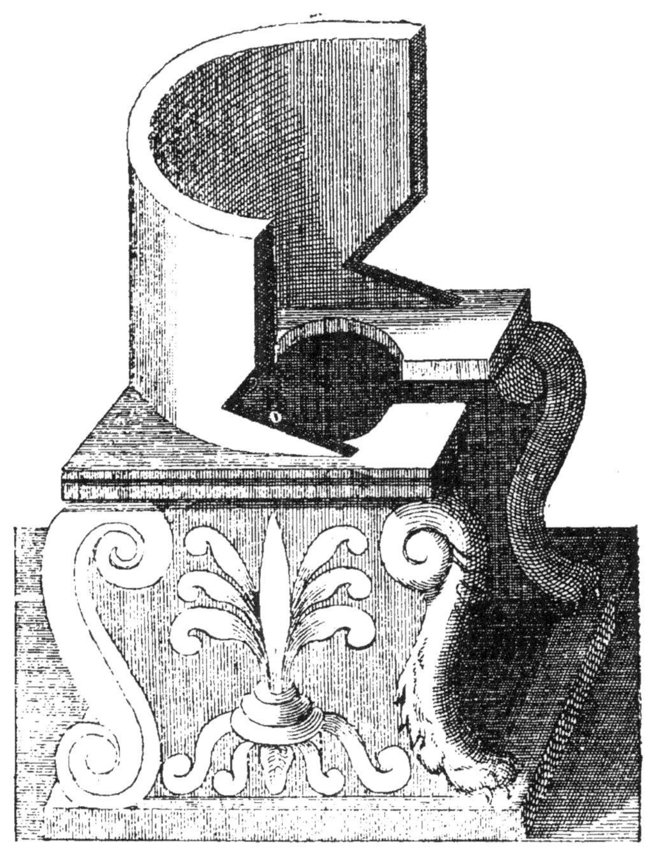

II   H

De toute la légende, il n'y aurait donc de véritable que l'existence de la chaise *stercoraire,* chaise assez analogue aux chaises balnéaires dont faisaient usage les anciens Romains.

On connaît deux de ces sièges, enlevés probablement aux thermes de Caracalla, où ils avaient servi aux baigneurs, usage en vue duquel ils étaient perforés, en leur milieu, d'un orifice, par lequel s'égouttait l'eau.

Ces sièges avaient été placés, en 1191 (postérieurement, par conséquent, à l'existence supposée de la papesse Jeanne), à l'intronisation de Célestin III, devant l'entrée de la chapelle Saint-Sylvestre. Au xvi° siècle, ils ne servaient déjà plus à cet usage, et à la fin du xviii°, ils furent relégués au musée du Vatican.

A la suite du traité de Valentino, les sièges balnéaires furent transportés au musée du Louvre, et, en 1815, un seul revint à Rome (1).

***

L'hypothèse que nous tenons pour la plus soutenable, n'a pas été admise, tant s'en faut, par tous ceux qu'a préoccupés cette question.

On s'est appuyé notamment sur ce passage d'un his

(1) *Revue médicale de Normandie,* 1903, p. 395.

torien (1) qui se trouvait à Rome, lors de l'avènement au
pontificat d'Alexandre VI :

« L'église de Saint-Jean était fermée, et les gens
d'armes placés à la porte ne laissaient entrer que le pape
et les prélats, et le seigneur Virgile Orsini était à la
garde de la porte. Finalement, les cérémonies habituelles
étant terminées dans le SANCTO SANCTORUM, *e domestica-
mente toccatogli li testicoli* (2), et la bénédiction étant
donnée, le pape retourna au palais. »

En disant qu'il était interdit à quiconque, sauf aux
prélats qui assistaient le pontife, de pénétrer dans le sanc-
tuaire, le prétendu témoin oculaire avoue implicitement
qu'il n'a rien vu, de ses propres yeux vu ; son imagination
aura suppléé à son défaut d'information.

Connaissant la forme du siège où le Pape était assis, et
soupçonnant, d'autre part, que l'interdiction faite au
peuple de s'approcher de trop près devait cacher quelque

(1) Como, *Patria historia*; Milano, 1503, in-f° (réimpression de
Milan, 1852-57, 3 v. in-8)

(2) De nos jours, nous fait connaître le Dr F. Bremond, parmi les
empêchements canoniques qui rendent un homme inhabile à être
promu aux ordres sacrés, on note l'absence de testicules. On peut
s'en assurer en lisant la *Théologie morale* de l'abbé MARTIN, publiée
en 1857.

Bonaventure des Périers a mis en scène une bonne femme qui
parle ainsi à son évêque : « Monsieur, quand mon fils étoit petit, il
cheut du hault d'une eschele tant qu'il a fallu le chastrer, et sans
cela, je l'eussions marié »

A quoi le prélat répond :

« Par foy ! m'amie, *il ne laissera pas d'estre prestre pour cela*,
avec dispense cela s'entend. Que pleust à Dieu que tous les prestres
de mon diocèse n'en eussent non plus que luy ! »

mystère plus ou moins obscène, il eut tôt fait d'imaginer
à quel genre de vérification devaient procéder les offi—
ciants, vérification rendue nécessaire par quelque erreur
commise dans un passé lointain.

Cette erreur, c'était l'élection de la papesse, et voilà
comment a pu s'édifier, de toutes pièces, une légende
tout au plus digne de figurer dans un recueil de con-
teurs florentins.

APPENDICE

Notre distingué collaborateur, le Dr P. Nouet (de Rouen), a bien
voulu, au retour d'un voyage à Rome, nous envoyer l'intéressante
lettre qui suit ; nous la publions à titre purement documentaire :

« Voici les renseignements que m'a fournis mon guide, M. Lelli,
sur la Papesse ; je vous les donne tels qu'il me les a communiqués;
il serait nécessaire de les contrôler.

« La papesse Jeanne était originaire de la Dalmatie. Son nom était
Julia. C'était une femme cultivée, parlant plusieurs langues, en
même temps qu'une virago (figure vultueuse, agrémentée de poils
roux). Elle eut comme premier amant un savant du nom de Fulda.
Pour circuler plus librement et être à l'abri des brigands, elle voya-
geait en Italie sous l'habit ecclésiastique.

« Elle devint pape sous le nom de Jean VIII. Elle eut alors pour
amant l'ambassadeur de Saxe, âgé de 23 ans : Lambert de Saxe.

« Elle devint enceinte de ses œuvres. Lorsque la grossesse fut
avancée, Lambert, craignant pour lui-même, quitta furtivement
Rome et retourna dans son pays.

« Tous les ans, le jour de l'Ascension, on procédait à la cérémonie de la bénédiction de la campagne romaine; d'après le cérémonial, le pape devait être monté sur une mule (je crois que c'était une mule *blanche*). La papesse voulut modifier, à cause de son état de grossesse, le rituel et remplacer la mule par une voiture, mais le peuple exigea la cérémonie avec la mule.

« La malheureuse, enceinte de 8 mois, monta sur la mule; mais en route, elle fut prise de douleurs. On la transporta à l'église Saint-Clément où elle accoucha prématurément.

« On suppose qu'elle fut tuée ainsi que l'enfant et que leurs restes furent jetés dans le Tibre, afin que toute trace disparût.

« Au xvıı⁰ siècle, une commission protestante anglaise, pensant que le corps de la papesse se trouvait dans le tombeau attribué à la sépulture du pape Martin V (de la famille des Colonna) et situé dans la Confession (abside principale) de Saint-Jean-de-Latran, soudoya (pour une somme de 3 ou 5 000 francs) le sacristain. Avec la complicité de ce dernier, les membres de la commission enlevèrent, au milieu de la nuit, le cercueil (le tombeau est actuellement vide).

« Le cercueil fut ouvert en Angleterre, on y trouva le corps d'un homme.

« L'Église, pour dérouter les recherches des profanes sur l'existence de la papesse, a, dans l'église Saint-Paul hors-les murs (Rome), où se trouve une galerie des portraits de tous les papes, indiqué la papesse Jeanne comme étant Léon V et inversement celui-ci est désigné comme Jean VIII.

« La papesse, faussement intitulée Léon V, a évidemment l'aspect d'une femme à gros traits masculins.

« Le portrait, indiqué comme Jean VIII, représente une tête d'homme très barbu. (J'ai vu ces deux portraits et cette explication est plausible.)

« Il y a des renseignements sur ce sujet dans : « Promenades dans Rome », par STENDHAL, 2 volumes.

« Quant à la chaise percée, qui aurait servi à constater le sexe des papes, depuis la papesse, je l'ai vue dans le cabinet des Masques, au musée du Vatican : c'est un siège en marbre rouge ou porphyre, avec dossier, qui provient des bains de Constantin et devait probablement servir aux fumigations anales, sans doute pour le traitement des hémorroïdes, affection fréquente chez les Romains qui étaient de gros mangeurs... »

Rouen, 15 novembre 1904.

MORTE AU SERVICE DU ROI

« Belle comme un ange, sotte comme un panier...
Aussi dangereuse par la beauté que peu redoutable par
l'esprit... Petite bête, mais de fort bon cœur... », voilà
silhouettée en quelques coups de crayon malicieux, la
maîtresse d'un roi, du plus grand Roi de la chrétienté !

Maîtresse ! un bien gros mot appliqué à une intrigue
qui tout juste allait durer l'espace d'un caprice...

*
* *

Dans un manoir, aux tours massives à mâchicoulis,
perdu dans un nid de verdure, au sommet d'un plateau
élevé, celle qui devait, de par la faveur d'un prince
amoureux, avoir tabouret à la Cour et porter le titre de
Duchesse, avait vécu sa première enfance.

Proche parente de César de Grollée, baron de Peyre et châtelain de la Baume, le hobereau avait flairé de bonne heure le parti qu'il pourrait tirer de ce morceau de choix, mets de haut goût, digne de figurer sur une table royale. Certain piège à loups, qu'employaient les vilains maris jaloux de ce temps, témoigne des précautions prises par le baron, pour mettre le trésor dont il avait la garde à l'abri des surprises, et le servir intact, comme il l'avait reçu.

*
* *

L'heure était propice pour l'entrée en scène d'une nouvelle favorite.

Le Roi était dans un état de veuvage dont son tempérament ne pouvait longtemps s'accommoder. Le règne de Mme de Montespan touchait à sa fin, et Louis lui rendait ses devoirs plutôt par un restant d'habitude, que sous l'impulsion d'un véritable amour.

Qui allait être la souveraine de demain ?

Les courtisans jasaient beaucoup d'une fille d'honneur de Madame (1), arrivée depuis peu du fond de sa pro-

(1) Voici une anecdote relative à Mlle de Fontanges, qu'on trouve dans la *Correspondance de Madame* :

« Avant de venir chez moi, elle avait rêvé tout ce qui devait lui arriver, et un pieux capucin lui avait expliqué son rêve. Elle me

vince. C'était à qui renchérirait sur les charmes de son visage, sur la sveltesse de sa taille ; jamais, à les entendre, on n'avait vu beauté si accomplie (1).

Le bruit en vint aux oreilles du Roi ; sa curiosité te ses sens en furent allumés ; il se prit à dire, en souriant : « Voilà un loup qui ne me mangera point (2) ! »

Bien résolu à ne plus « faire l'amour en jeune homme, mais en grand Roi », il trouva plus digne de recourir à un tiers. Le prince de Marcillac eut la faveur insigne d'être l'intermédiaire choisi. Sur quoi l'on fit une chanson, qui disait, entre autres choses, que, pour avoir mis la bête dans les toiles, le Roi avait fait Marcillac son grand veneur (3).

Le prince avait été chargé de remettre à la belle « un fil de perles et une paire de boucles d'oreilles de

l'a raconté elle-même, avant de devenir maîtresse du roi. Elle rêva qu'elle était montée sur une haute montagne, et qu'étant sur la cime, elle fut éblouie par un nuage resplendissant : que tout à coup elle se trouva dans une si grande obscurité, qu'elle se réveilla de frayeur. Quand elle fit part de ce rêve à son confesseur, il lui dit : « Prenez garde à vous : cette montagne est la cour, où il vous arrivera un grand éclat, cet éclat sera de très peu de durée. Si vous abandonnez Dieu, il vous abandonnera et vous tomberez dans d'éternelles ténèbres. »

(1) « Fontange, quoique très belle, étoit tout à fait rousse » (Lettre de la Palatine, du 10 octobre 1719). « La Fontange étoit belle depuis les pieds jusqu'à la tête ; on ne pouvait voir rien de plus merveilleux. Elle avait aussi le meilleur caractère du monde, mais pas plus d'esprit qu'un petit chat. » (Lettre de la même, 30 octobre 1719.

(2) *Correspondance de la Palatine.*

(3) *Journal de Dangeau.*

grand prix (1) », pour vaincre ses dernières résistances.

A vrai dire, la victoire fut facile : la jeune personne avait été préparée de bonne heure au rôle qu'elle aspirait à jouer ; elle n'était venue à la Cour que dans le dessein de plaire au monarque. Sachant bien qu'elle exaspérait son désir, en ne se livrant pas sans résistance, elle feignit d'y mettre des conditions.

Elle consentait à tout, mais voulait être aimée pour elle-même et sans partage. Cette allusion à la maîtresse en titre ne devait pas échapper à cette dernière.

C'était montrer peu de gratitude à celle qui lui avait mis — si l'expression est permise — « le pied à l'étrier ».

Mais aussi pourquoi Mme de Montespan avait-elle eu l'imprudence de montrer « l'objet » à Sa Majesté et de lui en détailler assez indécemment les charmes ? Pourquoi l'avoir parée de ses propres mains, comme l'avait jadis elle-même parée La Vallière ? L'exemple aurait dû lui servir de leçon.

— « Regardez donc, Sire, disait un jour la Montespan au Roi, en traversant les appartements de Madame ; voilà une fort belle statue ; je demandais dernièrement si elle sortait du ciseau de Girardon et j'ai été bien surprise lorsqu'on m'a dit qu'elle vivait

— « Statue tant que vous voudrez, répliqua le monarque ; mais vive Dieu ! c'est une belle créature. »

_____

(1) *Hist. amoureuse de la Cour*, de Bussi-Rabutin.

Tant que ce fut une simple inclination, la Montespan ne fit rien pour la contrarier. Pourquoi se serait-elle émue de ce qui devait n'être qu'une simple passade?

Mais le *chat gris*, — ainsi désignait-elle l'intruse, — s'insinuait peu à peu dans les bonnes grâces du Roi, qui la poursuivait de plus en plus de ses assiduités : l'heure de la chute était proche.

** **

Un instant, on put espérer — ou craindre que la Montespan revînt en grâce.

L'anecdote, bien que souvent contée, est de celles qui, sous leur apparente futilité, ont une portée plus grande qu'on ne l'imagine.

On avait organisé un bal à Villers-Cotterets. Mlle de Fontanges devait y paraître dans tout l'éclat de sa radieuse beauté.

Il y avait très longtemps qu'elle n'avait dansé. Elle parut gauche, ses jambes n'arrivaient pas ; elle finit par marcher sur sa robe et par la déchirer.

Ne pas savoir danser était un crime de lèse-majesté, aux yeux d'un Roi qui, à 43 ans, était le plus beau danseur des souverains de l'Europe.

La faveur naissante de la jeune femme fut d'autant plus compromise par cette maladresse, que la sultane *validé*

— entendez Mme de Montespan — dansa de manière à prouver que ni ses quarante printemps, ni ses huit enfants n'avaient en rien altéré sa légèreté et qu'elle jouissait encore de toute l'élasticité de son jarret (1).

*
* *

L'incident n'eut pas d'autres suites.

Le monarque, de plus en plus épris, ne tarissait pas d'éloges sur sa récente conquête : « on ne peut voir une taille mieux prise, disait-il à ses confidents ; elle a le plus bel œil qu'on ait jamais vu. Sa bouche est petite et vermeille ; son teint et sa gorge sont admirables ; mais ce qui me charme davantage, c'est un certain air doux et modeste, qui n'a rien de farouche ni de trop libre. »

Une place assiégée est bien près de tomber, quand l'ennemi a tous les avantages.

Ce fut un jeudi après midi, — conte le cynique Bussy — que « cette place d'importance, après avoir été reconnue, fut attaquée dans les formes. La tranchée fut ouverte ; on se saisit des dehors ; et enfin, après bien des sueurs, des fatigues et du sang répandu, le Roi y entra victorieux. On peut dire que jamais conquête ne lui donna tant de peine... Il y eut bien des pleurs et des larmes

(1) *Chroniques*, de Touchard-Lafosse, t. III.

versés d'un côté, et jamais une virginité mourante n'a poussé de plus doux soupirs ».

Mme de Montespan en pensa crever de dépit ; mais à mesure qu'elle s'éloignait du cœur du Roi par ses emportements, Mlle de Fontanges s'en rapprochait par ses complaisances (1).

Elle avait eu l'adresse d'intéresser à sa cause jusqu'au confesseur, le terrible père La Chaize ; ce qui fit dire à la maîtresse évincée le mot si souvent répété : « ce père La Chaize est une vraie chaise de commodité ! »

Plus habile ou plus prudente se montra Mme de Maintenon, qui songeait que ce ne serait qu'un feu de paille, et que bientôt son tour viendrait de dicter les ordres, au lieu de les recevoir.

La tentative qu'elle avait faite pour ramener Mlle de Fontanges dans le chemin de la vertu, lui avait, d'ailleurs, trop peu réussi, pour qu'elle courût le risque d'un second échec.

Mlle de Fontanges paraissait aimer véritablement le Roi, et à Mme de Maintenon, qui l'engageait à le quitter, elle avait répliqué par ces mots partis... du cœur :

— « Vous me parlez de quitter une passion, comme on parle de quitter un habit ! (2). » Elle aurait même, dit-on, prononcé un mot plus expressif.

(1) *Mémoires de La Fare*, ch. IX.
(2) *Souvenirs de Mme de Caylus.*

***

Les fêtes succédaient aux fêtes; l'astre naissant, loin de pâlir, brillait d'un éclat toujours plus vif.

Une circonstance, tout épisodique, allait asseoir la fortune de celle qui, la veille encore, était la cible de tous les brocards et de tous les lazzis.

C'était à une partie de chasse, où la Cour avait été conviée.

La nouvelle favorite était vêtue, ce jour-là, d'un justau-corps en broderie, d'un prix considérable, et sa coiffure était faite des plus belles plumes qu'on avait pu trouver.

Il semblait, tant elle avait bon air avec ce vête-ment, qu'elle ne pouvait en porter qui lui fût plus seyant.

Le soir venu, comme chacun se retirait, un petit vent s'éleva, qui obligea Mlle de Fontanges à quitter sa cape-line. Elle eut l'idée de faire attacher sa coiffure avec un ruban dont les nœuds retombaient sur le front : cet ajus-tement de tête plut si fort au Roi, qu'il la pria de ne point se coiffer autrement de la soirée.

Le lendemain, toutes les dames de la Cour étaient coiffées de la même façon.

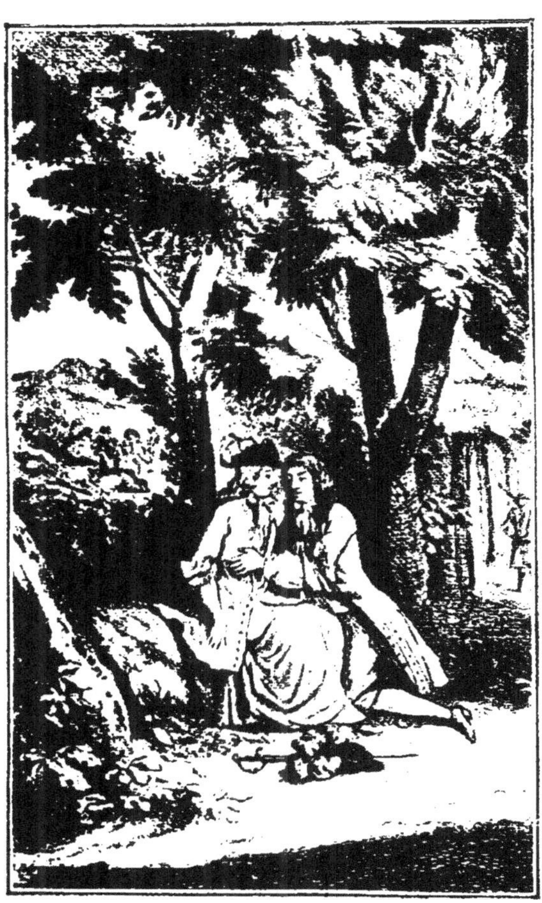

La mode des « fontanges » était née des jeux de l'Amour et du Hasard.

Pendant la chasse, le Roi et sa maîtresse s'étaient plusieurs fois isolés (1) : la suite fit connaître que nos deux amoureux avaient occupé leur temps à autre chose qu'à traiter des affaires de l'Etat.

*
* *

Dès ce jour, Mlle de Fontanges commença à se plaindre de maux de tête et d'un mal de cœur significatif, qui annonçaient — selon l'expression d'un chroniqueur (2) — « la formation d'une nouvelle tige de la lignée royale. »

Un moment, on avait douté qu'elle fût enceinte : « Fontanges n'est point grosse comme *on l'avait cru*, écrit le 28 juillet 1679 Mme de Montmorency à Bussy ; le Roi l'aime éperdument, ce dont Mme de Montespan enrage (3). »

Mais bientôt la grossesse est confirmée. « La nouvelle maîtresse est grosse, mande Bussy à la Rivière (4) ; on dit que la passion du Roi pour elle est fort diminuée ; cela ne me surprend pas ; j'ai toujours cru qu'il fallait de l'es-

(1) V., plus haut, à la p. 79, la gravure de Bernard Picart, extraite de : *Galanteries des Rois de France* (1738).

(2) TOUCHARD-LAFOSSE, *Chroniques de l'Œil-de-Bœuf*, t. III.

(3) *Correspondance de Roger Rabutin, comte de Bussy*, t. IV, p. 418-419.

(4) *Correspondance de Bussy*, t. V, p. 19. Lettre du 13 décembre 1679.

prit à la maîtresse, pour faire durer un amour jouissant et surtout avec un honnête homme. »

*
* *

La grossesse ne se poursuivait pas sans troubles : des hémorrhagies fréquentes épuisaient la jeune femme et l'anémiaient profondément.

Les médecins appelés restaient interdits : leur science n'allait pas au delà de ce que leur avaient enseigné Hippocrate et Galien, qui, sans doute, n'avaient pas prévu « le cas » soumis à leur observation.

En désespoir de cause, on fit appel aux empiriques : le prieur de Cabrières, « homme très charitable, à recettes et à remèdes singuliers », — ainsi nous le présente Saint-Simon — « en qui M. de Louvois, Mme de Montespan, Mme de Maintenon, tous les ministres et le Roi lui-même avaient une absolue confiance », fut prié de se rendre à Maubuisson, pour y traiter Mlle de Fontanges d'une grande perte de sang.

Une première fois il réussit à remettre sur pied la malade, qui se montrait, peu de jours après, à Saint-Germain, avec toutes les apparences d'un retour à la santé (1).

Ce rétablissement devait être passager. Le mois sui-

(1) Lettre de Bussy, 2 mai 1680.

vant, Mlle de Fontanges reprenait le lit et était incapable
de prendre part au voyage de Flandre qui se préparait.

Quelques mois plus tard, la duchesse de Fontanges —
le Roi l'avait gratifiée de ce titre, comme il l'avait fait
pour la Vallière, lui donnant, en outre, une pension men-
suelle de cent mille écus — la duchesse de Fontanges
accouchait.

Les couches allaient avoir les suites les plus fâcheuses.
Des pertes accompagnèrent la délivrance et la vie de la
favorite fut sérieusement menacée.

Voyant son état s'aggraver, on lui fit entendre qu'elle
devait quitter la Cour. Cédant à ces instances, elle se
retira à l'abbaye de Chelles, où elle séjourna peu de temps.

C'est en sortant de l'abbaye qu'elle fut accueillie dans
un couvent du faubourg Saint-Jacques, où les soins les
plus empressés lui furent inutilement prodigués : la
duchesse succombait, n'ayant pas encore 20 ans, le
28 juin (1) 1681.

(1) L'érudit biographe JAL a découvert, dans les registres mor-
tuaires de Saint-Jacques du Haut-Pas, l'acte de décès de la duchesse de Fontanges. Ce document lève toute incertitude relative à
la date de la mort :

« Dame Marie-Angélique d'Escorailles de Roussille, duchesse de
Fontanges, décédée le 28 juin 1681, dans une chambre d'une maison
de l'abbaye de Port-Royal, sur la paroisse de Saint-Jacques, fut
prise dans la dite chambre et transportée dans l'église du monastère, où elle fut inhumée le 2.) juin, en présence de Mgr Anne Jules,
duc de Noailles, pair de France, premier capitaine des gardes du
corps du roi, gouverneur et lieutenant général pour Sa Majesté, des
comtés de Roussillon, Conflans et Cerdagne, et de messire Anne Jo-

L'enfant débile qu'elle avait mis au monde ne devait pas tarder à la suivre dans la tombe (1).

****

Cette mort précipitée ne pouvait manquer d'éveiller les soupçons : l'opinion fut générale en faveur de l'empoisonnement.

Seule ou à peu près, Mme de Caylus s'élève contre le sentiment presque unanime — il faut bien le dire — des contemporains.

« Il courut, écrit-elle, beaucoup de bruits sur cette mort ; mais je suis convaincue qu'ils étaient sans fondement, et je crois, *selon que je l'ai entendu dire à Mme de Maintenon,* que cette fille s'est tuée, pour avoir voulu partir de Fontainebleau le même jour que le Roi, quoiqu'elle fût en travail et prête à accoucher. »

Mme de Sévigné attribue également la maladie qui a em-

seph d'Escorailles, Roussille-Fontanges, chevalier seigneur marquis de Roussille, frère de la dite dame, qui signèrent :

ANNE-JULES, DUC DE NOAILLES,
ANNE-JOSEPH DE ROUSSILLE.

(1) Cf. dans le *Bulletin de la Société d'agriculture, industrie, sciences et arts de la Lozère,* 1899, l'article de M. Jules Barbot, qui a bien voulu nous envoyer un « tiré à part » de son travail, au-quel nous avons fait quelques emprunts.

porté la duchesse de Fontanges à des suites de couches funestes. C'est à la marquise qu'on prête le joli mot : « la duchesse est *morte au service du Roi.* »

La Palatine, qui a le verbe plus rude et qui ne ménage pas d'ordinaire ses expressions, affirme au contraire, sans en donner aucune preuve, du reste, que la duchesse a succombé au poison.

« La Montespan étoit un diable incarné, mais la Fontanges étoit bonne et simple ; toutes deux étaient fort belles. La dernière est morte, dit-on, parce que la première l'a empoisonnée dans du lait ; *je ne sais si c'est vrai,* mais ce que je sais bien, c'est que deux des gens de la Fontanges moururent, et on disoit publiquement qu'ils avoient été empoisonnés (1). »

*
* *

Louis XIV en prit assez gaillardement son parti : la lettre qu'il écrivit, au lendemain même de l'événement,

(1) La Palatine écrit ailleurs :

« Fontange est morte empoisonnée, il n'y a rien de plus certain. Elle n'a cessé d'accuser de sa mort la Montespan, qui avait, disait-elle, gagné un laquais de Fontange. Ce coquin l'a empoisonnée avec du lait, elle et quelques-uns de ses domestiques. » — Du 14 septembre 1719. [Extrait de *Fragments de lettres originales de* Mme *Charlotte-Elisabeth de Bavière* (1715-1720), t. I, p. 105 106.]

Dans une autre lettre, elle revient sur le même sujet :

« ... Elle est morte dans la ferme persuasion que la Montespan l'avait fait empoisonner avec deux de ses femmes. On a dit publiquement qu'elles étaient empoisonnées. » — Du 19 novembre 1719.

nous le montre bien peu touché du malheur qui vient de le frapper.

Cette lettre, écrite à M. de Noailles, autorise-t-elle toutefois les soupçons d'empoisonnement ? Nous laissons à ceux qui nous lisent le soin de prononcer, après avoir pris connaissance des réflexions qui suivent le document.

Ce samedi, à dix heures, quoique j'attendisse, il y a longtemps, la nouvelle que vous m'avez mandée, elle n'a pas laissé de me surprendre et de me fâcher. Je vois par votre lettre que vous avez donné tous les ordres nécessaires pour faire exécuter ce que je vous ai ordonné. Vous n'avez qu'à continuer ce que vous avez commencé.

Demeurez tant que votre présence sera nécessaire, et venez ensuite me rendre compte de toutes choses.

Vous ne me dites rien du père Bourdaloue. Sur ce que l'on désire de faire ouvrir le corps, si on le peut éviter, je crois que c'est le meilleur parti.

Faites un compliment de ma part aux frères et aux sœurs, et les assurez que, dans les occasions, ils me trouveront toujours disposé à leur donner des marques de ma protection.

LOUIS (1).

Le désir exprimé par Louis XIV ne fut-il pas obéi, ou le Roi, se ravisant au dernier moment, revint-il sur sa première décision ? cette dernière hypothèse est plus que probable, puisque l'ouverture du corps eut réellement lieu.

---

(1) Cette lettre a été publiée dans le *Bulletin de la Société de l'Histoire de France*, année 1852, puis dans le livre de M. P. CLÉMENT, *La Police sous Louis XIV*.

*
* *

M. Ravaisson a publié un extrait du procès-verbal de
cette opération, signé de six médecins et d'un chirurgien.

D'autre part, le Dr Legué (1), après avoir relaté ce qu'il
a trouvé dans le Journal de Hurel (2), toujours bien renseigné, reproduit quelques fragments du rapport d'autopsie, que nous mettons sous les yeux de nos lecteurs, car
la pièce est d'importance :

*... Hydropisie dans la poitrine, contenant plus de trois
pintes d'eau avec beaucoup de matières purulentes dans les
lobes droits du poumon, dont la substance était entièrement
corrompue et gangrénée et adhérente de toutes parts. Les
lobes de l'autre côté, seulement un peu altérés.*

*Le cœur un peu flétri, de l'eau sur la membrane qui
l'enveloppe en trop grande abondance et de mauvaise
odeur.*

Le ventricule (estomac) s'est trouvé fort sain et net.

Le foie d'une grandeur démesurée et sa partie droite

(1) *Médecins et Empoisonneurs au* xvii° *siècle.*
(2) Voici ce que dit Hurel : « Le vendredi 27 juin, Mme de Fontanges est décédée la nuit au Port-Royal, où on a fait ouvrir son
corps *par ordre de Sa Majesté.* On lui a trouvé un abcès dans l'estomac, ou plutôt un épanchement d'eau et les poumons ulcérés. »

non seulement altérée, mais sa substance corrompue et sa couleur fort chargée.

La rate et les reins, les intestins et le mésentère dans une disposition naturelle, excepté quelques glandes au côté droit fort dures et tuméfiées.

La matrice et la vessie très saines et naturelles.

A la suite de cette autopsie, pratiquée par le chirurgien CHEMINEAU (?), les médecins présents, BELLAY, PETIT, MOREAU, THUILLIER et VEZON concluaient que :

La cause de la mort de la dame doit être uniquement attribuée à la pourriture totale des lobes droits du poumon, qui s'est faite en suite de l'altération et intempérie chaude et sèche de son foie qui, ayant fait une grande quantité de sang bilieux et âcre, lui avait causé les pertes qui ont précédé.

Sans nous arrêter au langage grotesque de ces médecins de Molière, retenons leurs conclusions.

Ils ont constaté de l'*hydropisie de la poitrine*; or, qu'est-ce autre chose qu'un épanchement dans la plèvre, c'est-à-dire une *pleurésie* ?

Cette pleurésie était *purulente*, ainsi que les praticiens l'énoncent formellement.

Il y avait, en plus, de la *péricardite :* « eau sur la membrane qui enveloppe le cœur ».

Le foie était augmenté de volume : c'est ce que nous appelons, dans notre langage anatomique, le *foie gras.*

L'engorgement ganglionnaire du mésentère est un signe
de tuberculose ou de cancer ; dans le cas particulier, il
s'agit manifestement de tuberculose.

Nous énoncerons pour plus de précision : *pleuro-pneumonie tuberculeuse*, avec épanchement de liquide dans le
péricarde.

*Pas de signes constatés d'avortement ni de fausse
couche.*

Dans tout cela, rien que de très naturel : pas la moindre
présomption de manœuvres criminelles.

*
*

Le souhait exprimé par Louis XIV, qu'il ne fût pas
procédé à l'autopsie, s'explique, comme on l'a fait observer
déjà, par la crainte de fournir un nouvel aliment au procès
dans lequel pouvait être impliquée la Montespan.

Un mémoire de La Reynie, cité par M. Clément (1),
porte en marge ces mots :

*Faits particuliers qui ont été pénibles à entendre, dont
il est si fâcheux de rappeler les idées, et qu'il est plus difficile encore de rapporter.*

Dans ce mémoire, qui paraît avoir été écrit vers le
temps où la duchesse de Fontanges dut quitter la Cour, La

(1) *La Police sous Louis XIV.*

Reynie, reprenant toutes les dépositions à la charge de Mme de Montespan, insistait particulièrement sur la tentative que deux accusés, déguisés en colporteurs, devaient faire contre la jeune duchesse, au moyen d'étoffes de Lyon et de gants de Grenoble, « étant presque infaillible, disait le mémoire, qu'elle prendrait au moins des gants, les dames ne manquant guère à cela lorsqu'elles en trouvent de bien faits. »

Ce passage, qu'on a évoqué, pour justifier la thèse de l'empoisonnement, n'atteste pas autre chose, selon nous, qu'une tentative contre la duchesse de Fontanges ; mais rien ne prouve que l'attentat ait été consommé.

Les dépositions de la Voisin et de sa complice, la Filastre, ne sont pas pour modifier notre conviction. Elles ne sont que la confirmation de la sûreté d'informations du lieutenant de police.

Le 26 juillet 1680, la Voisin, après l'exécution de sa mère, déposait :

« Romany (1) et Bertrand (deux complices de la Voisin) voulaient faire les marchands et porter des étoffes et des gants chez Mme de Fontanges, qui devoient être empoisonnés, et elle (la fille Voisin) a entendu Romany dire à

____

(1) Ce Romany, ou Romani, valet à tout faire, était un des familiers de la Voisin. Il sut se rendre indispensable et la célèbre empoisonneuse dut lui promettre de le marier à sa fille Marguerite.

Romani, on ignore pourquoi, ne fut pas jugé par la Chambre Ardente. Il resta trois ans prisonnier à Vincennes, puis de là fut transféré dans la prison de la citadelle de Besançon et attaché par une chaine à une muraille, le 5 janvier 1683 (Note du Dr Legué.)

sa mère que, si elle ne prenoit pas l'étoffe, elle ne se sau-
veroit pas des gants.

« Romany et sa mère (la femme Voisin) disoient entre
eux que le poison feroit mourir Mme de Fontanges en langueur, et que l'on disoit que ce seroit de regret de la mort
du Roi. »

Quant à la Filastre (1), elle avait accusé Mme de Montespan d'avoir fait empoisonner Mlle de Fontanges, afin de
reconquérir les bonnes grâces du Roi ; mais *elle se rétracta*
à la question, et La Reynie, dans un mémoire à Louvois
daté du 17 avril 1681, écrit ces lignes :

« La Filastre a parlé, sa déclaration est d'autant plus
importante que non seulement elle décharge Mme de Montespan et la Chapelain du dessein de l'empoisonnement de
Mme de Fontanges, mais encore parce qu'elle confirme
deux autres faits... »

Dans un autre endroit, La Reynie fait l'observation suivante, dont l'intérêt ne saurait échapper :

(1) La Filastre avait d'abord été femme de chambre d'une empoisonneuse de marque, Madeleine Gardé, femme de François Chappelain, contrôleur général des décimes et trésorier des offrandes et
aumônes du roi.

Voici, au sujet de ces deux femmes, une note de La Reynie, publiée par le Dr Legué, dans son beau livre : *Médecins et Empoisonneurs* :

« Filastre et Chappelain, pour laquelle Filastre agissait, sont les
deux plus extraordinaires femmes dont on ait encore entendu parler.
Il y a plusieurs années qu'elles sont l'une et l'autre dans la recherche
de toutes sortes de poisons et maléfices, et il serait difficile d'imaginer de plus grands crimes que le sont ceux dont ces deux femmes
se trouvent malheureusement chargées... »

La Filastre fut condamnée à être brûlée vive en place de Grève.

« Ce que la Filastre a dit aujourd'hui, 10 août (sans doute le 10 août 1681), me paroît mériter beaucoup de réflexions et devoir servir à quelque éclaircissement touchant Mme de Montespan.

« Il y a lieu de croire en suivant ces ouvertures, que *l'on trouvera que ce qui a été dit sur son sujet est un peu jactance* parmi tous ces gens-là, pour donner de la réputation à ce qu'ils faisoient, ou *qu'il y a quelque chose que l'on a cherché véritablement...* »

Que peuvent laisser entendre ces derniers mots d'allure mystérieuse, sinon qu'il y a eu, comme nous l'avons dit plus haut, une tentative dirigée contre la maîtresse du Roi, et plus encore contre le Roi lui-même ; mais cette tentative, — et ce sera notre conclusion dernière, — aucun indice ne nous autorise à dire qu'elle ait reçu même un commencement d'exécution.

UNE CONSULTATION POUR LA POMPADOUR

I

La santé de Mme de Pompadour ne fut jamais très brillante.

De bonne heure, Mme Poisson, sa « digne » mère (1), avait donné tous ses soins à l'éducation de celle dont elle préparait l'avenir dès le berceau ; elle avait seulement négligé de lui assurer ce qui retient l'amant une fois enchaîné : un tempérament solide, résistant à tous les assauts.

Cette infériorité, très fâcheuse chez une favorite, faillit

(1) Voir la généalogie de la famille Poisson-Pompadour, par Alf. Poliquet, dans l'*Amateur d autographes*, n°s 352-354 (janvier, février, mars 1883).

Dans un article sur l histoire de la rue de l'Ecole de médecine, de notre confrère le Dr Beluze, nous relevons cette note, qui a rapport au père de Mme de Pompadour : « Le sieur Poisson, père de Mme Pompadour, a été anobli et il a acheté à l'Académie de chirurgie la terre de Marigny... qui avait été laissée à l'Académie par le testament de son fondateur, M. La Peyronie. Cette terre valait au moins 200.000 livres... Elle a été érigée en marquisat en faveur du sieur Poisson. » *Journal de E.-J.-F. Barbier*, t. IV, p. 26.

souvent rendre vains et ses talents naturels et toutes les grâces dont l'avait parée l'éducation maternelle (1).

Dès sa prime jeunesse (2), Mlle Poisson avait donné des inquiétudes à son entourage (3). A maintes reprises, elle avait craché le sang. Elle s'enrhumait facilement, ce qui fit de bonne heure craindre qu'elle fût attaquée de la poitrine.

Dans une des lettres qu'elle écrivait à son frère, pendant son voyage d'Italie, elle se plaint de ces hémoptysies : « On vous mandera de Paris que je crache le sang ; cela est aussy vrai que toutes les fois qu'on l'a dit (4). »

Au début de sa faveur, alors même qu'elle semble dans tout l'éclat de sa beauté, la pâleur de son teint frappe les yeux ; aussi le relève-t-elle d'un peu de rouge (5).

(1) Cf. l'article de notre collaborateur, le Dr Potiquet (*Chron. méd.*, 15 fév. 1901), écrit sous notre inspiration directe et auquel nous ferons, au cours de ce travail, maints emprunts.

(2) Dans l'enfance, elle n'avait eu que de légères incommodités : une « petite rougeole vérolée » accompagnée de fièvre, qu'un purgatif anodin suffit à guérir.

Plus tard, elle eut la coqueluche, mais qui n'eut pas de suites fâcheuses.

(3) Le soin avec lequel on informe le père de la « petite Reinette » — ainsi appelait on la future favorite, de son vrai nom, Antoinette — des moindres accidents de santé de l'enfant, prouve une sollicitude inquiète de la part de ce personnage, qu'on nous dépeint, à l'ordinaire, comme un père dénaturé, un débauché cynique, tirant parti de l'inconduite de sa femme, à l'influence de laquelle il chercha, au contraire, à soustraire la fille qu'il adorait.

(4) *Mme de Pompadour*, par E. et J. de Goncourt.

(5) *Histoire de la marquise de Pompadour*, 1758 (Ms. de la bibliothèque du Dr Potiquet.)

Trois ans après, d'Argenson notait « sa mine sucée et malsaine. »

La santé déjà si éprouvée de la maîtresse royale avait été encore affaiblie par de fréquentes fausses couches.

Le duc de Luynes écrit, à la date du 2 avril 1749 : « Il y a deux ou trois jours que Mme de Pompadour est incommodée et on ne la voit point. J'ai appris aujourd'hui que cette incommodité étoit une fausse couche ; on m'a assuré que c'étoit au moins la troisième depuis qu'elle est habitante ici. »

Toute la Cour était frappée de son amaigrissement, de la totale disparition de sa gorge, de la teinte jaune du bas de son visage.

Les chansons couraient la ville ; on la représentait :

> La peau jaune et truitée
> Et chaque dent tachetée.

Ailleurs, on parle, sans ambiguïté, d' « une haleine qui n'embaume pas (1). »

Il existe un indiscret portrait, daté de cette époque, qui est effrayant de réalisme : c'est la *préparation* de la Tour, du Musée de Saint Quentin, la préparation *d'après nature*, qui n'a rien du « joli officiel » du grand portrait du Louvre, et qui nous montre la marquise avec son teint de papier mâché, avec les bleuissements du dessous de ses

(1) *Journal de Collé*, t. I, pp. 50 et 62.

yeux, avec les colorations truitées de la chanson satirique du temps.

Par la suite, il n'est guère d'années où d'Argenson ne mentionne, et cela à maintes reprises, les indispositions de la marquise : tantôt un gros rhume, tantôt un mal de gorge, des maux de reins, des accès de fièvre (1).

De Luynes parle également de ses palpitations, de ses rhumes, de ses maux de gorge ; le duc de Croy, de « sa colique (2). »

Que d'heures de fièvre, que de journées passées au lit, que de saignées au pied notent les correspondances et les journaux du temps !

Mme de Pompadour écrit à plusieurs reprises des lettres pareilles à celles-ci :

« *Marly, 20 mai 1751.*

« J'ai un rhume assez fort qui m'a donné la fièvre vingt-quatre heures, il va un peu mieux. Je descends au salon ce soir qui, par parenthèse est diabolique pour les rhumes ; il y fait un chaud énorme et froid en sortant ; aussi entend-on plus tousser qu'à Noël... »

La médecine du temps recourait à la saignée pour ces sortes d'incommodités : la favorite dut s'y soumettre et ce

---

(1) *Journal et Mémoires de d'Argenson*, Paris, 1859-1867, tomes VI, VII, VIII, IX, passim.

(2) *Mémoires du duc de Luynes*, tomes XII, XIII, XIV et XV passim. — *Mémoires du duc de Croy* ; Paris, 1897, p. 108.

ne fut pas de très bonne grâce, si l'on en croit cette mention dans les comptes de Mme de Pompadour, publiés par
e D^r Le Roi, de 6 000 livres données par Louis XV, en
juin 1761, *pour récompenser la favorite de s'être laissé
saigner !*

C'était un événement dont on s'entretenait jusque chez
la Reine.

Au sujet d'une de ces saignées, Marie Leczinska n'écrivait-elle pas :

« Mme de Pompadour a eu la fièvre hier et a été saignée ; cela m'a fait une peur horrible, dont j'avoue que la
charité n'a pas été tout le motif.

« Mais cela alloit mieux au soir, et l'on disoit seulement qu'il n'y auroit pas de voyage de Crécy (1). »

II

Cette « vie toujours en l'air et sur les grands chemins »
n'était pas pour la rétablir ; son état, loin de s'améliorer
avec les années, ne fit que s'aggraver.

Comment songer au repos, au milieu d'une cour où,
sans compter la galanterie, les fêtes, les chasses et les
déplacements qu'elles nécessitent, le jeu, la table occupent tous les moments du souverain et ne parviennent

(1) *Mém. du duc de Luynes*, t. XI.

pas à dissiper son ennui ? Comment y obtenir le calme de l'esprit ?

« Ma vie est un combat », répète la marquise, après le saint homme Job ; sans cesse occupée d'affaires, au milieu d'un tourbillon de monde continuel, sans cesse elle lutte pour retenir le Roi, toujours prêt à se dérober. Elle lutte contre les grandes dames titrées qui aspirent à la supplanter ; elle lutte pour soutenir son crédit, pour déjouer les intrigues qui se nouent contre elle, pour maintenir ses créatures : ces ambassadeurs, ces ministres, ces maréchaux de haute lignée, qui doivent leur élévation à sa faveur, bien plus qu'à leurs talents militaires ou à leur courage et qui conduisent nos armées aux pires défaites.

Il lui faut lutter et s'ingénier pour emplir sa bourse, que ses goûts luxueux mettent trop souvent à sec ; pour établir et gorger les siens. Enfin elle lutte, mais là en vain, contre la frigidité de son tempérament, à grand renfort de chocolat à triple vanille ambré, de truffes, de potage au céleri, etc...

Sur ce dernier point, elle finit, on le sait, par perdre courage et en vint à s'accommoder du poste de simple pourvoyeuse.

Un soir, au temps où déclinait sa faveur, Mme de Pompadour vint mystérieusement trouver Boucher ; elle était affolée d'inquiétude, car Louis XV s'ennuyait, et qu'inventer de nouveau pour réveiller ce palais blasé ? C'est alors que, d'un commun accord, le peintre et la favorite imaginèrent de faire au Roi la surprise d'un boudoir mystérieux, où seraient exposées les plus voluptueuses images.

Boucher brossa sur-le-champ une série de compositions érotiques (1), qu'il exécuta avec un art tel, que les amateurs qui les ont vus affirment que, pour la magie du coloris et la grâce des formes, ce sont « les plus beaux Boucher du monde (2). »

A peine avait-elle vécu quelques années avec le Roi sur le pied d'une maîtresse, — lit-on dans un manuscrit du temps — qu' « elle fut mise hors d'état de remplir ce qu'on regarde ordinairement comme le point essentiel de cette condition. Un dérangement, auquel son sexe est sujet, vint l'attaquer avec tant de force que, pour éviter les dangereuses suites qui n'étaient que trop à craindre, le

(1) On attribue à M^no de Pompadour la gravure de quelques planches érotiques connues sous le titre : « *Mes loisirs, dédiés à mes amis, petit recueil pour éviter la ferveur des fidèles aux matines de Cythère par un amateur de l'office. 1764.*

La preuve absolue nous manque, mais la femme qui possédait, dit-on, le *Portier des Chartreux*, et qui faisait usage de chocolat *à triple vanille ambré*, pour forcer sa nature rebelle à s'associer aux plaisirs qu'exigeait le roi, était bien capable d'occuper ses loisirs à ces distractions excitantes. (Cf. QUENTIN BAUCHART, *Les Femmes bibliophiles de France*, t. II.)

(2) Ces peintures étaient encadrées à l'Arsenal, qu'habitait alors Mme de Pompadour, dans de riches panneaux.

Quand Louis XVI, au commencement de son règne, visita ce palais, sous la conduite de M. de Maurepas, celui-ci le conduisit au fameux boudoir. *Il faut faire disparaître ces indécences*, dit-il, *sur le champ*. Le courtisan se le tint pour dit et s'empara de ces belles peintures. Après diverses fortunes, elles font actuellement partie d'une grande collection anglaise (Baron ROGER PORTALIS.)

Roi, de l'avis de ses médecins, fut obligé de rompre tout commerce voluptueux avec elle.

III

Un événement, survenu peu après, acheva de l'abattre, et pendant plusieurs mois, la plongea dans une tristesse profonde.

Le 15 juin 1754, mourait brusquement, à l âge de 10 ans, au couvent de l'Assomption, sa fille unique, Alexandrine, qu'elle avait eue de son mariage avec M. Lenormant d'Etioles et pour qui elle rêvait une haute destinée.

Déjà souffrante, — elle avait été mise au régime du lait d'ânesse, — la fillette avait été prise, après une purgation, de frissons, de vomissements et de coliques ; puis, après quelques heures d'accalmie, de fièvre, « avec oppression au ventre. »

Barbier dit qu'elle fut enlevée par une convulsion causée par le percement d une grosse dent ; d'Argenson attribue sa mort à une indigestion de lait !

Quoi qu'il en soit, Alexandrine était tombée malade le 14 : le lendemain, quand arrivèrent les médecins du Roi, La Martinière et Senac, ils la trouvèrent morte.

On parla de poison ; le bruit courut même que les Jésuites étaient pour quelque chose dans cette fin foudroyante. Le vrai est, qu'à l'autopsie, les médecins trouvèrent le péritoine gangrené, et, comme l'écrit d'Argenson, « pas de quoi tuer un poulet, seulement quelques gouttes de sang extravasé dans le bas-ventre. »

La cause ? Ulcère perforant de l'estomac, aurait-on dit il y a quelque quinze ans ; appendicite, penserait-on aujourd'hui.

La nouvelle subite de cette mort trouvait justement Mᵐᵉ de Pompadour mal disposée : « ses règles s'arrêtèrent et il fallut la saigner du pied. » On ne savait si elle en reviendrait !...

Trois ans plus tard, nouvelle crise, mais cette fois moins forte ; elle écrit, le 1ᵉʳ septembre 1757 :

« Ma santé n'est pas bonne depuis quinze jours ; la crise où nous sommes par le Parlement m'a fait un mal aux nerfs effroyable. »

En 1762, elle a mal aux yeux et consulte Demours, l'oculiste en renom (1).

Quand D'Argenson sera menacé à son tour de perdre la vue, c'est le même spécialiste que réclamera le ministre (2) qui devra, au préalable, en demander l'autorisation expresse à la marquise.

(1) Emmanuel de Broglie, *Le fils de Louis XI*, 1877, p. 291 — *Mémoires du Président Hénault*, mis en ordre par M. le baron de Vigan, 1855, p. 247.

(2) Demours trouvait les yeux du ministre en très mauvais état, et ne pouvait cependant obtenir pour lui la permission de revenir pour être à portée des remèdes. D'Argenson n'obtiendra qu'après la mort de Mᵐᵉ de Pompadour de revenir à Paris et juste à temps pour y mourir.

IV

A la fin de février 1764, Mme de Pompadour était, avec toute la Cour (1), au château de Choisy, lorsqu'elle fut prise d'une « grosse fluxion de poitrine » qui, suivant la règle, débuta par un frisson.

La correspondance de Mme du Deffant avec Mme de Choiseul nous renseigne très exactement sur cette grave maladie de Mme de Pompadour.

« Ne me plaignez pas, ma chère enfant, écrit la duchesse à sa vieille amie, mais réjouissez-vous avec moi. Mme de Pompadour est enfin hors d'affaire. Je nage dans la joie. »

Un peu plus tard, elle se montre moins rassurée. « Mme de Pompadour a été saignée trois fois depuis hier. Elle est infiniment mieux aujourd'hui. Je pars pour Choisy. »

De la même à la même :

« Mme de Pompadour a beaucoup de toux et assez de fièvre cette nuit, ma chère enfant. Cependant, on assure

(1) Elle y était pourtant assez maltraitée. « M. le Dauphin et Mesdames, écrit d'Argenson, n'appelaient plus Mme de Pompadour que *mam an p...*, ce qui n'est pas d'enfants bien élevés. » *Mémoires*, édit. Jannet, t. III, p. 254.

qu'il n'y a aucun danger à son état, mais je suis inquiète parce que je l'aime, et comment ne l'aimerais-je pas? Je joins pour elle l'estime à la reconnaissance. Croyez-vous, d'après cela, qu'elle ait à la Cour une meilleure amie que moi? Je voulais aller à Choisy pour la voir ; le temps, ma santé et mon mari m'en ont empêchée. Il y est allé avec M. de Gontaut, et, comme elle n'est pas en état d'être transportée à Versailles, le Roi reste jusqu'à samedi à Choisy. »

Quelques jours plus tard, nouvelle épître :

« Vous ne m'effrayez pas par vos noirs pressentiments, parce que les médecins et mes yeux me rassurent plus que vous ne m'alarmez. Mme de Pompadour a dormi cinq heures cette nuit (dans le fauteuil, il est vrai), parce que le lit l'étouffe, mais elle se trouve si bien qu'elle essayera le lit ce soir ; elle ne tousse presque plus, la respiration est libre. Depuis qu'elle est dans un fauteuil, il n'y a plus de redoublement, et la fièvre est si légère que les médecins disent qu'ils ne seraient pas étonnés qu'il n'y en eût plus demain ou après-demain, et qu'elle retournât mercredi à Versailles. Il n'y en a plus que ce qu'il faut pour achever de cracher ses tubercules, qui sont à leur fin, mais il est certain qu'elle aura besoin pendant longtemps de ménagements. »

Après avoir été à deux doigts de la tombe, l'intéressante malade se remettait assez pour faire quelques promenades en voiture dans le parc de Choisy.

Cochin recevait l'ordre de dessiner, pour la convales-

cence de la marquise, un cartel, dans lequel Favart en-
cadrait ces vers de circonstance :

> Le soleil est malade
> Et Pompadour aussi ;
> Ce n'est qu'une passade ;
> L'un et l'autre est guéri.
> Le bon Dieu qui féconde
> Nos vœux et notre amour
> Pour le bonheur du monde
> Nous a rendu le jour
> Avec là Pompadour.
> *Votum populi, laus ejus.*

Cette estampe, devenue rare, représentait, sous le soleil voilé, les Muses de la Peinture et de la Musique sup-
pliantes, pendant que la Médecine arrête la Parque, au
moment où elle va couper le fil de la vie de la marquise (1).

Cette convalescence d'un moment, Boucher la célébra
aussi, par un dessin aux trois crayons, qui passa à la
vente du frère de Mme de Pompadour : des amours fê-
taient la convalescence d'une jolie femme, qui s'élevait en
repoussant les nuages, avec la légende écrite au-dessous :
Nous renaissons.

(1) Jombert, dans le catalogue de *l'Œuvre de Charles-Nicolas Cochin* fils, 1770, dit, à propos de cette gravure : « La mort de cette
dame qui survint quinze jours après cette fausse apparence d'un retour de santé, a empêché qu'on ne fit usage de cette ingénieuse composition de M. Cochin fils et la planche a été supprimée » De
Goncourt.

Enfin Gay, dans deux entailles, dont l'une, sur cristal de roche, ne fut pas achevée, faisait des vœux pour le rétablissement de la santé de Mme de Pompadour.

Estampes et chansons devaient arriver trop tard.

Enlevée aux soins de Quesnay, qui connaissait son mal et son tempérament, livrée aux mains maladroites de Richard, la marquise se mourait...

V

C'est, selon toute apparence, à cette date que doit se placer la consultation qui fut rédigée pour la favorite moribonde, et qu'un hasard heureux mit en notre possession, il y a quelques années.

L'authenticité de la pièce ne peut faire doute : la nature du papier, les caractères de l'écriture en témoignent ; et, plus encore que ces preuves matérielles, le texte lui-même. On y trouve, en effet, rassemblés, bon nombre de traits, épars çà et là dans les lettres et dans les mémoires du temps, sur la santé de la marquise, moins toutefois certaines fleurs, qui inspirèrent à quelqu'un de l'entourage de Maurepas une sanglante épigramme (1).

(1) Est-il besoin de la rappeler :

> Iris, on aime vos appas,
> Vos grâces sont vives et franches
> Et les fleurs naissent sous vos pas.
> Mais hélas ! ce sont des fleurs blanches.

Voici le texte de la pièce originale en notre possession, que nous faisons suivre d'un commentaire (1) qui servira à l'expliquer et à l'éclaircir :

26 mars 1764.

Il y a dix huit ou vingt ans que Madame étoit fort sujette à de violentes migraines dans les approches et à la suite du tems des règles ; surtout quand le ventre se trouvoit un peu constipé. Les remèdes laxatifs écartoient ou diminoient les accès de cette maladie ; et pendant longtemps on n'a pas eu besoin de se servir d'autre remède que du petit lait, qui à la fin devenant moins efficace, m'obligea d'avoir recours à l'usage de l'eau de Miere (Miers) en Quercy, qui la purgeoit sûrement.

Les migraines sont devenues beaucoup moins fréquentes, et Madame devint plus sujette à une toux séreuse, qui quelquefois durait 7 à 8 jours avec beaucoup d'opiniâtreté et en forme de coqueluche, dans laquelle elle rendoit une grande quantité de salive puituiteuse et salée.

La fréquence des retours de cette toux me détermina à

(1) Ce commentaire est dû à l'obligeance de notre excellent confrère et ami le Dr Potiquet, à qui nous avions communiqué la pièce originale, et qui a bien voulu nous transmettre les réflexions qu'elle lui avait suggérées.

l'usage du lait d'ânesse (1) dans les deux saisons de l'année : le lait lui procuroit d'abord la liberté du ventre, ce qui dispensoit de recourir à d'autres remèdes ; si ce n'est qu'on lui prescrivoit de tems en tems du petit lait avec quelques gros de sel de sedlitz.

L'humeur séreuse claire se manifestoit assez habituellement, tantôt par des récidives de la toux, tantôt en attaquant les amygdales et y causant une irritation inflamamatoire, quelquefois elle se portoit sur les dents et d'autres fois sur différentes parties du corps en forme de rhumatisme : ce qui obligeoit de fois à autre de purger Madame à fond avec l'électuaire panchymagogue et le petit-lait pour boisson par dessus ; on a toujours continué l'usage du lait d'ânesse, même dans toutes les saisons de l'année.

(1) En 1744, après la mort de la marquise de Châteauroux, Louis XV était venu s'installer à Trianon. Un peu plus tard, il y amena Mme de Pompadour.

Pour le désennuyer, la favorite imagina de lui faire prendre part à l'élève des oiseaux de basse-cour. « Le roi et Mme de Pompadour, rapporte le duc de Luynes dans ses *Mémoires* (t. X, p. 439), s'amusent beaucoup des pigeons et poules de différentes espèces. Ils en ont partout, à Trianon, à Fontainebleau, à Compiègne, à l'Ermitage, à Bellevue, et même le roi en a dans son cabinet, dans les combles. »

Ce goût, joint à celui du laitage, qui convenait sans doute au tempérament de Mme de Pompadour, ajoute M. DESJARDINS (*Le Petit Trianon*, p. 3), fut la cause de la construction de la ménagerie dont parle le duc de Luynes.

Le marquis d'Argenson parle également de la ménagerie et de la laiterie de Trianon. (*Mémoires*, t. VI, p. 85.)

Cependant Madame engraissa beaucoup, mais depuis environ une année ou dix-huit mois, elle a commencé de maigrir : ses digestions sont devenues difficiles, souvent sa tête s'est trouvée occupée d'affaires qui paroissoient l'affecter beaucoup, ce qui contribuoit fort au dérangement des digestions.

Pour rétablir l'estomach, elle a fait un usage assez fréquent du quinquina, et elle a pris les matins assidument quelques verres d'eau épurée de Passy.

Il y a environ dix ans que Madame fut affectée d'un chagrin très vif à la mort de Mademoiselle sa fille, elle eut un violent saisissement qui occasionna des palpitations de cœur qui se sont renouvelées toutes les fois que Madame a fait quelques mouvements un peu pénibles, surtout celui de monter des escaliers, ce qui l'obligea depuis à se servir de porteurs. Les mêmes palpitations arrivoient aussi lorsque Madame cheminoit un peu longtemps. Mais elles ne paroissoient point dans l'état tranquille.

Madame se tenoit facilement couchée à plat et dans toutes les attitudes. Elle a parlé de ces palpitations à différens médecins qui ont tous soupçonné qu'il y avoit une dilatation de l'oreillette droite du cœur ; voilà quel a été son état jusqu'au moment de la maladie actuelle, où la

veille, elle eut sans cause apparente une attaque d'étouffe-
ment qui fut presque accompagnée de syncope, ce qui
dura environ une heure ; le lendemain Madame eut un
frisson qui fut suivi de la fièvre et de la maladie présente.

Un coin de la feuille porte cette mention, d'une autre
écriture : 1764, Pompadour, cart. 4, n° 18.

VI

A qui attribuer cette note ? Au médecin ordinaire
de Mme de Pompadour, Quesnay ; à Mme du Hausset, ou à quelque autre médecin ou camériste de son
entourage ? La question reste pour nous indécise.

En tout cas, elle est due à quelqu'un qui suivit de près
Mme de Pompadour pendant de longues années, et elle
semble bien avoir été rédigée en vue d'une des consultations qui se tinrent à son chevet, à Choisy, où elle se trouvait malade à cette date (26 mars 1764).

Pesons tout de suite, Potiquet et moi, notre diagnostic : Mme de Pompadour paraît avoir succombé à
une *broncho-pneumonie* ou à une *pleuro-pneumonie, consécutive à une affection du cœur* ou aggravée par elle.

Elle-même. dans une de ses lettres, nous indique

quelle était, dès 1756, l'opinion de ses médecins sur son
état :

« Mon accès de fièvre n'a pas eu de suites, écrit-elle le
18 septembre de cette année, et je me porte aussi bien
qu'il est possible avec ma pauvre oreillette (1). »

En ce temps, où la percussion et l'auscultation étaient
inconnues ; où, en dehors des signes fonctionnels, le diagnostic des affections du cœur s'établissait simplement à
l'aide de la palpation de la région cardiaque et des caractères du pouls, la dilatation de l'oreillette droite dominait
toute la pathologie du cœur : « Le cœur, dit Senac (2)
(qui fut justement un des médecins de la marquise) est
sujet à des dilatations extraordinaires ; c'est presque toujours l'oreillette droite qui se dilate. Cette dilatation
cause une difficulté de respirer... les palpitations en sont
une suite constante et les défaillances accompagnent ou
suivent de tels accidents... » ; et ailleurs : « l'orthopnée, le
crachement de sang, l'asthme, la phtisie sont souvent des
suites des dilatations. » Or, Mme de Pompadour souffrit
un peu de tout cela : maintes fois, dans ses *Mémoires*,
Mme du Hausset parle des palpitations, des accès d'étouf-
fement, des défaillances, des suffocations de la marquise (3).

A cette époque, où l'action de la digitale, déjà connue

<hr>

(1) *Correspondance de* Mme *de Pompadour* (Paris, 1878).
(2) Senac (J.-B.), *Traité de la structure du cœur, de son action
et de ses maladies* ; Paris, 1777, tome II, pages 410 et passim.
(3) *Mémoires de* Mme *du Hausset*, 1891, passim.

en Allemagne et en Angleterre, était ignorée en France, le traitement des maladies du cœur consistait, suivant Senac, en saignées, en purgatifs et dans l'éloignement de toutes les causes physiques ou psychiques capables de provoquer une excitation cardiaque.

Les saignées ne furent point épargnées à Mme de Pompadour, comme en témoignent les *Mémoires* de Mme du Hausset, ceux de d'Argenson, de de Luynes, et le document précité. Au reste, Quesnay (1) n'était-il pas le médecin ordinaire de la marquise, Quesnay, l'auteur de l'*Art de guérir par les saignées ?*

Sur le chapitre des purgations, la note manuscrite que nous publions fournit des renseignements plus copieux que les Mémoires du temps. Cela se comprend : il est un secret qu'une femme élégante, qui veut rester désirable, ne livre pas volontiers à la curiosité publique, c'est celui de ses garde-robes et du souci qu'elles lui donnent. Remèdes laxatifs variés, petit-lait, eau de Miers en Quercy (2), sel de Sedlitz, électuaire panchy-

(1) Sur Quesnay, cf. notre *Cabinet secret de l'Histoire.*

(2) L'eau de Miers (Lot), sulfatée sodique, froide, rappelle beaucoup celle de Carlsbad par sa composition minérale; aussi a-t on qualifié Miers de *Carlsbad français.*

Elle est employée avec succès dans les affections gastro-intestinales, notamment contre la constipation, et dans les maladies des reins et de la vessie.

Suivant Lieutaud, qui vivait au temps de Louis XV, elle était alors prescrite contre la constipation, les flueurs blanches et les affections des reins et de la vessie (Cf. *Des eaux minérales de Miers*, par le Dr GRESSET, 1892.)

magogue, la marquise — très constipée — connut toutes les armes dont on use contre un intestin rebelle aux évacuations.

L'eau de Miers, prescrite à la fois, au xviii⁰ siècle, contre la constipation et contre les flueurs blanches, convenait à Mme de Pompadour pour cette double raison.

Senac conseillait, dans les maladies de cœur (1), l'usage des eaux minérales ferrugineuses : Mme de Pompadour prit de l'eau épurée de Passy, qui était une eau ferrugineuse faible.

Senac recommandait encore le repos du corps et celui de l'esprit. « Les passions, dit-il, portent le trouble sur le cœur ; elles l'agitent... c'est donc une nécessité de les éviter ou de les modérer. » Prescription bien difficile à suivre, pour la maîtresse d'un Roi comme Louis XV !...

---

(1) Mme de Pompadour, malade par le cœur, éleva, vers 1752, un autel, — un des premiers en France — au culte du Sacré-Cœur de Jésus. Peut-être, dans cette dévotion inattendue, entrait-il, chez la favorite, quelque souci de son propre viscère, et comptait-elle, pour restaurer son cœur, sur une faveur céleste de Celui qu'elle faisait sculpter au fronton de l'autel ; ou plutôt faisait-elle déjà la dévote, « pour plaire à la reine », suivant le mot de d'Argenson.

A ce moment, en effet,

> .... le soliloque
> Et les traits fins de Marie Alacoque

étaient fort goûtés d'une partie de la cour ; la dévotion au Sacré-Cœur de Jésus prenait faveur, et Marie Leczinska, dont on n'ignore ni le genre d'éducation, ni le degré de culture intellectuelle, s'employait de son mieux à répandre en France ce fétichisme grossier.

L'autel élevé par la Pompadour peut se voir dans la petite église

VII

Mme de Pompadour mourut le jour de Pâques fleuries (15 avril 1764), âgée seulement de 42 ans 1/2 : sa mère était morte presque au même âge (1).

Plusieurs médecins, parmi lesquels Petit, médecin du duc d'Orléans, Renard, médecin du Marais, — Renard dont les avis auraient, suivant une rumeur, hâté sa fin, — furent appelés près d'elle (2).

de Crécy-Couvé (Eure-et-Loir), où la marquise possédait une demeure somptueuse. Les boiseries en sont de ce style néo-grec, aux lignes élégantes, aux proportions harmonieuses, qui fut conçu par la marquise et les artistes qu'elle protégea, et qui, par un injuste anachronisme et une ironie singulière, porte désormais, dans l'histoire des arts, le nom du plus balourd des monarques : elles sont du plus pur Louis XVI.

Une petite partie des communs, quelques pans de mur, les ruines d'un perron, la trace de quelques bassins, çà et là des bouquets de lilas, voilà tout ce qui reste de ce qui fut Crécy. (Dr PORIQUET.)

(1) Mme Poisson, qui n'avait encore que 46 ans, avait succombé, le 24 décembre 1745, au dire de d'Argenson, d'une maladie innommable. On lui fit l'épitaphe satirique que voici :

> Ci gît qui, sortant d'un fumier,
> Pour faire une fortune entière,
> Vendit son honneur au fermier
> Et sa fille au propriétaire.

(2) *Revue rétrospective*, tome III, 1re série, p. 272. — Comte FLEURY, *Louis XV intime*, 1899 : tout le chapitre XII de ce dernier ouvrage est à lire.

Mme de Pompadour mourait persuadée, affirme Soulavie (1), que sa fin avait été hâtée par Choiseul.

Un refroidissement entre Mme de Pompadour et Choiseul semble incontestable, mais de là à soupçonner le poison, il y a loin ! Il suffit de se reporter aux lettres de la duchesse de Choiseul pour anéantir cette calomnie.

A peine est-elle enterrée, la fière marquise, devant laquelle, de son vivant, tous tremblaient, que la reine Marie Leczinska écrit au président Hénault :

« Au reste, il n'est non plus question ici *de ce qui n'est plus*, que si elle n'avait jamais existé. Voilà le monde, c'est bien la peine de l'aimer (2) ! »

La plupart des historiens ont parlé du transport quasi clandestin des restes de la marquise de Versailles à Paris et de la prétendue sécheresse de cœur de Louis XV, lors du passage du convoi. Légendes que tout cela !

Notre collègue, M. Fromageot, a eu entre les mains un curieux dossier de pièces originales, provenant du marquis de Marigny, pièces relatives à la mort et aux obsèques de la favorite, qui permettent de rectifier sur bien des points la version officiellement admise.

Tout d'abord, ces documents attestent que Mme de Pompadour fut transportée à son hôtel, à Versailles, le dimanche 15 avril (1764) : sa chambre fut transformée en chapelle ardente, et, le surlendemain seulement, il fut

(1) Soulavie, *Mém. du maréchal duc de Richelieu*, t. **X**.
(2) *Mém. du Président Hénault*, 1855, Dentu.

procédé à son ensevelissement. Il est donc certain qu'elle n'a pas été expédiée hâtivement à Paris, ni le jour de sa mort, ni le lendemain. Elle fut, au contraire, enterrée en grande pompe.

« Un cortège, composé de cent prêtres, vingt-quatre enfants portant de grands chandeliers, dix chantres et deux serpents, deux bedeaux et un suisse », assiste à la levée du corps à l'hôtel et l'accompagne à l'église.

Derrière le cercueil, « porté à bras par huit porteurs, viennent quarante-deux domestiques en livrée de deuil, portant des cierges, et soixante-douze pauvres, couverts de manteaux noirs et portant aussi des cierges. »

Les grosses cloches sonnent à deux reprises ; enfin l'église est entièrement tendue de draperies ; le catafalque est élevé sur une estrade et « un grand poêle, herminé » est suspendu au-dessus.

Après le service à l'église, a lieu le transport à Paris, dans un corbillard avec dais de duchesse, poêle et couronne posée sur un carré de velours, carrosse drapé, douze chevaux de louage, portant douze caparaçons à moire d'argent, dix-huit chevaux de selle, quatre hommes pour la conduite du convoi, quatre officiers, quatre suisses, soixante-cinq domestiques, etc.

Le convoi sortant de l'église n'a pas cessé d'être accompagné d'un grand nombre de gens, portant des flambeaux allumés.

Il faisait ce jour-là, comme l'a relaté Cheverny (1) dans

(1) Il y a tout lieu d'accorder créance au récit de Cheverny :

ses *Mémoires*, un temps d'ouragan épouvantable : ce détail se trouve absolument confirmé par une des pièces du dossier de M. Fromageot, d'où il résulte que deux domestiques avaient perdu leurs chapeaux, enlevés par le vent, et n'avaient pu les retrouver, à cause de l'obscurité, dans les fossés remplis d'eau.

Ainsi, l'ancienne légende (1) du transport à Paris du corps de la marquise, en hâte et presque furtivement, le soir ou le lendemain de son décès, est entièrement contredite par des documents authentiques, indiscutables.

Le cortège funèbre, entré à Paris par la grille de Chaillot, fut reçu avec une grande pompe au couvent des Capucines, où il fut harangué par un des religieux, qui

les documents originaux lui donnant raison sur tous les autres points, il y a fort à présumer que son récit est véridique jusqu'au bout.

(1) Légende encore l'indifférence qu'aurait témoignée Louis XV, à la mort de sa maîtresse. Voici comment les faits se seraient réellement passés :

« Le roi, écrit Cheverny, prend Champlost (son premier valet de chambre) par le bras ; arrivé à la porte de glace du cabinet intime (donnant sur le balcon qui fait face à l'avenue de la cour), il lui fait fermer la porte d'entrée et se met avec lui en dehors, sur le balcon. Il garde un silence religieux, voit le convoi enfiler l'avenue, et malgré le mauvais temps et l'injure de l'air auxquels il paraissait insensible, il le suit des yeux jusqu'à ce qu'il perde de vue tout l'enterrement. Il rentre alors dans l'appartement ; deux grosses larmes coulaient encore le long de ses joues, et il ne dit à Champlost que ce peu de mots : *Voilà les seuls devoirs que j'ai pu lui rendre !* paroles les plus éloquentes qu'il pût prononcer dans cet instant. »

Comme nous voilà loin des récits universellement admis !

en profita... pour faire l'éloge des vertus de la reine Marie Leczinska !

L'église des Capucines de la place Vendôme, située dans l'axe de la rue de la Paix actuelle, faisait face à la place. On descendit le cercueil dans le vaste caveau d'une chapelle dédiée à Notre-Dame de Tongres, que la défunte avait acquise de la famille de La Trémoïlle (1), chapelle placée à main gauche en entrant, en face de celle où reposait Louvois ; il y resta jusqu'en 1804. Cette année, la rue de la Paix fut percée, l'église des Capucines démolie et les ossements de l'église, comme ceux du cloître du couvent, portés aux catacombes et rangés dans un ossuaire particulier (2).

Là gisent quelque part, pêle-mêle avec les **restes de** Louise de Lorraine, reine de France et de Pologne, d'Henriette-Catherine de Montpensier, de Louvois, du duc de Créquy et de nombre de religieuses capucines, les os de celle qui, suivant une des épigrammes dont on poursuivit son luxe et son arrogance, étala si longtemps

La substance du peuple et la honte du roi (3) !

(1) Lorsqu'elle acheta le caveau des Capucines, quelqu'un dit : » Les grands os de La Trémouille vont être bien étonnés d'avoir à côté d'eux les arêtes de Poisson. »

(2) HÉRICART DE THURY, *Description des Catacombes de Paris*, 1815, p. 205. — E. GÉRARD, *Les Catacombes de Paris*, 1892, p. 139 et suivantes, et 150.

(3) DIDEROT a assez durement résumé ce que le gouvernement de Mme de Pompadour a coûté à la France :

« Eh bien, qu'est-il resté de cette femme qui nous a épuisés d'hommes et d'argent, laissés sans honneur et sans énergie, qui a bouleversé le système politique de l'Europe? Le traité de Versailles, qui durera ce qu'il pourra; l'*Amour* de Bouchardon, qu'on admirera à jamais; quelques pierres gravées de Gay, qui étonneront les antiquaires à venir; un bon petit tableau de Van Loo, qu'on regardera quelquefois et une pincée de cendres. »

LE COUP DE CHARLOTTE CORDAY

I

Le calendrier révolutionnaire porte la date du 13 juillet
de l'an Ier de la République. Paris est en effervescence.
Le bruit court qu'un attentat vient d'être commis, à sept
heures trois quarts de relevée (1), sur la personne du
citoyen Marat, député à la Convention nationale, rédacteur de l'*Ami du Peuple*.

En quelques instants, une foule, qui grossit de minute
en minute, s'est amassée sous les fenêtres de la maison
située au 30 de la rue des Cordeliers. C'est là que le
drame vient de se dérouler, dans une des chambres du
premier étage, dont on aperçoit de la rue les deux croi-
sillons à grands verres de Bohême (2).

Une jeune fille, arrivée la veille à Paris, par le coche de

(1) Procès-verbal de flagrant délit du citoyen Guellard.
(2) Nous faisons un récit rapide du drame, simplement comme
entrée en matière. Pour plus amples détails, cf. *Marat inconnu*, du
Dr CABANÈS ; Paris, 1891.

Normandie, a adressé, le matin du 12 juillet, une demande d'entrevue au représentant du peuple Marat.

Dans un premier billet, elle a sollicité un entretien pour une heure de l'après-midi, afin de faire connaître au membre de la Convention « les malheureux événements qui se passent à Caen (1). »

Dans une seconde lettre, la jeune fille qui signe « Charlotte Corday » devient plus pressante. Elle se propose de révéler à Marat « les secrets les plus importants pour le salut de la République. »

Elle se dit persécutée pour la liberté ; elle est malheureuse ; l'*Ami du Peuple* voudra bien compatir à son infortune.

Ses deux lettres étant restées sans réponse, le lendemain, vers sept heures du soir, la jeune fille se fait conduire rue de l'Ecole-de-Médecine, pour y chercher la réponse qu'elle a vainement attendue toute la journée.

II

Marat est au bain, occupé à corriger les épreuves de sa feuille. Il a donné ordre de ne laisser pénétrer personne auprès de lui.

Mais il entend dans l'antichambre le bruit d'une dis-

(1) Lettre de Ch. Corday au C. Marat, 12 juillet 1793.

cussion ; un son de voix, d'un timbre agréable, est parvenu à ses oreilles. Revenant sur sa consigne, il ordonne qu'on introduise la visiteuse qui met une telle insistance à vouloir l'approcher.

Que se passa-t-il à cette heure suprême ?

On ne possède, à cet égard, que la version de l'héroïne du drame.

Marat a exigé les noms des députés, ainsi que ceux des officiers municipaux réfugiés à Caen. Charlotte Corday les lui a livrés. « Autant pour la guillotine ! », aurait répliqué Marat.

A ces mots, la jeune fille a tiré le couteau qu'elle tenait caché dans son fichu et l'a enfoncé, d'une main sûre, dans la poitrine de Marat. Celui-ci a articulé un son rauque ; d'aucuns disent qu'il a prononcé ces mots : « A moi, chère amie, à moi (1) ! »

La compagne de Marat, Simonne Evrard, qui n'avait pas introduit, sans défiance, une visiteuse dont les allures lui paraissaient suspectes, est accourue aux premiers cris.

Elle aperçoit l'assassin debout contre un rideau, dans l'antichambre. Elle la saisit par la tête et appelle des voisins (2).

Alors accourent un des plieurs du journal de Marat, le commissionnaire Laurent Basse, la cuisinière Jeanne Maréchal, la portière de la maison, tous affolés, appelant

---

(1) Déposition de Laurent Basse au Tribunal révolutionnaire.
(2) Déposition de S. Evrard.

à l'aide, sans songer au plus pressé : porter secours au blessé.

Bientôt le sang jaillit à flots : il inonde le carreau de la chambre (1) et l'eau de la baignoire en est toute rougie.

Simonne Evrard s'est approchée de Marat et a instinctivement appliqué sa main droite sur la plaie béante, pendant que le commissionnaire s'occupe à barrer la porte avec des chaises et, saisissant l'une d'elles, en assène un coup violent sur la tête de la jeune fille (2).

Un dentiste, principal locataire de la maison de Marat, est survenu sur ces entrefaites ; après avoir constaté que le sang sort en abondance, *gros comme le pouce*, il a fait sur-le-champ une compresse pour arrêter l'hémorragie, en même temps qu'il a envoyé prévenir aux Ecoles de chirurgie, proches du lieu où s'est consommé l'attentat.

S'étant assuré que le pouls ne bat plus, le praticien improvisé a aidé à retirer le blessé de sa baignoire et à le mettre dans son lit; dès ce moment, il n'a plus remué, étant déjà mort (3).

----

(1) Procès-verbal de Guellard.
(2) Déposition de L. Basse.
(3) Déposition du dentiste de La Fondée, devant le Tribunal révolutionnaire.

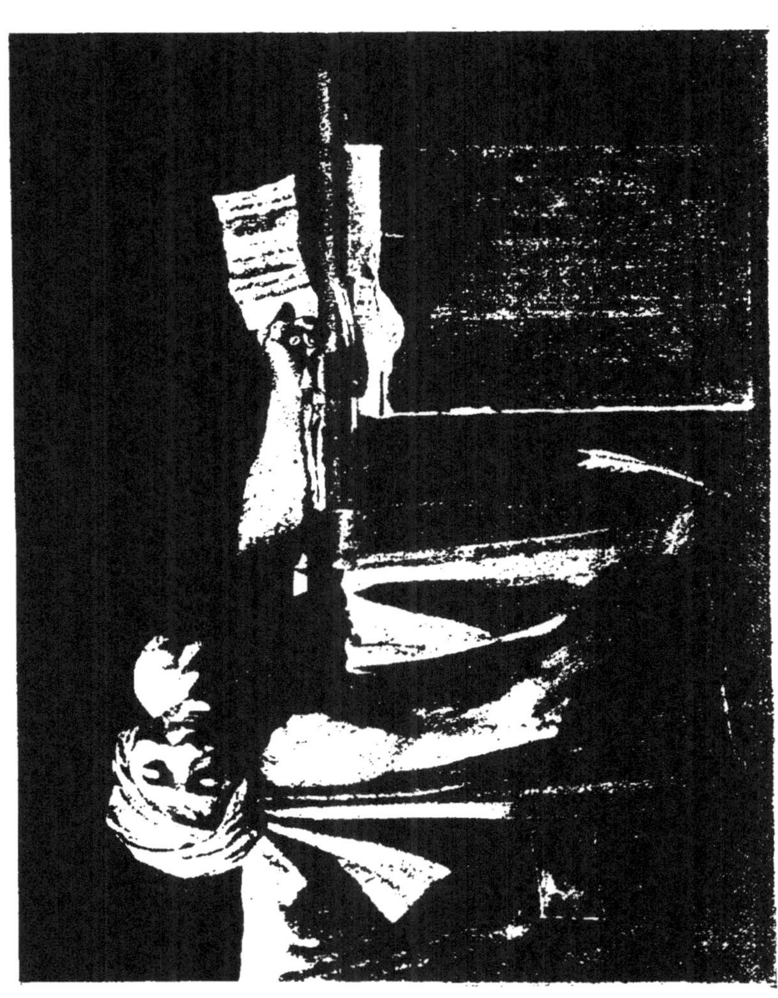

III

Mais voici qu'arrive le chirurgien Pelletan, qu'on est allé quérir à son domicile, rue de Touraine, situé presque en face de la maison du crime.

Sans plus tarder, Pelletan procède aux premières constatations : le coup porté à Marat a pénétré près de la clavicule du côté droit, entre la première et la seconde vraie côte, et cela si profondément, « que l'index a fait écart, pour pénétrer de toute sa longueur à travers le poumon blessé (1)... »

On a soulevé, à ce propos, un étrange débat (2).

Ne serait-ce pas, a-t-on dit, l'index de l'assassin, bien plutôt que le doigt du chirurgien, qui aurait ainsi pénétré dans l'orifice de la blessure ? Ce cadavre encore chaud, c'est celui d'un représentant du peuple, d'un personnage fort important et non un sujet d'amphithéâtre. Une telle exploration, faite sans mission, et si peu de minutes après la mort, semble bien choquante et inusitée Elle eût, en outre, dénaturé sans nécessité la physionomie de la blessure et rendu plus difficiles les constatations médico-légales (3).

(1) Procès-verbal de Guellara.
(2) *Intermédiaire des chercheurs et curieux*, 1866.
(3) *Intermédiaire*, loc. cit., p. 195.

« Si l'on suppose, ajoute-t-on, que Ch. Corday a frappé sa victime par un coup droit, l'index appuyé sur la lame du poignard, ne pourrait-on pas en conclure qu'elle l'a enfoncé jusques et au delà de la garde? »

En supposant même que le couteau ait été enfoncé perpendiculairement (1), malgré toute la violence du coup, on ne saurait admettre que le doigt de l'assassin ait pu pénétrer dans la blessure. Quelle que soit la manière dont on prenne l'instrument, l'index n'entrera jamais à sa suite dans le trou de la blessure.

Quant à l'exploration dont on accuse Pelletan, elle n'offrait, au moment où il la pratiquait, aucun danger sérieux : Marat avait définitivement perdu tout sentiment et la manœuvre du chirurgien était inoffensive.

IV

Pour rendre cette démonstration plus saisissante, notre affectionné maître, le professeur Lacassagne, de Lyon, a essayé de déterminer les conditions dans lesquelles le coup avait été porté à Marat; il a cherché à préciser la position

(1) Le citoyen Montané, qui présidait au jugement de Ch. Corday, lui fit observer qu'elle avait plongé le couteau dans la poitrine de Marat perpendiculairement, pour être bien sûre de ne pas le manquer. Si elle l'eût frappé horizontalement le couteau aurait pu rencontrer une côte, et le coup n'eût pas été mortel.

de l'assassin, à fixer les dimensions de la lame et la nature même de la blessure.

Avec l'aide de son collègue, le professeur d'anatomie Testut, M. Lacassagne a, sur le cadavre, tenté de reproduire, en s'appuyant sur les données du procès-verbal d'autopsie de Marat, les moindres péripéties de l'assassinat.

C'est une évocation d'un intérêt saisissant. Nous laissons la parole au metteur en scène.

Le sujet était âgé de trente-cinq à quarante cinq ans.

C'était un tuberculeux, un peu émacié, sur lequel, par un heureux hasard, le poumon droit se trouvait adhérent.

Les plans sont préparés couche par couche, afin de conduire successivement un bistouri de la plaie externe à l'oreillette gauche.

L'instrument, enfoncé entre la première et la deuxième côte droites, près du sternum, traverse le poumon, entre dans le péricarde, atteint l'aorte et sa partie antéro latérale et ressort au point opposé à gauche, à sa partie postéro-latérale. Dans ces conditions, la lame passe sous la branche droite de l'artère pulmonaire, puis la pointe entre au voisinage de la base de l'oreillette gauche, un peu en dedans et à droite de l'auricule gauche.

La distance de la plaie extérieure à l'oreillette gauche est d'environ 11 à 12 centimètres.

Nous pouvons donc supposer, avec quelque probabilité, que le couteau de table, « à gaine et à manche noir », payé deux francs par Charlotte Corday, avait une longueur de 15 centimètres environ.

Voilà un premier point établi.

Ce couteau, « à manche d'ébène, fraîchement rémoulu, de ceux qu'on emploie à découper » (1), était pointu.

du (1) Bois, *Charlotte Corday*, p. 33.

Quelles étaient les dimensions de la lame ?

Elle était certainement étroite, affirme le professeur Lacassagne ; on ne s'expliquerait pas autrement que l'artère pulmonaire ou sa branche droite n'aient pas été atteintes. « Cette dernière aurait été ouverte, si l'aorte avait été complètement sectionnée. »

Le procès-verbal d'autopsie, rédigé le 14 juillet 1793, par Louis Deschamps, chirurgien en chef de la Charité, porte qu'il existait, « près du sternum, du côté droit, une playe transversale un peu oblique, de la largeur de six lignes à peu près. »

C'était donc, dit judicieusement M. Lacassagne, une ouverture de 13 millimètres, parallèle aux côtes. Or, là, « l'espace intercostal n'est que de 15 millimètres.

La lame a pénétré à plat dans ce passage étroit, et si, par l'effet du hasard, la lame s'était présentée autrement, elle aurait été arrêtée par les côtes. Un couteau de 1 centimètre de largeur peut faire une plaie de 13 millimètres, mais il peut aussi se produire, à cause de la rétraction de la peau, une ouverture plus petite que la lame. « Il est donc probable que celle ci avait, à sa base, une largeur de 10 à 15 millimètres. »

Passons à un troisième point : quelle était la position respective de l'assassin et de la victime ?

A-t-elle eu une influence sur le degré de pénétration de l'instrument du crime ?

V

Il n'est pas contestable, et les observations de M. Lacassagne sont à cet égard singulièrement précises, que la
station assise de Marat ait facilité la pénétration de la lame
dans l'oreillette gauche, « en augmentant l'obliquité de la
direction donnée au couteau. »

Marat eût été debout, que l'aorte aurait été atteinte en
un point supérieur. Mais il était assis dans sa baignoire,
le bras droit pendant au dehors. Ajoutez à cela qu'il était
petit de taille ($1^m,50$ à $1^m,60$) : la hauteur de sa four-
chette sternale devait être de 55 centimètres environ ; que
Charlotte Corday était plutôt grande (1^m64, dit son si-
gnalement) : « elle a dû, placée à la droite, et un peu en
arrière, se pencher, pour plonger le couteau dans la poitrine de Marat. » Pour ce motif, et par le fait des autres
circonstances que nous venons de rapporter, la pointe de
l'instrument s'est dirigée à gauche ; elle a ainsi sectionné
l'aorte incomplètement et ouvert l'oreillette gauche.

Le coup de Charlotte Corday n'est donc pas d'une réa-
lisation facile. Le professeur Lacassagne avoue, sans
fausse honte, qu'il l'a essayé souvent, expérimentalement
sans le réussir.

VI

Marat est-il, oui ou non, mort subitement, nous demandions-nous dans une étude antérieure à ce travail (1).

A-t-il pu même appeler au secours ? A plus forte raison, aurait-il écrit, après le coup mortel qu'il avait reçu, le prétendu billet à un de ses amis, l'Espagnol Guzman, qu'un collectionneur, plus fervent que délicat, montrait comme la perle la plus rare de son cabinet d'autographes ?

Nous avons discuté en son temps les raisons, scientifiques autant que graphiques, qui militent en faveur de la mort subite. Nous avons, en outre, rappelé les termes de la lettre de Charlotte Corday, écrivant à Barbaroux au lendemain de son attentat : « Je crois qu'on a imprimé les dernières paroles de Marat ; *je doute qu'il en ait proféré.* »

Le professeur Lacassagne, qui a bien voulu lire avec attention notre ouvrage, n'accepte pas, sans réserves, notre jugement. Il rappelle que divers auteurs, entre autres Bougeart et Chèvremont, content que Marat aurait eu assé de survie pour prononcer les paroles que nous avons citées plus haut : « A moi, chère amie, à moi ! », et il

<hr>

(1. Dr CABANÈS, *Marat inconnu.*

exprime l'avis que cette opinion est au moins aussi admissible que la précédente.

L'extrême gravité des blessures du cœur (1), ajoute notre savant contradicteur, n'empêche pas une survivance, une continuation de la vie. Les statistiques démontrent que *dans ce traumatisme, les morts rapides sont plus rares que les morts précédées d'un moment de survie,* survivance variable, de quelques minutes à quelques heures, et même quelques jours.

Le Professeur Lacassagne n'éprouve aucun embarras à convenir que les blessures du ventricule droit sont les plus fréquentes, et qu'elles sont moins dangereuses que celles du ventricule gauche, les blessures des oreillettes étant, de toutes, les plus graves.

Au résumé, Marat a bien pu prononcer quelques paroles, mais il n'a pas eu le temps matériel d'écrire la lettre qu'on lui a faussement attribuée.

VII

Ce ne sont pas, du reste, les seuls points que relève, dans son travail d'une critique si serrée, le professeur Lacassagne. Avec raison, il signale des lacunes regrettables

---

(1) Cf. **Des blessures du cœur** *au point de vue médico-judiciaire,* par le Dr Charrin. Thèse de Lyon.

dans le procès-verbal d'autopsie de Marat. Mais est-ce
bien la faute du signataire de cette pièce, si Bichat n'avait
pas encore fixé les lois de l'anatomie pathologique?

N'oublions pas que cette science est, à l'époque dont nous
parlons, à peine soupçonnée ; y a-t-il, dès lors, lieu de
s'étonner que l'examen des méninges, des vaisseaux, etc.,
ait été fait d'une façon superficielle?

Pouvait-on songer à pratiquer des coupes dans le cer-
velet ou la moelle allongée, pour y chercher la trace des
foyers hémorragiques?

On avait bien noté l'adhérence de l'intestin avec le péritoine et celle du poumon avec la plèvre ; pourquoi n'avoir
pas fait pareille constatation sur la séreuse cérébrale?
Sans doute, mais peut-on penser à tout?

Combien nous déplorons davantage ce qui manquera
vraisemblablement toujours, pour peindre au vrai cette
physionomie si complexe, si énigmatique, de Marat : la
série des ordonnances que les médecins rédigeaient, pour
essayer de rafraîchir le sang et diminuer la frénésie du
malade.

Ce sont les documents médicaux du temps sur la der-
matose de Marat, sur sa « lèpre hideuse », qui nous font
et nous feront longtemps défaut, pour parfaire le portrait
psycho-pathologique de l'Ami du peuple.

LES RELIQUES DE L'AMI DU PEUPLE

I

Jadis un ae nos confrères eut la plaisante idée — était-elle plaisante au surplus ? — de poser cette question : *Quel est le personnage le plus antipathique de la Révolution ?* Je ne me souviens guère si c'est Philippe-Egalité ou Robespierre, qui décrocha la timbale dans ce match d'un nouveau genre ; mais ce dont je suis certain, c'est que Marat, dont il y a demi-siècle on ne prononçait le nom qu'avec effroi, Marat dont on avait fait une sorte de Croquemitaine pour enfants rebelles ou paresseux, ne venait que le sixième ou le septième sur la liste des réprouvés de la Révolution.

A quoi attribuer un pareil revirement ? Il serait trop long et, du reste, oiseux de l'expliquer. Il serait, de plus, outrecuidant d'émettre l'hypothèse que nos travaux personnels sur l'*Ami du Peuple*, venant après ceux de Chèvremont et de Bougeart, aient pu contribuer à une appréciation plus équitable des actes du conventionnel monomane.

Et pourtant, nous sommes presque convaincu qu'ils ont
servi à dissiper bien des préventions, et qu'en plaidant
les circonstances atténuantes, en faveur d'un personnage
qu'on a fait passer pour un monstre sans pudeur ni sensibilité, nous avons hâté l'œuvre de la justice répara-
trice.

A Dieu ne plaise que nous innocentions Marat de
toutes les accusations dont il a à répondre devant le tribunal de l'histoire ; nous souhaiterions seulement qu'on
traitât avec plus d'indulgence un homme rongé par un
mal affreux, qui a bien pu avoir un contre-coup sur
ses déterminations, celles-ci étant en rapport avec la
violence de ses accès.

Les contemporains de celui qui se disait l'*Ami du
Peuple* — le peuple a parfois des goûts singuliers — ne
se sont pas contentés d'absoudre leur héros. Marat avait
souffert pour les idées chères au peuple ; il avait été
tué pour elles ; en fallait-il davantage pour lui décerner
les palmes du martyre ?

Le culte de Marat a commencé à sa mort ; il s'est pour-
suivi jusqu'à nos jours. Le farouche démagogue est
passé à l'état de dieu, d'un dieu dont on s'est disputé les
reliques.

Les historiens content qu'après l'exécution de Louis XVI,
des fidèles se précipitèrent autour de l'échafaud, pour recueillir le sang de l'auguste victime que le bourreau venait d'immoler. Le même fait se reproduisit à la mort de
Marat ; mais ce n'est pas leur mouchoir, que les fana-

tiques trempèrent dans le liquide qui s'échappait de la
blessure de leur idole ; ce furent des feuilles de papier qui
reçurent ce nouveau « baptême du sang. »

Marat était occupé à corriger les épreuves de son journal, quand le frappa le coup mortel. Les feuillets de
l'*Ami du Peuple* qu'il tenait à la main reçurent des écla-
boussures sanglantes. La compagne de Marat, Simonne
Evrard, et sans doute aussi des inconnus, accourus
à la nouvelle de l'assasinnat, se hâtèrent de ramasser et
d'emporter les feuillets rougis.

II

Simonne Evrard, autrement dit la « veuve Marat »,
vivra désormais avec le souvenir de celui qui n'est plus.
La sœur du conventionnel, Albertine, ne tardera pas à
accourir auprès d'elle, pour l'aider à supporter son affliction, en la partageant.

Cette Albertine avait « l'âme forte et passionnée de son
frère », avec lequel elle offre une ressemblance de traits
frappante. D'un aspect dur et sévère, avec son visage
rêche et parcheminé de vieille fille, elle repoussait de
prime abord ceux qui tentaient de l'approcher, pour
recueillir de sa bouche quelque détail ignoré sur l'homme
qui tint entre ses mains les destinées de la France.

Quelques années après la mort de Marat, on la retrouve retirée dans la petite chambre, « un peu obscure, mais proprette dans tout son vieil ameublement (1) », située au cinquième étage d'un immeuble de pauvre apparence ; survivant à son frère, pour lui décerner une sorte d'apothéose, pour lui refaire comme un panthéon, dans le taudis où elle s'est retirée, avec les livres, les papiers, les manuscrits et autres objets de minime valeur, qui ont appartenu à celui qu'elle proclame « le martyr de la liberté. »

Vers 1835, se réunissait chez Albertine Marat une société d'hommes distingués, penseurs, historiens et philosophes, aimant à remonter aux sources de l'histoire de la Révolution, avides d'entendre, de la bouche même des acteurs ou des témoins de ce drame inoubliable, le récit authentique des scènes qu'ils avaient eu l'étrange fortune de voir se dérouler sous leurs yeux.

Au nombre de ces privilégiés étaient Alphonse Esquiros, romancier fécond, écrivain grandiloquent, dont le nom est bien oublié aujourd'hui et qui eut son heure de célébrité ; Hauréau, l'érudit biographe des *Montagnards* ; Emile de La Bédollière, Aimé Martin, deux littérateurs aimables et non sans mérite ; enfin le colonel Maurin, fervent collectionneur, recueillant tout ce qui se rattachait à l'histoire de la Révolution.

C'est d'Albertine Marat que le colonel reçut un jour, en

_____

(1) V. notre *Marat inconnu.*

guise de cadeau ou en le payant à beaux deniers comp-
tants, un des numéros de l'*Ami du Peuple,* tachés du sang
du démagogue. Il le fit entrer dans sa collection, en l'accompagnant de cette mention manuscrite : « Ces feuillets,
teints du sang de Marat, se trouvaient *sur la tablette de sa
baignoire,* lorsqu'il fut poignardé par Charlotte Corday.
Ils furent recueillis et conservés par sa sœur Albertine
Marat, qui a bien voulu m'en faire le sacrifice, pour accroître ma collection des monuments patriotiques de
l'époque. »

A la mort du colonel Maurin, les feuillets ensanglantés
passèrent, ainsi que naguère nous l'attesta Anatole France,
dans la collection du comte de La Bédoyère.

« Après la mort du colonel Maurin, nous écrivait
Anatole France, ces feuillets sanglants furent transportés
dans l'hôtel du comte H. de La Bédoyère. Le gentilhomme prit ces feuillets en dégoût et obligea mon père
à les emporter ; mon père me les donna et c'est ainsi
qu'ils sont tombés jusqu'à moi. »

La photographie du document dont nous venons de
faire connaître la filiation fut pour la première fois publiée, avec l'attestation du colonel Maurin et celle
d'Anatole France, dans l'*Autographe* (numéro du 1ᵉʳ octobre 1864).

Neuf ans plus tard, le 10 octobre, Anatole France aurait, assure-t-on (1), cédé les deux numéros (2) qui étaient

(1) Anatole France, dans la lettre qu'il nous a fait l'honneur de
nous écrire, ne mentionne pas ce détail.
(2) Ce seraient les numéros 506 et 673.

en sa possession, au baron de Vinck. C'est de la famille
du baron de Vinck (1) que proviendrait le numéro de
l'Ami du Peuple teinté de sang, le n° 678, portant la date
du 13 août 1792, qui figurait à l'Exposition de 1900,
dans le pavillon de la Ville de Paris.

III

Mais il y avait à l'Exposition un autre exemplaire du
journal de Marat, un autre numéro portant des traces sanglantes. Celui-là pouvait se voir au Champ-de-Mars,
palais de l'Enseignement, dans la section rétrospective
de la Librairie. Il était la propriété d'un amateur d'un
goût éclairé, d'un flair aiguisé, M. Paul Dablin.

M. Dablin a bien voulu jadis nous conter dans quelles
circonstances lui était échu le précieux document. Nous
transcrivons fidèlement son récit.

« Il y a six ou sept ans, vers 1893 ou 1894, j'achetai
sur les quais — quai Conti, si ma mémoire me sert bien
— dans la boîte à vingt sols, un livre broché, en assez
piteux état, portant le titre de *Recherches sur le Feu*, par
J.-P. Marat, docteur en médecine. etc. Ce livre, que
venait de dédaigner un jeune ecclésiastique, qui l'avait

---

(1) Et non de M. Jules Claretie, comme on l'a prétendu : **M. Claretie** nous l'a confirmé, dans une lettre qu'il **a** eu l'obligeance de
nous adresser.

brutalement rejeté dans la boîte, portait, sur nombre de pages, des annotations manuscrites, que je soupçonnai à première vue être de la main même de Marat. Vous devinez mon émotion !...

« Mais je n'étais pas au bout de ma surprise. Dans l'intérieur du volume, se trouvait un numéro de l'*Ami du Peuple* (le n° 618 *bis*, du jeudi 13 septembre 1792), dont huit pages étaient tachées de sang, les deux pages du milieu très fortement, et la première page, celle du titre, très légèrement. Ce numéro était encastré dans une feuille de papier écolier, sur laquelle on avait écrit ces lignes : *Numéro de Marat faisant partie de ceux qui se trouvaient sur la tablette de sa baignoire, lors de son assassinat par Charlotte Corday.*

« Cette découverte acheva de me troubler : j'allai aussitôt trouver l'expert en autographes bien connu, le regretté Etienne Charavay, à qui je fis part de ma trouvaille. « *Il n'y a pas de doute*, me dit-il, *les notes qui sont en* « *marge du livre sont bien de Marat.* »

« En ce qui concerne la mention inscrite sur la chemise qui recouvrait les feuillets de sang, Charavay ne fut pas moins affimatif :

« *C'est de la main d'Albertine Marat*, me dit-il ; mon « père, Gabriel Charavay, a fait la vente d'Albertine, et « tout s'est vendu pour un morceau de pain (*sic*). »

Etienne Charavay ajouta : « *Il y a bien, à ma con-* « *naissance, sept ou huit numéros de* « *l'Ami du Peuple* » « tachés de sang, qui courent le monde. J'en possède un

« dans ma collection personnelle et j'en connais quelques
« autres. »

Le numéro de M. Dablin est, avons-nous dit, du mois
de septembre et celui de M. Anatole France du mois
d'août 1792, c'est-à-dire antérieurs d'un an à la scène de
l'assassinat.

« Il est probable, a-t-on fait remarquer, que ces numéros, qui n'étaient pas d'une utilité immédiate à Marat,
ont traîné *sur la tablette de la baignoire* le jour où il
reçut le coup mortel.

« On peut supposer à la rigueur que, dans ces anciens
numéros, il cherchait une référence, au moment même
où Charlotte Corday le frappa ; ce qui est moins vraisemblable, c'est que la sœur de Marat, qui ne fut pas
témoin du drame, ait pu attester, d'une manière aussi
formelle, que ces numéros tachés de sang étaient justement sous la main de leur rédacteur. Cette précision
nuit fortement au crédit qu'on voudrait pouvoir attribuer
à cette relique.

« On montrerait moins d'incrédulité, s'il ne s'agissait
que de numéros épars dans la maison et que le sang qui
s'échappa de la blessure à flots aura pu souiller. Mais, à
vouloir trop prouver, on ne prouve rien. »

En dépit de cette argumentation, qui nous paraît bien
spécieuse, notre croyance dans l'authenticité des deux
documents n'en est pas ébranlée. Certes, Albertine Marat
a eu tort d'affirmer ce qu'elle n'avait pas de ses yeux vu,
mais elle avait un garant, Simonne Évrard, qui, elle,

avait assisté au drame, puisqu'elle se tenait dans une pièce voisine, et qu'elle était accourue la première aux cris poussés par le blessé.

Et puis, n'avons-nous pas dit que nombre de personnes avaient pénétré dans la pièce où Marat avait été assassiné, et que certaines d'entre elles avaient bien pu tremper dans le sang du « martyr » le journal qu'elles tenaient à la main ?

Ce ne sont là, il est vrai, que des hypothèses ; mais dans une discussion de cette nature, est-on en droit d'exiger autre chose que des éléments de probabilité ?

En terminant, relevons un menu détail, que nous ne signalons qu'à titre de curiosité, sans en vouloir tirer la moindre induction.

Le numéro de *l'Ami du Peuple* appartenant à M. Dablin porte la date du *13* septembre ; celui de M. Anatole France est du *13* août (1792).

Marat a été assassiné le *13* juillet (1793) et un des deux numéros qui figuraient à l'Exposition se trouvait à la classe 13.

N'y a-t-il pas là de quoi réjouir tous les fanatiques du merveilleux ^

NAPOLÉON A-T-IL MANQUÉ SA VOCATION ?

I

Les historiens de Napoléon semblent avoir pris à tâche,
si même ils n'y ont mis quelque complaisance, de mettre
plus particulièrement en relief les vertus guerrières de leur
héros. Ils nous le représentent méditant sans cesse des
plans de batailles, comme si la gloire des conquêtes fut
son unique et constante préoccupation. Les plus récentes
révélations des mémorialistes ont modifié cette impression
sans trop l'amoindrir ; il n'en subsiste pas moins que la
carrière militaire de Napoléon est connue dans ses
moindres phases, alors que, par une négligence que nous
voulons croire involontaire, on nous tient dans l'ignorance
des conceptions d'un autre ordre qu'enfantait ce génie
puissant et divers, plus porté peut-être vers les études de
science pure, qu'adonné aux principes de l'art stratégique.

Dès son plus jeune âge, Napoléon n'avait entrevu que
deux routes praticables ; son choix était resté indécis entre

deux carrières : les armes et la Science. S'il opta pour les armes, il serait téméraire d'en induire que la carrière militaire eût ses préférences. « Le métier des armes est devenu ma profession, disait-il dans un entourage familier, ce ne fut point de mon choix, et je m'y trouvai engagé du fait des circonstances. »

Ces regrets, il les exprimait au milieu de ses plus éclatants triomphes ; et dans ses rares moments de libre expansion, il ne dissimulait pas qu'il aurait ambitionné de devenir l'émule d'un Newton, plutôt que de marcher sur les traces d'un Alexandre ou d'un César. « Newton à surpasser, ses travaux et sa gloire hors de rang à subalterniser ! voilà tout à coup la préoccupation vive, incessante, le confiant espoir d'une pensée conçue à l'aurore de la vie. »

Le naturaliste Geoffroy Saint-Hilaire, qui rapporte ce jugement (1), reproduisait ainsi, sous la forme synthé-

(1) *Notions synthétiques et historiques de philosophie naturelle*, par Geoffroy Saint-Hilaire, p. 2.
La lettre ci-dessous, dont le destinataire nous est inconnu, donne de précieux détails sur la genèse de cet ouvrage ; elle nous a été communiquée par M. Noël Charavay et nous avons lieu de supposer qu'elle est restée jusqu'à ce jour inédite.

A la campagne, près de Lagny, 9 oct,

« Mon très aimable voisin,

« Je vais sous deux jours rentrer à Paris pour hiverner, et j'aurai l'honneur de vous y aller saluer, si d'ailleurs vous n'êtes pas requis par la bonne mère au titre de vendangeur.

« Je souhaiterais de vous, cher Monsieur, un renseignement qui me

tique qui répondait à sa tournure d'esprit, les idées pré-
cursives de Napoléon sur les matières les plus abstraites.

II

Le moment est peut-être venu d'entrer dans quelques
détails, sur l'origine et la nature des relations qui s'éta—

serait utile, ce serait de connaître le coût de la grande pille (*sic*)
galvanique achetée et expérimentée par Napoléon Bonaparte.

« Je viens de faire à la campagne un nouvel ouvrage, intitulé
Notions synthétiques et historiques de philosophie naturelle.
Sans que cela soit tiré par les cheveux, je parle beaucoup de Napoléon et je lui voudrais dédier mon livre. Or, dans la dédicace, j'ai
besoin de placer la somme faisant le coût de la fameuse pille. Si, à
ce sujet, vous appreniez quelques circonstances anecdotiques, je les
emploierais aussi dans ma dédicace. Le fait est que Napoléon, à
13 ans, eut l'idée d'inventer un système à la Newton et qu'il a cru
qu'il parviendrait à son but par les études de l'électricité. C'est
pendant le voyage d'Egypte que Volta fit connaître son admirable
instrument. Bonaparte crut qu'il avait eu la prévision de ce moyen :
il le fit construire sur une grande échelle ; il parla de la chose à
ses amis Monge, Laplace et Berthollet qui ne le comprirent point ;
et lui-même, ne sachant plus ce qu'il avait voulu et ce qu'il voulait
encore par vagues réminiscences, il créa un prix de 60.000, fut honteux de ce pas de clerc et laissa là idées et projet.

« J'ai la clef de tout cela pour l'avoir entendu lors de la dernière
heure passée au Caire; et je veux faire vivre ce souvenir. J'ai donc
recours à votre complaisance, mon cher voisin, pour connaître la
somme qu'on m'a dite considérable. La pile fut envoyée à l'école
polytechnique.

« Veuillez, je vous prie, mon très cher voisin, agréer mes très
humbles compliments.

                                    « Geoffroy SAINT HILAIRE. »

blirent entre l'homme de guerre et les savants, ou pour mieux dire, entre le général Bonaparte et les notabilités scientifiques qu'il se plut à fréquenter. Les préliminaires qui vont suivre sont indispensables pour nous aider à faire comprendre le côté de la physionomie de Napoléon que nous voulons sortir de l'ombre.

On a beaucoup écrit sur cette campagne d'Egypte, qui avait donné, à son début, de si radieuses espérances, pour aboutir à un dénouement qui ressembla fort à un piteux avortement. Malgré l'abondance de documents, il reste encore bien des points à éclaircir ; nous n'assumerons que la responsabilité, très limitée, d'apporter notre contribution à une étude que d'autres pourront aisément reprendre et compléter.

C'est au mois de février 1798, en ventôse an VI, pour employer le langage de l'époque, au retour d'un voyage que le général Bonaparte avait fait avec Kléber et Desaix sur les côtes de la Manche, notamment à Dunkerque et Calais, que le Directoire exécutif était avisé par le vainqueur de l'Italie de la possibilité d'une expédition en Orient.

Le 5 mars, le gouvernement approuvait le projet du général, en même temps qu'il décrétait que M. de Talleyrand se rendrait à Constantinople.

On peut assurer, avec grande apparence de certitude, que, depuis deux ans au moins, l'expédition était décidée en principe : cette décision avait été prise au lendemain du traité de Campo-Formio, afin « d'occuper la belliqueuse activité d'une armée triomphante, dangereuse pour l'État, si elle rentrait en France (1). »

Talleyrand et le Directoire ne faisaient que mettre en œuvre des matériaux réunis aux archives diplomatiques depuis le règne de Louis XIV. On sait aujourd'hui, à n'en plus douter, que, dès cette époque, la France avait tourné ses vues vers l'Égypte (2). Mais le Directoire ne donna corps à ces projets, que quand il jugea opportun de se dé-barrasser d'une puissance rivale, dont il commençait à prendre ombrage.

On garda tout d'abord le plus grand secret sur le but de la campagne. Tout ce qu'on savait, c'est que Bonaparte avait pleins pouvoirs pour l'organiser.

L'entreprise avouée était une attaque directe contre la Grande-Bretagne. Aussi ne tarda-t-on pas à s'entretenir ouvertement de la formation d'une « armée d'Angleterre. »

Rue Taranne, on pouvait voir affiché un écriteau por-tant ces mots : *Quartier général de l'armée d'Angleterre.* Les passeports délivrés aux membres de l'expédition por-taient le même libellé.

Monge fut du petit nombre de ceux que Bonaparte mit

(1) V. *Souvenirs sur Monge*, par Jomard, p. 45, note 17.

(2) Nul n'ignore, dans les milieux informés, que Leibnitz avait proposé l'occupation de l'Égypte au grand Roi. Le mémoire qu'il adressa à Louis XIV, à cet effet, intitulé : *Consilium Ægyptiacum*, n'existe plus en original, mais un exemplaire, qui avait été con-servé dans la Bibliothèque de Hanovre, fut envoyé en 1802, le 20 juillet, à Bonaparte, par le général Mortier. Bonaparte le confia à Monge, qui le déposa dans les archives de l'Institut, en 1815.

dans la confidence des événements qui se préparaient. Berthollet, Caffarelli-Dufalga et peut-être trois ou quatre autres, furent également initiés (1).

Berthollet fut chargé d'aller trouver Cuvier et Geoffroy Saint-Hilaire, pour leur offrir d'accompagner Bonaparte dans une *lointaine* expédition.

Cuvier refusa l'offre qui lui était faite ; Geoffroy l'accepta.

Une place de zoologiste restait à donner, par suite du refus de Cuvier. Le naturaliste Savigny allait partir pour Rouen, où le crédit de Cuvier lui avait fait obtenir la chaire de professseur de botanique à l'Ecole centrale de la Seine-Inférieure ; comme il se récriait sur son incompétence en zoologie : « Acceptez tout de même, lui dit Cuvier, dont nous citons les propres paroles, *vous serez zoologiste quand vous voudrez.* » Savigny accepta et fut adjoint à Geoffroy Saint-Hilaire, pour l'étude des animaux sans vertèbres (2).

III

Geoffroy Saint-Hilaire, qui était professeur au Muséum, avait consenti à quitter ses travaux en cours et sa paisible

(1) *Souvenirs*, de Jomard. p. 25.
(2) *Discours prononcé aux funérailles de M. Savigny,* par Isid. Geoffroy Saint-Hilaire, en 1851.

demeure du Jardin des Plantes, sur la simple assurance que ses amis Monge et Berthollet faisaient partie de l'expédition.

Ceux-ci, d'ailleurs, malgré leur âge relativement avancé (Monge avait 52 ans et Berthollet 5o), n'avaient pas craint d'associer leur destinée à celle d'un jeune conquérant dévoré d'ambition, mais dont le tempérament aventureux pouvait les entraîner bien au delà de leurs prévisions.

Geoffroy Saint-Hilaire quitta Paris vers la fin d'avril 1798, avec son collègue Savigny, son frère Marc-Antoine Geoffroy, capitaine du génie, et le peintre Redouté.

Le départ de Toulon eut lieu le 19 mai. Geoffroy s'étai embarqué, avec son frère et un certain nombre d'officiers généraux (1), sur la frégate l'*Alceste*.

Dans les longues conversations qu'engendraient les loisirs du bord (2), Geoffroy se faisait **tour à tour** l'élève

---

(1) Les hommes de guerre qui accompagnaient Bonaparte sont suffisamment connus. Nous nous contenterons de citer les noms de Kléber, Desaix, Caffarelli, Murat, Lannes, Marmont, Bertrand, Leclerc, Davoust, Savary, Duroc, Rapp et Junot.

(2) Pendant la traversée de Toulon en Égypte, écrit Alissan du Chazet, Bonaparte tenait des séances d'Institut sur le vaisseau : les membres étaient les docteurs Desgenettes et Larrey, l'interprète Venture, Regnault de Saint-Jean-d'Angély et le général Dufalga. Il exigeait que ses aides de camp y assistassent. Il y avait quelquefois des incidents assez bouffons, presque toujours amenés par Junot, qui avait l'esprit très gai. « Général, dit-il à Bonaparte le jour de l'ou-« verture, pourquoi Lannes n'est-il pas de l'Institut ? Rien que sur « son nom, il devrait y être admis. »

Dans cette séance, Junot s'endormit et ses ronflements couvraient la voix de l'orateur. « Qui est ce qui ronfle ici ? dit le général. — C'est Junot. — Réveillez-le. » On réveille le dormeur, qui, l'istant

en tactique des généraux et leur professeur de physique
et d'histoire naturelle. Ce fut pour eux, autant que pour
lui-même, qu'il fit sur un requin, harponné et hissé à
bord, sous les yeux et sur la demande du général Ré-
gnier, la principale expérience de Galvani, touchant
l'électricité animale.

Bonaparte ne manqua pas de lui en demander un récit
circonstancié (1), ce qui témoigne assez que ces questions
étaient pour lui pleines d'attrait.

Ce n'était pas la curiosité banale d'un esprit en quête
de merveilleux, mais bien un goût ferme et décidé pour
tout ce qui touchait à la science.

Cette passion pour la science, il l'avait manifestée en
d'autres circonstances. Lors de la campagne d'Italie, ne
l'avait-on pas vu s'entourer des chimistes, des physiciens,
des physiologistes les plus éminents, qu'il choisissait pour
interlocuteurs, et auxquels il se plaisait à donner la réplique ? Monge et Berthollet, qui l'accompagnèrent en
Égypte, n'étaient-ils pas à ses côtés sur les glacis de
Mantoue assiégée ?

Quand la victoire, pendant cette même campagne

d'après, ronfle de plus belle. — Réveillez-le donc, vous dis-je ! Puis,
avec quelque impatience : qu'as-tu à ronfler ainsi ? — Général,
c'est votre Institut qui endort tout le monde, excepté vous.
— Va dormir dans ton lit. — C'est ce que je demande, dit l'aide de
camp, qui regarda cette permission comme un congé en règle, et
ne reparut plus aux séances (*Mémoires, Souvenirs et Portraits*,
t. III, p. 49, par ALISSAN DU CHAZET.)

(1) Préface de l'Introduction aux *Notions synthétiques*, etc.,
p. 7.

d'Italie, lui eût soumis des villes qui renfermaient des Universités, c'étaient les professeurs à qui il rendait tout d'abord visite ; avec eux il se mettait en coquetterie réglée, quand il ne cherchait pas à les déconcerter (1) par une brusquerie voulue.

Ce qui est plus significatif et qui dénote l'amour, le culte que Napoléon avait voué à la science, n'est-ce pas cette légion de savants qu'il avait réussi à entraîner à sa suite vers des pays que leur imagination osait à peine entrevoir ?

Mais, par-dessus tout, ce qui s'impose à notre admiration, c'est la fondation de cet Institut du Caire, organisé sur le modèle de l'Institut de France (2), et dont les tra-

(1) A Pavie, il aborde le physiologiste Scarpa par cette singulière question, posée à brûle-pourpoint : « Quelle différence voyez-vous entre un homme vivant et un homme mort ? » A quoi Scarpa répondit, interloqué : « L'homme mort ne se réveille plus. »

(2) Bonaparte faisait partie de l'Institut de France depuis le 25 décembre 1797 ; il fut nommé à la place, devenue vacante, de Carnot (section de mécanique).

Cette élection avait été préparée rue Chantereine, entre Monge, Laplace et Berthollet. Kléber, Caffarelli, Chénier et quelques autres prenaient part à la réunion.

Le 21 brumaire an VI (11 novembre 1797), conformément aux dispositions de la loi du 15 germinal an IV (4 avril 1796), il avait été procédé à un scrutin préparatoire, où les candidats obtinrent les suffrages suivants :

Bonaparte	411	Callet	265
Dillon	371	Breguet	205
Montalembert	367	Lenoir	191
Lamblardy	348	Janvier	157
Mollard	303	Grobert	124
Louis Berthoud	267	Servières	106

vaux auraient été si féconds, si la campagne militaire, par un concours de circonstances malheureuses, n'avait fâcheusement abouti.

En conséquence de ce vote, la première classe, sur le rapport de la section des arts mécaniques, proposa, dans la séance générale du 6 frimaire an VI (25 novembre 1797), une liste formée ainsi qu'il suit :

Bonaparte.
Dillon.
Montalembert.

Les trois classes composant l'Institut national concourant alors à la nomination des membres de chacune d'entre elles, il fut procédé au scrutin dans la séance générale du 5 nivôse an VI (25 décembre 1797). 104 membres étaient présents : Bonaparte obtint 305 votes. Dillon, 166 ; Montalembert, 123. C'était l'unanimité moins 7 voix.

Camus, président de l'Institut, proclama le citoyen Bonaparte l'un des membres de la Compagnie, dans la section des arts mécaniques de la première classe.

Dès le lendemain de sa nomination, le 6 nivôse, le nouvel élu prenait place au milieu de ses confrères, et la classe le chargeait, conjointement avec Monge et Prony, d'examiner un cachet typographique que lui avait soumis un nommé Hanin.

Par cette lettre, tout entière de la main de Bourrienne, et seulement signée de Bonaparte, celui-ci remerciait l'Institut de la distinction qu'il venait d'en recevoir :

Paris, le 6 nivôse an VI de la République française une et indivisible.

« Citoyen Président, le suffrage des hommes distingués qui composent l'Institut, m'honore.

« Je sens bien qu'avant d'être leur égal, je serai longtemps leur écolier. S'il était une manière plus expressive de leur faire connaître l'estime que j'ai pour eux, je m'en servirais. Les vraies conquêtes, les seules qui ne donnent aucun regret, sont celles que l'on

IV

Après des incidents de voyage (1) sans importance,
l'expédition était arrivée en vue de Malte, qui ne tardait
pas à tomber entre les mains des Français.

fait sur l'ignorance. L'occupation la plus honorable comme la plus
utile pour les nations, c'est de contribuer à l'extension des idées
humaines.

« La vraie puissance de la République française doit consister dé·
sormais à ne pas permettre qu'il existe une seule idée nouvelle
qu'elle ne lui appartienne.

« BONAPARTE »

La classe ayant reçu le même jour un mémoire et un instrument
relatifs à la tactique militaire, Borda, Coulomb, Laplace et Bonaparte furent chargés de lui en rendre compte. (MAINDRON, *L'Académie des Sciences*).

Détail à noter : dans l'*Annuaire de l'Institut*, pour les ans IX
et X, le nom de Napoléon est ainsi orthographié : *Napoleone Bonaparte* (V. les *Souvenirs sur Monge*, de JOMARD, et *l'Histoire de
l'Académie des Sciences*, de MAINDRON.)

(1) C'est pendant la traversée qu'arriva à Geoffroy Saint-Hilaire
l'aventure qui est ainsi contée par Arnault, dans ses *Souvenirs
d'un sexagénaire*, t. VI :

« M. Geoffroy Saint-Hilaire, que son amour pour une science à
laquelle il doit sa célébrité européenne conduisait en Égypte, pensa
devenir victime du désir qu'il eut de venir saluer le général. La
barque qui devait nous l'amener chavira au moment où il y entrait,
et il ne savait pas nager. Heureusement fut-il rattrapé lorsqu'il reparut à la superficie de la mer, après avoir plongé à une certaine
profondeur. Je regrette d'avoir perdu la lettre qu'il m'écrivit à ce
sujet, et où il me racontait avec beaucoup de gaieté les détails de

Le 29 juin, la terre d'Égypte se dessinait à l'horizon ; le 30, on apercevait la colonne de Pompée, et le corps expéditionnaire débarquait le même jour.

Le lendemain, Bonaparte s'emparait d'Alexandrie.

D'après le plan qui avait été arrêté pour les travaux de la commission des sciences, c'est à Rosette que devait s'installer la colonie scientifique.

A Rosette, les membres de la commission des sciences trouvèrent un climat aussi doux que celui d'Alexandrie était ardent. Mais sous ce beau climat, nos voyageurs furent réduits à se loger dans des maisons désertes, et, lorsqu'ils se furent, non sans peine, procuré des vivres, il leur fallut les préparer eux-mêmes. « Chacun, lisons-nous dans une lettre de Marc-Antoine Geoffroy à son frère, eut son jour pour être le cuisinier de la communauté. Quand ce fut mon tour de faire le *coq*, mes amis firent bien maigre chère... »

Presque toute la colonie savante séjourna pendant plusieurs semaines à Alexandrie, se demandant anxieusement à quels projets rêvait le général en chef, quand arriva tout à coup l'ordre de presser le départ pour le Caire (1) : la création d'un Institut venait d'être décidée, et une commission de sept membres, premier noyau de la fu-

cet accident, qui me faisait rire et trembler tout à la fois, et dans lequel il conserva toute sa présence d'esprit. Sa manière de le raconter prêtait à son récit un piquant qu'à mon grand regret on ne retrouvera pas dans le mien. »

(1) Bonaparte venait de rentrer au Caire après la victoire des Pyramides.

ture assemblée, devait s'occuper immédiatement de son organisation.

Geoffroy Saint-Hilaire, dont les relations avec Bonaparte s'étaient jusqu'alors bornées à quelques visites de politesse, apprit non sans étonnement qu'il avait été choisi par lui, pour représenter les sciences naturelles dans la commission des sept. Les autres membres étaient : Monge, Berthollet, Costaz, Desgenettes et les généraux Andréossy et Caffarelli.

Quant à Bonaparte, après avoir exercé un instant les pouvoirs constituants, il avait voulu rentrer dans le rang, et c'est d'une double élection qu'il entendait tenir les titres de membre et de vice-président de l'Institut d'Égypte.

Monge fut nommé président ; Fourier, secrétaire perpétuel, et Costaz, secrétaire adjoint.

Le Caire, qui était déjà le centre politique et militaire de l'Égypte, devint ainsi, par la création de l'Institut, le centre de tous les travaux scientifiques.

L'Institut fut placé dans un des palais des beys, le palais de Hassan-Kachef, résidence spacieuse, d'un confortable presque luxueux.

La grande salle du harem, au moyen de quelques modifications, devint le lieu des séances, et le reste du palais servit d'habitation aux savants.

Devant ce bâtiment s'étendait un vaste jardin, qui donnait dans la campagne, et près duquel on éleva, sur un monticule, le fort dit *de l'Institut.*

On avait apporté de France un grand nombre de ma-

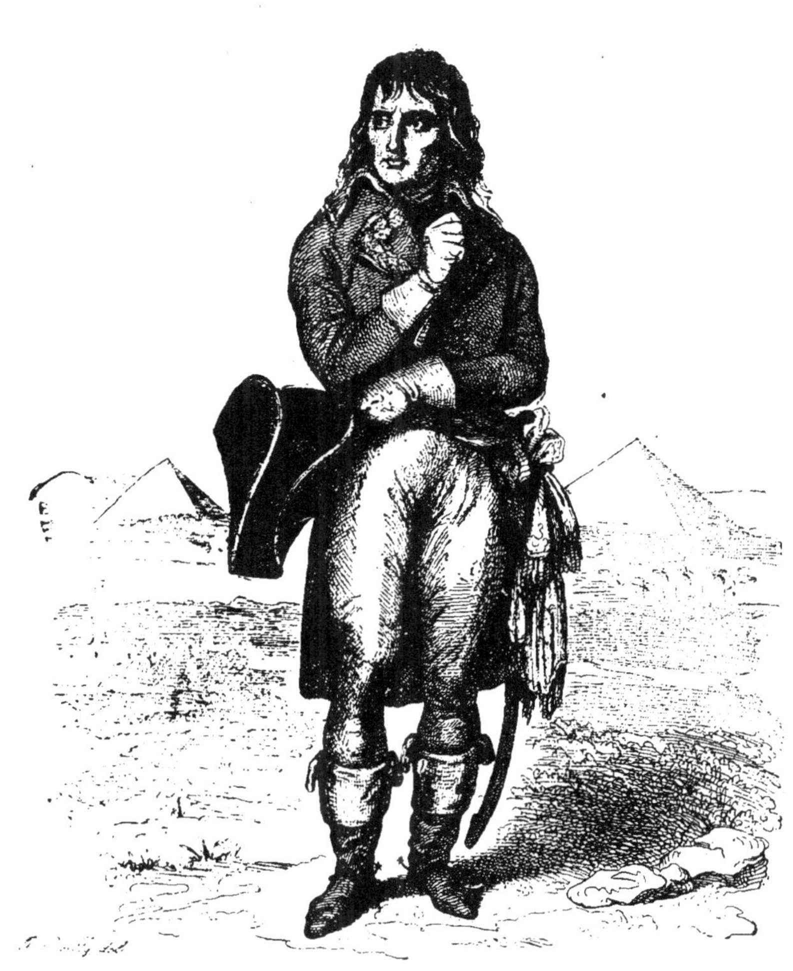

chines et d'instruments de physique, d'astronomie et de chimie. Ils furent distribués dans les diverses salles, qui se remplirent ainsi successivement de toutes les curiosités du pays, soit du règne animal, soit du règne végétal, soit du règne minéral.

Le jardin devint un jardin botanique (1).

Un laboratoire de chimie fut placé au quartier général ; plusieurs fois par semaine, Berthollet y faisait des expériences, auxquelles assistaient Bonaparte et un grand nombre d'officiers (2).

L'établissement de l'Institut excita vivement la curiosité des habitants du Caire (3). Les Musulmans furent vivement attirés par le spectacle d'une assemblée délibérante qui ne s'occupait ni de religion, ni de guerre, ni de politique (4). Ce qui les étonnait surtout, c'était que le

(1) *Mémoires pour servir à l'histoire de Napoléon*, t. IV, p. 122 et 123.

(2) « Napoléon est-il au Caire retenu plusieurs jours de suite, et moins occupé pendant les moments qu'il donne aux préparatifs de son excursion en Syrie, il en profite pour demander un cours sur la chimie. La première fois, l'illustre disciple fut seul à écouter la leçon du maitre ; mais s'apercevant qne le débit du professeur se ressentait de l'absence d'un auditoire nombreux, Berthollet fut engagé à se faire accompagner de quelques amis. A ce titre, j'eus à remplir le personnage de Léandre et à figurer comme le représentant d'une assemblée. » GEOFFROY SAINT-HILAIRE, *Notions synthétiques*, etc., p. 7.

(3) Ils se persuadèrent que c'étaient des réunions d'alchimistes occupés à faire de l'or (*Mémoires pour servir à l'histoire de Napoléon*, loc. cit.)

(4) L'Institut d'Egypte constituait son bureau, dès le lendemain de sa fondation, et Bonaparte y proposait les questions suivantes :

1° Les fours employés pour la cuisson du pain de l'armée sont-

sultan *Kébir* (ils ne désignaient pas autrement Bonaparte) ne disposât que d'un suffrage dans les votes, au
même titre que le dernier de ses collègues. Le prestige
de nos savants en grandissait d'autant à leurs yeux.

Après une excursion dans le désert, un voyage sur le
Nil, une visite aux Pyramides, nos compatriotes se trouvaient transportés au milieu de la civilisation de leur
pays. Ils pouvaient communiquer à un Institut français
les fruits de leurs recherches, le résultat de leurs explo-
rations. Si le soir ils voulaient prendre du repos, ils re-
trouvaient l'élite des officiers, des littérateurs, des artistes
réunis chez le général en chef, dans un cercle que Paris
lui-même eût envié au Caire (1).

On semblait goûter enfin le calme auquel on avait tant
aspiré, quand tout à coup se répandit un bruit, qui allait
bientôt prendre de la consistance. Bonaparte, apprenait-

ils susceptibles de quelques améliorations sous le rapport de la dé-
pense du combustible et quelles sont ces améliorations ?

2° Existe-t-il en Egypte des moyens de remplacer le houblon dans
la fabrication de la bière ?

3° Quels sont les moyens de clarifier et de rafraîchir l'eau du
Nil ?

4° Dans l'état actuel des choses au Caire, lequel est le plus con-
venable à construire, du moulin à eau ou du moulin à vent ?

5° L'Egypte présente-t-elle des ressources pour la fabrication de
la poudre ? Quelles sont ces ressources ?

6° Quelle est en Egypte la situation de la jurisprudence, de l'ordre
judiciaire, civil et criminel, et de l'enseignement ? Quelles sont les
améliorations possibles dans ces parties, et désirées par les gens du
pays ?

(1) *Vie de Geffroy Saint-Hilaire*, par son fils.

on, quittait l'Égypte, rappelé par le Directoire pour rétablir les affaires en Italie.

V

On se refusait à croire à une résolution aussi subite.

Dans la soirée du 30 thermidor, tous les doutes furent dissipés. A dix heures, la voiture du général en chef stationnait devant le palais de l'Institut. Elle venait chercher Monge et Berthollet.

C'est dans les derniers moments passés au Caire que le général en chef de l'armée d'Orient tint une conversation scientifique, qui, en raison du cadre de la scène, de la qualité des interlocuteurs et du grand nom de Newton qui y fut évoqué, méritait de nous être conservée.

On était groupé dans les jardins du palais Esbékieh

Monge, Berthollet et les généraux destinés à s'embarquer, attendaient dans ces jardins qu'on leur donnât le signal du départ. Ce signal se faisait attendre ; et pour dissimuler l'impatience qu'il en éprouvait, le général en chef imagina une causerie, dont les savants feraient tous les frais.

Plusieurs personnes qu'il laissait au Caire après son départ, une dame entre autres, l'entouraient, mais sans faire partie du cercle des causeurs.

La conversation fut souvent interrompue. Bonaparté disait un mot qui provoquait une longue réponse, mais ne prêtait nullement l'oreille à ce qui se contait autour de lui, tout occupé qu'il était, malgré l'angoisse du départ, à adresser à chacun un mot d'encouragement ou d'amitié.

Si nous en croyons Geoffroy Saint-Hilaire, un des auditeurs de cette scène pathétique, qui nous l'a rendue avec la fidélité d'un sténographe (1), Bonaparte se serait exprimé ainsi :

Nous avons du loisir, Monge ; passons ce temps à faire de la philosophie, et pour y fournir matière, je vous raconterai mes pensées du premier âge.

Le métier des armes ne me convenait point. Je l'acceptai par devoir... Jeune, je m'étais mis dans l'esprit de devenir un inventeur, un Newton !

— Que dites-vous, général, répliqua Monge, ne connaissez-vous pas le mot de Lagrange : nul n'atteindra la gloire de Newton ; il n'y avait qu'un monde à découvrir...

Mais le général en chef, avec quel accent vif et chaleureux il riposta ; c'était visiblement sa pensée, longtemps contenue, qui lui échappait.

— Qu'ai-je là entendu ? Mais le *monde des détails !* qui a jamais songé à cet autre, à celui-là ? Moi, dès l'âge de quinze ans, j'y croyais... Je m'en occupai alors, et le souvenir vit en moi *comme une idée fixe à ne m'abandonner jamais....* Je suis sûr que l'ami Berthollet, *profondeur* (2) dans le savoir du jeu des affinités, non sans doute, Berthollet n'est point de votre avis ? Je vous le demande, Monge, qui a fait attention au caractère d'intensité et de traction à très courte distance des actions des minimes atomes dont

(1) *Etudes progressives d'un naturaliste*, 1835, p. 182 et suiv.
(2) Ce *substantif* était familièrement appliqué à Berthollet par Napoléon, pour *qualifier* sa tournure d'esprit.

nous sommes d'une manière quelconque les observateurs obligés ?
Vous, Monge, ou votre Newton, l'auriez-vous trouvé ?

Or, voyez : cela ne serait-il pas plus beau, plus grand, mais
surtout plus profitable à la société qu'une spéculation philoso-
phique ? Newton se trouve avoir résolu le problème du mouvement,
en général, par la découverte du système planétaire : c'est magnifique pour vous autres, gens d'esprit et de mathématique.

Mais que, moi, j'en fusse venu à apprendre aux hommes *comment s'opère le mouvement qui se communique et se détermine
par l'intervention des plus petits corps, j'aurais résolu le problème de la vie de l'univers;* et cela fait, ce que je tiens chose
possible, j'eusse dépassé Newton de toute la distance qu'il y a entre
la matière et l'intelligence. Par conséquent, il n'y a donc rien
d'exact dans votre mot de Lagrange, puisque le *monde des détails*
reste à chercher. Voilà cet autre monde, et c'est le plus important
de tous, que je m'étais flatté de découvrir ; d'y penser, j'en suis
toujours aux regrets ; d'y penser, *j'en ai mal à l'âme.*

Quel était le sens exact de ces phrases ? C'est ce qu'il
est bien malaisé à distance de pénétrer. Napoléon enten-
dait-il parler de l'application des théories newtoniennes
aux êtres organisés vivants ?

Entrevoyait-il, dans sa prescience géniale, la solution
des problèmes biologiques, que Pasteur et ses élèves nous
ont apportée depuis ? Il serait téméraire d'émettre à ce
sujet ce qui ressemblerait, même de loin, à une affirmation.

D'aussi graves pensées sont, en tout cas, l'œuvre du
génie, le produit d'un cerveau merveilleusement organisé
pour les conceptions scientifiques les plus arides et les
plus hardies.

11

VI

Ne s'explique-t-on pas mieux, après ce préambule, les encouragements que Napoléon, investi de la plus haute fonction de l'Etat, ne cessa de prodiguer à la science et aux savants ? Toute sa vie, ne semble-t-il pas avoir conformé sa conduite à ces deux objectifs : application principale de son esprit, tension de toutes les forces de sa puissante intelligence aux affaires militaires et gouvernementales ; et, à titre de délassement, information curieuse et incessante de tout ce qui se passait en physique, en chimie, en physiologie, et, en général, de ce qui avait trait aux sciences exactes ?

Les sciences et les armes, dont il avait rêvé l'alliance dans ses méditations de jeunesse, il en reprendra la pensée dans son voyage en Orient.

Ce n'est pas seulement un tout-puissant capitaine, c'est Bonaparte membre de l'Institut, qui foulera de son pied vainqueur la terre des Pharaons.

De retour en France, c'est encore à l'Institut qu'ira sa première pensée.

Le 11 pluviôse an VI (30 janvier 1798), la classe recevait un mémoire important, dont la présentation est consignée au procès-verbal dans les termes suivants :

« Le secrétaire lit une note remise par le citoyen Bonaparte, qui la tient du citoyen Rolland, relative à une voiture mue par la vapeur. Les citoyens Coulomb, Perrier, Bonaparte et Prony sont chargés de faire un rapport sur cette machine et d'engager le citoyen Cugnot (1), qui en est l'auteur, à assister à l'expérience qu'on en fera et de présenter en même temps des vues sur la meilleure manière d'appliquer l'action de la vapeur au transport des fardeaux (2). »

Aucun rapport ne fut fait à l'occasion de cette grande découverte, et ce ne fut qu'incidemment que, deux ans et demi plus tard, le nom de Cugnot, célèbre aujourd'hui, appela de nouveau l'attention de la première classe de l'Institut (3).

(1) La *Revue d'artillerie* (octobre 1900), s'appuyant sur des documents authentiques — et notamment sur le mémoire du général de Gribauval et sur un rapport de L.-N. Rolland, commissaire général, en date du 4 pluviôse an VII, — a consacré une intéressante notice à Cugnot, l'inventeur de la locomotion automobile.

(2) Napoléon, qui avait eu connaissance des essais de Cugnot pour la *locomobile*, semble avoir également connu ceux du chevalier d'Arcy, pour le fusil se chargeant par la culasse.

Le colonel Pauly, en 1809, fut chargé par lui de construire un fusil d'après ce système. Non-seulement il l'exécuta, mais il voulut le perfectionner, en appliquant à l'arme, un peu modifiée, du chevalier d'Arcy, l'usage de l'amorce fulminante dont il était l'inventeur. C'était trop vouloir à la fois. La seconde invention venant trop vite compliquer la première, rendit le fusil d'un maniement impossible, pour tout autre que pour son inventeur.

On récompensa Pauly avec une somme de mille napoléons, on le décora, on lui donna un brevet de dix ans, mais on ne se servit pas de son fusil (Ed. Fournier, *Le Vieux-neuf*, t. I).

(3) Le modèle de la voiture à vapeur de Cugnot a été recueilli au

VII

C'est le 23 octobre 1799 (1er brumaire de l'an VIII) que Bonaparte prenait place, à l'Institut, au milieu de ses confrères ; le procès-verbal est sobre de renseignements au sujet de sa présence ; on n'y trouve que les mots suivants :

« La classe arrête qu'il sera fait mention au procès-verbal de la satisfaction qu'elle éprouve de voir notre confrère Bonaparte dans son sein. »

Biot devait faire, ce jour-là, une communication importante. Bonaparte vint avec ses autres collègues, soit de lui-même à titre de mathématicien, « dont il se faisait fort » ; soit parce que Monge l'amena, « pour lui faire les honneurs d'un travail issu de sa chère Ecole Polytechnique (1). »

Conservatoire des arts et métiers. Le général Morin a donné, à son sujet, dans les *Comptes rendus des séances de l'Académie des Sciences* (t. XXXII, p. 524, 14 avril 1854) une notice, accompagnée de pièces officielles, établissant les droits de Cugnot à la priorité de l'application de la vapeur à la locomotion.

(1) *Journal des Savants*, février 1850. p. 69. Le passage suivant d'un discours du directeur de l'Ecole polytechnique, prononcé à l'ouverture des cours de l'an VII (1799), donnera une idée de l'impression qu'avait faite, dans l'école, la présence du général.

« C'est à ceux qui m'écoutent, et qui en ont été témoins, à redire

Après que Biot eut exposé le résultat de ses recherches, on nomma une commission, composée des « citoyens » Laplace, Bonaparte et Lacroix.

Lacroix lut son rapport à la classe, le 21 brumaire, trois jours après la grande révolution politique qui devait porter Bonaparte à l'Empire.

Le général vint encore à cette séance et y assista, « aussi tranquillement que s'il n'avait pas eu d'autres affaires en tête », suivant l'expression même d'un témoin.

Tandis qu'il n'était encore que général en chef de l'armée d'Italie (1), Bonaparte s'intéressait déjà aux grands progrès réalisés par les physiciens avec un agent alors tout nouveau : l'électricité

combien de fois ils ont vu le héros de l'Italie venir chercher des délassements, en mesurant la hauteur à laquelle les sciences exactes étaient parvenues, en calculant l'influence que devait avoir sur la masse de lumières de la matière, l'impulsion extraordinaire donnée aux esprits vers les études mathématiques. Ils n'oublieront pas sans doute et ne négligeront pas de transmettre ce qu'ils ont entendu de sa bouche, lorsque, parcourant les salles de leurs exercices, considérant les travaux différents dont ils étaient occupés, il les félicitait de cette réunion de connaissances diverses, seul moyen de sortir de la routine des professions et de rendre à son pays des services éclatants. »

Après le traité de Campo-Formio, le vainqueur de l'Italie, de retour dans la capitale, voulut connaître les prodiges de la chimie moderne. Il s'adressa à Berthollet pour s'instruire des progrès de cette science ; il aurait même suivi ses leçons à l'Ecole polytechnique. (JOMARD, *Notice sur Berthollet*).

(1) En 1796, les événements militaires ayant mis dans la nécessité de livrer au pillage la ville de Pavie, le général en chef donna l'ordre d'épargner la maison de Volta et celle de Spallanzani : dans la crainte de méprise de la part des soldats, les officiers entourèrent eux-mêmes les deux maisons.

Napoléon, devenu premier Consul, assista, le 16 brumaire an IX, comme membre de la 1re classe de l'Institut, à la séance où Volta lut la seconde partie de son mémoire sur la pile ; émerveillé de l'importance de la découverte, il prit la parole, engagea la classe à faire plusieurs expériences, qu'il indiqua et qui furent exécutées plus tard, et enfin proposa de décerner au savant italien une médaille d'or, qui lui fut accordée, sur un rapport de Biot.

L'année suivante, le 26 prairial an X (1802), le Premier Consul envoyait à son ministre de l'Intérieur une lettre, où il annonçait qu'il entendait donner un prix de 60,000 francs à celui qui, par ses expériences ou ses découvertes, aurait fait faire à l'électricité, au galvanisme, un pas comparable à celui qu'avaient fait faire à ces sciences Franklin et Volta. « Régularisez cette mesure avec la portion de l'Institut (1) qui doit en connaître, ajoutait le Pre-

(1) Il souhaitait l'Institut indépendant et fort ; il voulait qu'il ne pût être confondu avec aucune des sociétés savantes ou littéraires qui prenaient naissance avec le siècle. Afin d'assurer cette disposition, il avait fait introduire, dans la loi sur l'instruction publique, du 11 floréal an X (1er mai 1802), au titre IX, l'article XLI, qui était ainsi conçu :

« Aucun établissement ne pourra prendre désormais les noms de *Lycée* et d'*Institut*.

« L'institut national des sciences et des arts sera le seul établissement public qui portera ce nom ».

La loi du 11 floréal an X est bien oubliée de nos jours, et quoiqu'elle n'ait jamais été abrogée, les Instituts sont devenus nombreux ; il est vrai qu'aucun de ceux qui ont pris ce titre n'a obscurci l'éclat de l'Institut de France, qui, pour le monde entier, est resté : l'INSTITUT (MAINDRON, *op. cit.*)

mier Consul ; car *cette partie de la physique est, à mon sens, le chemin des grandes découvertes.* »

Des mesures furent arrêtées en conséquence et promulguées en séance solennelle, le 17 messidor an X (1).

VIII

Quelques académiciens, Lalande entre autres, ont insinué que Napoléon s'était laissé guider par leurs conseils. Il ressort pour nous, en toute évidence, de l'étude du caractère de Napoléon, qu'il a agi, en ces circonstances, *proprio motu* et sans obéir aux suggestions de son entourage. La presse de l'époque avait accrédité ce bruit, que Napoléon ne manqua pas de faire démentir plus tard.

Il avait conçu quelque dépit de cette interprétation d'un de ses actes les mieux réfléchis ; et c'est ce qui explique comment, en 1804, la réception d'un autre physicien d'Italie, Aldini, neveu de Galvani, se passa dans l'intimité.

Certes, l'accueil fut aussi gracieux, plus éclatant même,

(1) En 1808, Napoléon, devenu empereur, faisait répéter devant lui, aux Tuileries, par Gay-Lussac et Thénard, l'expérience de la décomposition des alcalis, au moyen de la pile de Volta, en présence de Monge, de Berthollet, de Chaptal et de Corvisart. C'est alors que, se tournant vers ce dernier, l'empereur prononça ces paroles, souvent citées : « Docteur, voilà l'image de la vie : la colonne vertébrale est la pile ; le foie, le pôle négatif ; la vessie, le pôle positif. »

si l'on en juge par la munificence des dons (1), mais les gazettes n'en furent pas informées.

Le goût des sciences dominait si bien l'esprit de Napoléon, qu'il lui inspira, à n'en pas douter, le décret du 24 fructidor an XII (septembre 1804), sur les *prix décennaux*. Ce décret, qui fixait les prix à décerner, tous les dix ans, aux hommes qui auront le plus participé à l'éclat des sciences, des lettres et des arts, est daté d'Aix-la-Chapelle. Cet encouragement, unique dans l'histoire, fut un acte émané de son cabinet privé, ainsi que l'atteste le contre-seing : *Hugues B. Maret.*

C'est certainement aussi à une détermination spontanée que l'on doit l'encouragement donné par Napoléon au célèbre chimiste anglais Humphry Davy.

L'éclatante découverte du potassium, par Davy, porta Napoléon à faire construire une pile voltaïque de dimen-

---

(1) Le neveu de Galvani reçut, lors de sa dernière audience, une boîte en or, au fond de laquelle était un bon de 20.000 francs sur le Trésor d'Italie, avec la mention que le cadeau s'adressait autant à la mémoire de l'oncle, qu'au zèle et à l'habileté du neveu.

Le Premier Consul tint, en outre, à assister aux expériences ; il ordonna que les ressources dont disposait l'établissement d'Alfort fussent mises à la disposition de l'expérimentateur, et le recommanda enfin pour un prix de l'Institut, qu'Aldini obtint.

La connaissance de ces faits, rapportés par Geoffroy Saint-Hilaire, est due, pour une part, aux indiscrétions d'Aldini et, pour l'autre partie, aux communications faites à Geoffroy, par le principal collaborateur de ce physicien, B. Mojon, savant médecin de Gênes. Mojon, honorablement mentionné dans l'œuvre de son ami, habitait alors Paris, où la fureur des dissensions politiques l'avait forcé de se réfugier. Ses *Lois physiologiques* sont le plus estimable de ses écrits scientifiques.

sions insolites : les plaques mécaniques étaient d'un pied carré, et l'on comptait jusqu'à cent de ces lames. Le gigantesque instrument en imposait plus par la grandeur matérielle de sa masse, qu'il n'attestait le déploiement d'une intelligence heureusement avisée ; cependant, dès l'introduction de l'eau acidulée, ses effets furent foudroyants : la chaux, premier objet en expérience, fut décomposée, et le calcium fut produit et aperçu à Paris, comme le potassium l'avait été à Londres.

IX

Cet attrait, cette séduction que la Science exerça sur Napoléon, s'était manifestée dès l'adolescence (1).

Fort jeune, il avait auguré qu'il réussirait comme naturaliste et physicien, et il n'avait choisi la carrière des armes, que pour accomplir une mission qu'il était bien près de considérer comme *providentielle* (2).

(1) A Brienne, Bonaparte n'était-il pas déjà tout occupé des problèmes les plus ardus des sciences mathématiques ?

(2) Quand il forma son Conseil supérieur d'administration publique, il convia toutes les notabilités à en faire partie. Lemercier osa lui opposer un refus ; bien loin d'en prendre de l'humeur, Napoléon applaudit, au contraire, à l'indépendance de ce noble esprit. « J'eusse fait de même, lui dit-il, car si je ne fusse pas devenu général en chef et l'instrument du sort d'un grand peuple, je n'eusse point accepté de ces emplois à me mettre dans une dépendance

Voilà, selon nous, le secret de la contradiction apparente entre les méditations de la jeunesse de Bonaparte, sa vocation scientifique et l'extraordinaire carrière de Napoléon ; entre le rêve et la réalité !

quelconque, même de ministre ou d'ambassadeur ! Non, certes : *jeune, je m'étais destiné aux sciences exactes ; j'aurais donc fait mon chemin dans la route des Galilée, des Newton.* Aucune autre gloire, mieux que celle dévolue aux grandes découvertes des travaux scientifiques, ne pouvait alors tenter mon ambition. » Introduction **aux** *Notions synthétiques*, nouvelle édition, p. 35

APPENDICE

NAPOLÉON ET FULTON

On a beaucoup reproché à Napoléon de n'avoir pas su deviner le parti qu'il aurait pu tirer de la navigation à la vapeur, d'avoir repoussé les offres de l'Américain Fulton, d'avoir refusé même d'entendre l'inventeur.

« Bonaparte, que ses préjugés rendaient opposé aux innovations, consigne le maréchal Marmont dans ses *Mémoires*, rejeta les propositions de Fulton.

« Cette répugnance pour les choses nouvelles, il la devait à son éducation de l'artillerie. Dans un corps semblable, un esprit conservateur doit garantir des changements non motivés ; sans cela, tant de faiseurs de projets extravagants feraient bientôt tomber dans la confusion. Mais une sage réserve n'est pas le dédain des améliorations et des perfectionnements. Toutefois j'ai vu Fulton solliciter des expériences, demander de prouver les effets de ce qu'il appelait son invention. Le Premier Consul traita Fulton de charlatan, et ne voulut entendre à rien. J'intervins deux fois sans pouvoir faire pénétrer le doute dans l'esprit de Bonaparte.

« Il est impossible de calculer ce qui serait arrivé s'il eût consenti à se laisser éclairer, et si, avec les moyens immenses à sa disposition, une flottille à vapeur eût fait partie des éléments de la descente projetée. C'était le bon génie de la France qui nous envoyait Fulton. Le Premier Consul, sourd à sa voix, manqua ainsi sa fortune.

Le Premier Consul n'était donc plus ce conquérant civilisateur qui mettait son titre de membre de l'Institut avant celui de général en chef, qui créait des institutions scientifiques en Egypte, et qui avait invité les savants d'Italie à se réunir et à lui proposer leurs vues *sur les moyens de donner aux sciences et aux arts une nouvelle vie et une nouvelle existence* ? (Lettre du général Bonaparte à Oriani).

« Le Premier Consul n'avait donc rien encore de cet Empereur qui demanda aux savants de France, *de lui rendre compte des progrès de la science depuis 1789, de dire son état actuel et les moyens à employer pour lui faire faire des progrès* (1) ? »

Consultons les biographes (2) de Fulton et examinons impartialement leur argumentation.

En 1797, au moment où la France et l'Angleterre, sans préluder encore à « l'entente cordiale », aspiraient à la paix, Fulton était entré en correspondance avec Carnot, qui le tenait en particulière estime, pour lui soumettre ses idées sur la liberté des mers et du commerce.

La révolution du 18 fructidor (4 septembre 1797) ayant contraint Carnot à s'expatrier, Fulton présenta ses projets aux nouveaux membres du Directoire, on va voir dans quelles circonstances.

Au mois de décembre 1797, Fulton avait commencé, à Paris, une série d'expériences, sur la manière de diriger entre deux eaux et de faire éclater, à un point donné, des boîtes remplies de poudre, destinées à faire sauter les vaisseaux. Les ressources lui manquant pour poursuivre des essais coûteux, l'inventeur s'adressa au Directoire, qui renvoya sa pétition au ministre de la guerre.

Les plans imaginés furent jugés impraticables. Sans se décourager, Fulton exécuta, en acajou, un très beau, quoique fort petit modèle, de son bateau sous marin, et, muni de cet argument qui parlait aux yeux, il se présenta de nouveau au Directoire.

Il fut mieux accueilli cette fois ; une commission fut nommée, pour examiner son bateau, et le rapport de cette commission se montra favorable ; aussi ce ne fut pas sans surprise qu'après de très longs délais, il reçut du ministre de la marine l'avis que ses plans étaient définitivement rejetés !

Trois années s'étaient écoulées dans ces travaux et ces sollicitations inutiles. Ne conservant plus d'espoir auprès du Gouvernement français, Fulton s'était adressé à la Hollande.

Bonaparte venait d'être revêtu de la dignité de consul à vie Ful-

---

(1) *Réfutation des Mémoires de Marmont,* par LAURENT.
(2) *Fulton, Georges et Albert Stephenson,* par André JANIN,

ton, espérant trouver auprès de lui des encouragements efficaces, lui écrivit, pour lui faire connaitre ses travaux, et pour demander qu'une commission examinât son bateau-plongeur et ses appareils sous-marins. *Sa requête eut d'abord un plein succès.* Des fonds lui furent accordés pour continuer ses expériences : Volney, Monge et Laplace, nommés commissaires, approuvèrent ses vues.

En 1800, à l'aide des fonds accordés par le ministère, Fulton construisit un grand bateau sous-marin, qui fut soumis, à Rouen et au Havre, à différents essais ; ils ne répondirent cependant point complètement aux promesses de l'inventeur : ayant entrepris d'aller à Brest, il ne put achever la traversée, et son bateau sous-marin échoua aux environs de Cherbourg.

Un second bateau fut construit dans les ateliers de MM. Perrier, à Paris, et essayé, en 1801, sur la Seine, vis-à-vis des Invalides. L'ingénieur, enfermé dans son bateau avec son matelot et une bougie allumée, s'enfonça dans l'eau, y resta 18 à 20 minutes et revint à la surface, après avoir parcouru une assez grande distance, puis, disparaissant de nouveau, regagna le point de départ.

Témoin de cette expérience, Guyton de Morveau remit à Fulton un mémoire sur les moyens de prolonger la respiration des hommes at la combustion des lumières à bord des navires sous-marins, en eestituant de l'air vital et absorbant le gaz carbonique.

Pendant l'été de cette année 1801, Fulton se rendit à Brest avec le même bateau, et il exécuta dans ce port plusieurs expériences remarquables, à la suite desquelles un rapport des plus favorables fut dressé par des officiers de marine. Le 17 août 1801, il resta plus de quatre heures sous l'eau, et ressortit à cinq lieues de son point d'immersion.

Fulton réussit, au moyen de ses appareils, à faire sauter dans la rade de Brest une chaloupe qui s'y trouvait à l'ancre. A la distance de 200 mètres, il lança son « torpedo » contre la chaloupe, qui, au bout d'un quart d'heure, sautait en l'air, au milieu d'une colonne d'eau soulevée à plus de cent pieds.

Cette expérience, qui excita à Brest beaucoup de curiosité, eut lieu en présence de l'amiral Villaret-Joyeuse et d'un millier de spectateurs.

Fulton essaya ensuite de s'approcher de quelques-uns des navires anglais qui croisaient sur les côtes et s'annonçaient fréquemment dans les parages de Berthaune et de Camaret. Il fut sur le point, dans les environs du Havre, de joindre un vaisseau de 74 canons, mais celui-ci, peu curieux à ce qu'il paraît des expériences de Fulton, changea subitement de direction et s'éloigna. Plusieurs mois s'écoulèrent depuis, sans qu'aucun bâtiment ennemi s'approchât assez du rivage pour permettre de renouveler la tentative.

Mais arrivons au nouvel essai de navigation à vapeur.

Le 21 thermidor an XI (1803), à 6 heures du soir, les Parisiens avaient assisté à un spectacle nouveau pour eux

Un témoin oculaire a consigné, dans un journal scientifique de l'époque (1), les détails, malheureusement incomplets, de cette expérience remarquable.

« Depuis deux ou trois mois, on voyait, au pied du quai de la Pompe à feu, un bateau d'une apparence bizarre, puisqu'il était armé de deux grandes roues posées sur un essieu comme pour un chariot, et que, derrière ces roues, était une espèce de *grand poêle*, que l'on disait être une *petite pompe à feu*, destinée à mouvoir les roues ou le bateau. *Des malveillants avaient, il y a quelques semaines, fait couler bas cette construction* » (Voilà donc quelle avait été la cause véritable du malheur arrivé au bateau de Fulton.)

« L'auteur ayant réparé le dommage obtint la plus flatteuse récompense de ses soins et de son talent.

« A six heures du soir, aidé seulement de trois personnes, il mit en mouvement son bateau et deux autres attachés derrière, et pendant une heure et demie, il procura aux curieux le spectacle étrange d'un bateau mû par des roues comme un chariot ; ces roues armées de volants ou rames plates, mues elles-mêmes par une pompe à feu.

« En le suivant le long du quai, sa vitesse nous a paru égale à celle d'un piéton pressé, c'est-à-dire de 2,400 toises par heure ; en descendant, elle fut bien plus considérable. Il monta et descendit quatre fois, depuis les Bons-Hommes (ancien monastère du côté de la barrière de Passy) jusque vers la pompe de Chaillot ; il manœuvra à droite et à gauche avec facilité, s'établit à l'ancre, repartit et passa devant l'Ecole de natation L'un des bateliers vint prendre au quai plusieurs savants et commissaires de l'Institut, parmi lesquels étaient les citoyens Bossut, Carnot, Prony, Volney. Sans doute ils feront un rapport qui donnera à cette découverte tout l'éclat qu'elle mérite : car ce mécanisme, appliqué à nos rivières de Saône, de Loire et de Rhône aurait les conséquences les plus avantageuses pour notre navigation intérieure. Les trains de bateaux

____

(1) *Revue polytechnique des ponts et chaussées.*

qui emploient *quatre mois* à venir de Nantes à Paris arriveraient exactement en dix à quinze jours.

« L'auteur de cette invention est M. Fulton, Américain et célèbre mécanicien. »

M. André Janin, à qui nous empruntons les détails qui précèdent, a été curieux d'ouvrir le *Moniteur* de cette époque, afin de voir s'il y était rendu compte de l'expérience de Fulton. Voici la seule mention qui en ait été faite par l'organe officiel : le numéro du 26 thermidor (24 août) 1803, quinze jours par conséquent après l'expérience, relate, en abrégé, à sa 4e page, sous le titre d'*Arts mécaniques* et d'après le *Journal de Paris*, l'expérience que nous avons rapportée, et ajoute, avec le journal dont il reproduit tout l'article, que cette invention est due à M. Fulton, « déjà célèbre dans les sciences mécaniques par plusieurs inventions ingénieuses, toujours appliquées à des objets d'utilité majeure. Son but est, dit-on, d'aller établir celle-ci dans sa patrie, sur les rivières le Mississipi, l'Ohio, Delaware. »

Le Premier Consul fut instruit de l'événement qui venait de se produire et qui, contrairement à ce qu'on pourrait penser, n'avait pas réussi à secouer l'indifférence des Parisiens, plus occupés des succès militaires de Bonaparte, que d'une tentative industrielle dont la portée leur échappait.

Cependant Fulton multipliait ses démarches, pour que son invention fût examinée et reçût l'approbation des hommes de science. Ce fut Louis Costaz, alors Président du Tribunat, qui se chargea de présenter à Bonaparte la requête de l'Américain.

Costaz avait été très lié, au cours de l'expédition d'Egypte, avec le général en chef et il était resté en relations amicales et suivies avec lui depuis ce temps. Malgré tous ses efforts, il ne réussit pas à vaincre les préventions de Bonaparte, à qui cet étranger inspirait une méfiance insurmontable et dont les incessantes demandes d'argent avaient fortement indisposé le Premier Consul.

« Il y a, répondit ce dernier à Costaz (1), dans toutes les capitales de l'Europe, une foule d'aventuriers et d'hommes à projets qui courent le monde, offrant à tous les souverains de prétendues découvertes qui n'existent que dans leur imagination. Ce sont autant de charlatans ou d'imposteurs, qui n'ont d'autre but que d'attraper de

(1) Ces détails ont été donnés à Louis Figuier par Anthelme Costaz, qui les tenait de son propre frère.

l'argent. Cet Américain est du nombre ; ne m'en parlez pas davantage. »

L'Académie des Sciences ne fut donc pour rien dans le refus opposé
à Fulton ; elle ne fut pas même consultée.

L'inventeur rejeta sur le ministre de la marine, Decrès, la responsabilité de l'échec qu'il avait essuyé ; il se peut, en effet, que le
ministre soit entré dans les vues du Premier Consul, mais il est
présumable que Bonaparte ne lui aura pas demandé son avis.

On s'est étonné d'autant plus que Bonaparte n'ait pas prêté une
oreille favorable à la proposition de Fulton, qu'il préparait alors sa
tentative de débarquement en Angleterre, et qu'une invention qui
lui permettait d'accélérer la vitesse des transports maritimes, dans
des proportions considérables, pouvait lui être d'une aide puissante.

Mais il convient de ne pas l'oublier : la découverte de Fulton était
trop récente pour entrer immédiatement dans la pratique, et on ne
pouvait, du reste, improviser, dans l'espace de quelques mois, la
quantité de machines à vapeur nécessaires pour mettre en mouvement les bateaux d'une grande expédition.

La première machine employée par Fulton sortait des ateliers de
Watt, et l'Angleterre avait, à cette époque, le monopole presque ex-
clusif de la fabrication de ces machines. Bonaparte ne pouvait
songer à demander à sa plus mortelle ennemie de lui fournir des
armes pour la combattre.

Napoléon eut-il du regret plus tard d'avoir éconduit Fulton ? Une
anecdote, qui, malheureusement, n'est rien moins qu'authentique, le
ferait croire.

Napoléon voguait vers Sainte-Hélène sur le *Northumberland,*
et était déjà loin des côtes d'Europe. On vit apparaître à l'horizon
un nuage qui semblait courir sur l'eau. Bientôt on distingua un navire dont la marche était surprenante : il filait rapidement, il
n'avait point de voiles, il laissait derrière lui des tourbillons de
fumée. Tous les passagers étaient sur le pont, suivant des yeux
cette merveille. On sut le nom de ce navire ; c'était le *Fulton,* le
premier bateau à vapeur qui ait navigué sur la haute mer.

Fulton ! s'écria l'empereur, tout à coup reporté par ce nom à ses
souvenirs de 1804. Fulton ! puis il aurait ajouté, tout soucieux :
O les savants ! les savants (1) ! ...»

Se non e vero, e bene trovato

(1) Rapetti, *La Défection de Marmont,* 1858, in-8, p. 276.

LA GUÉRISON DU CROUP, MISE AU CONCOURS PAR NAPOLÉON

I

Tandis que l'Europe retentissait du bruit de ses victoires, un deuil venait tout à coup frapper l'Empereur au milieu de son triomphe.

Au mois de mai 1807, on apprenait que le prince Charles-Louis-Napoléon, fils de la reine Hortense et du roi Louis de Hollande, frère de l'Empereur, venait de tomber malade de la rougeole. L'éruption commençait à disparaître, et l'enfant était en pleine convalescence, quand, le quatrième jour de l'invasion du mal, les médecins constataient les premiers symptômes d'une affection grave, le croup.

Pour nous renseigner sur la marche de la maladie, nous avons la bonne fortune de posséder les notes d'un témoin, qui nous fait assister jour par jour, heure par heure, pourrait-on dire, au drame familial qui s'est passé sous ses yeux.

Ce personnage se trouvait alors à la Cour de Hollande

chargé d'y négocier un emprunt pour le compte du roi Joseph. Grâce à lui, nous connaissons tous les détails de ce funeste événement, cause de tant de larmes

Nous lui emprunterons seulement le bulletin du dernier jour de la maladie du jeune Napoléon :

Mardi, 4 mai. La nuit a été très mauvaise pour le jeune prince; on l'a cru mort ; les médecins n'avaient plus d'espoir. On lui a mis des vésicatoires sur la poitrine.

A deux heures, il a eu une crise. Ce matin à huit heures, il était mieux et les médecins ne désespéraient plus de le sauver. Le mieux s'est soutenu jusqu'à deux heures.

Les symptômes alarmants se sont représentés à quatre heures; les médecins se sont réunis pour dire qu'ils n'espéraient plus rien. Alors on s'est déterminé à lui donner des poudres anglaises dont la composition est inconnue ; mais elles sont réputées pour produire de salutaires effets dans les maladies dont les enfants peuvent être attaqués. Elles produisirent une crise, donnèrent la fièvre à l'enfant, et le ranimèrent au point qu'à six heures du soir, il demanda des cartes, des estampes.

La fièvre calmée, il n'eut plus qu'une longue agonie, qui se termina à minuit avec ses jours.

La reine, qui avait été arrachée la nuit dernière de chez son fils, parce qu'on le croyait mort, a eu dans le cours de la journée des heures entières d'une complète insensibilité. Immobile, elle avait les yeux fixes. Elle n'ouvrait pas la bouche. Les effets d'une douleur aussi profonde, aussi fortement concentrée, sont incalculables.

Le roi est également affligé, mais il fait beaucoup d'efforts sur lui-même pour tâcher de calmer la reine. Sa santé, déjà affaiblie, se ressentira de cette violente crise. Les projets des hommes, qui sont fondés sur la durée de la vie humaine, ont une base bien peu solide !

Dès que la maladie avait pris un caractère alarmant, le roi et la reine, fort inquiets, avaient expédié un courrier à

Paris, avec ordre de ramener à La Haye une célébrité médicale (1). Corvisart se disposait à partir, quand la nouvelle arriva que l'enfant royal avait succombé.

Le Dr Latour, premier médecin du roi Louis, avait prodigué à l'enfant les soins les plus dévoués ; ils furent inutiles : en peu d'heures, le prince fut enlevé à l'affection des siens. Il fallut arracher la reine de cette chambre de deuil, quand son malheur fut consommé ; voulant y rester, elle avait passé ses bras dans ceux du fauteuil sur lequel elle était placée, avec une telle force, qu'on ne put l'en détacher, et qu'elle fut ainsi transportée dans son appartement.

Entourée de ses suivantes, la reine se faisait faire la lecture, sans rien comprendre aux pages qu'on lui lisait.

Lui adressait-on la parole, elle restait quinze ou vingt minutes sans répondre. « J'étouffe ; j'ai un poids là, à l'estomac ; je ne sens plus rien ; je ne puis parler de Napoléon, de mon fils, ni verser une larme. Je l'ai vu mort, ne respirant plus. Je n'ai pas eu le courage de l'embrasser. Pourquoi le ciel me punit-il aussi cruellement, moi qui n'ai jamais fait le moindre mal à personne ?... »

Une insensibilité complète, ses yeux secs et fixes, sa respiration pénible donnaient les plus grandes inquiétudes sur les suites d'une douleur sans consolation ; on lui parlait de la perte qu'elle avait faite, des souffrances du jeune

---

(1) *Mémoires de Mlle Avrillion*, t, II, p. 28-29.

prince, espérant provoquer les pleurs qui pouvaient la sauver. Tout était vain ; son état restait le même, et l'on craignait de la voir suivre de près cet enfant adoré.

Ne sachant plus quel moyen mettre en usage pour obtenir la crise désirée, un chambellan fut prendre le corps du prince et le porta sur les genoux de sa malheureuse mère, qui, rendue au sentiment de sa douleur par cette vue cruelle, poussa un cri déchirant ; ses bras raidis par une contraction nerveuse s'assouplirent pour serrer ces restes chéris, et un déluge de larmes tombèrent sur les joues déjà froides et frétries du cadavre.

La reine était désormais hors de danger, mais épuisée par des émotions si violentes et si rapprochées, elle s'évanouit ; on profita de ce moment pour lui enlever ce qui restait de l'enfant ravi pour toujours à sa tendresse (1).

« Le moment de la mort du jeune prince a été déchirant, écrit l'envoyé du roi de Naples. La reine, à qui l'on cherchait à épargner l'affreux spectacle de voir son fils mort, est entrée dans sa chambre, lorsqu'il n'existait plus. La violence a été nécessaire pour l'en arracher ; elle est au désespoir. A cinq heures, le roi et la reine sont partis pour aller habiter une maison de campagne dans les environs de La Haye... L'événement affreux dont nous venons d'être les témoins aura nécessairement une grande influence eur les destinées de ce pays. Le roi accusera le climat de la Hollande d'être la cause de la mort de son fils, et il la

____

(1) *Mémoires sur l'Impératrice Joséphine*, par Mlle Ducasst. t. II

prendra d'autant plus en déplaisance, que sa température
habituelle est contraire à sa santé (1).»

II

L'Empereur, profondément affligé, n'avait pas cherché
à dissimuler la peine qu'il éprouvait ; ses lettres à l'Impératrice et à la reine Hortense, ne témoignent pas de moins
de sensibilité que de raison.

Je voudrais être près de toi pour que tu fusses modérée et sage
dans ta douleur, écrivait-il à l'Impératrice. Tu as eu le bonheur de
ne jamais perdre d'enfant ; mais c'est une des conditions et des
peines attachées à notre misère humaine...

Et à Hortense :

Ma fille, tout ce qui me revient de La Haye m'apprend que vous
n'êtes pas raisonnable ; quelque légitime que soit votre douleur, elle
doit avoir des bornes ; n'altérez point votre santé ; prenez des distractions, et sachez que la vie est semée de tant d'écueils et peut
être la source de tant de maux, que la mort n'est pas le plus grand
de tous (2).

La princesse Caroline, et peu après, Joséphine s'étaient
mises en route, pour aller rejoindre la reine Hortense,

(1) *Journal et Souvenirs*, de S. GIRARDIN, t. III, p. 409 et 413 ;
cité par AUBENAS, *Histore de l'Impératrice Joséphine*, t. II, 1858
p. 380 et suivantes.

(2) Lettres datées de Finkestein, les 14 et 20 mai, reproduites dans,
la *Vie de Napoléon*, de BÉGIN, t. IV, p. 319.

qui était tombée dans une sorte de stupeur, dont rien ne la pouvait sortir.

Napoléon, très anxieux, envoyait à sa femme de nouvelles recommandations :

Hortense n'est pas raisonnable et ne mérite pas qu'on l'aime, puisqu'elle n'aimait que ses enfants. Tâche de la calmer. A tout mal sans remède il faut trouver des consolations... Il faut qu'Hortense ait plus de courage et qu'elle prenne sur elle. Je ne conçois pas pourquoi on veut qu'elle aille aux eaux (1), elle serait bien plus

(1) La reine Hortense n'en donna pas moins suite à son projet. Un rapport du préfet Chazal au ministre de l'Intérieur (Bibl. de Tarbes, II, 117) mentionne l'arrivée de la reine Hortense à Cauterets, le 18 juin 1807 ; son mari vint l'y rejoindre le 23 du même mois. La reine Hortense quitta Cauterets le 10 août seulement, après une cure de cinquante jours, et radicalement guérie.

Quant au roi Louis, les médecins l'envoyèrent dans l'Ariège, à une autre station thermale, tandis que la reine restait seule à la Raillère.

Est-ce la vertu des eaux de Cauterets ou l'air de la montagne, qui eut, selon l'expression d'un poète de l'époque,

> ... le pouvoir salutaire
> D'assoupir lentement la douleur d'une mère,

toujours est-il que, le 20 avril 1808, *huit mois et dix jours après le départ de la reine Hortense*, naissait celui qui devait s'appeler Napoléon III.

On a dit, à ce propos, que la grossesse de la reine de Hollande était illégitime, et l'on en a donné les preuves suivantes : une lettre de Louis, citée par M. J. Turquan (*La reine Hortense*, p 333), contient ce passage : « La deuxième fois où nous vécûmes conjugalement fut, après deux ans, à Compiègne, où nous restâmes environ deux mois, et, enfin, à Toulouse, en 1807, depuis le 12 du mois d'août, que vous vintes me trouver de Cautrets (*sic*) jusqu'à notre arrivée à Saint Cloud, vers la fin dudit mois. »

Il nous semble, au contraire, d'après ce texte même, que le mari

dissipée à Paris et trouverait bien plus de consolations. Prends sur
toi ; sois gaie ; je souffre bien de toutes tes peines ; je suis con-
trarié de ne pas être près de toi (1).

On aime à surprendre Napoléon dans ces épanche-
ments familiaux ; on reste étonné d'une sollicitude qui ne
lui est point habituelle.

Nous ne pouvons résister au désir de citer encore un
fragment de cette correspondance sentimentale :

Ma fille, écrivait le 2 juin (1807) l'Empereur à la reine Hortense,
dans votre triste et grande douleur, vous ne m'avez pas écrit un
mot ; vous avez tout oublié, comme si vous n'aviez pas encore des
pertes à faire. On dit que vous n'aimez plus rien, que vous êtes
indifférente à tout : je m'en aperçois à votre silence.

Cela n'est pas bien, Hortense ! Ce n'est pas ce que vous me pro-
mettiez. Votre fils était tout pour vous. Votre mère et moi ne
sommes donc rien ? Si j'avais été à la Malmaison, j'aurais partagé
votre peine ; mais j'aurais aussi voulu que vous vous rendissiez à
vos meilleurs amis.

Adieu, ma fille, soyez gaie ; il faut se résigner. Portez vous bien,
pour remplir tous vos devoirs. Ma femme est triste de votre état ;
ne lui faites plus de chagrin.

Votre affectionné père,

NAPOLÉON.

pouvait bien être le père, puisque l'enfant est né, à quelques jours
près, il est vrai, neuf mois après les rapports conjugaux.

N'empêche qu'on a tour à tour attribué la paternité du futur empereur des Français tantôt à M. Decazes, tantôt à l'amiral Verhuell,
qui s'étaient rencontrés avec Hortense aux Pyrénées. Comme le disait le cardinal Fesch, « quand il s'agissait des pères de ses enfants, Hortense s'embrouillait toujours dans ses calculs. »

(1) Lettres datées des 24 et 26 mai 1807, citées par BÉGIN, *Hist. de
Napoléon*.

Hortense, surmontant sa douleur, écrit à son beau-père, qui lui répond aussitôt :

Vos peines me touchent ; mais je voudrais vous savoir plus de courage. Vivre, c'est souffrir : l'honnête homme combat toujours pour rester maître de lui. Je n'aime pas à vous voir injuste envers le petit Napoléon-Louis (1) et envers tous vos amis. Votre mère et moi avions l'espoir d'être plus que nous ne sommes dans votre affection. Je me porte bien et vous aime beaucoup.

Adieu, ma fille ; je vous embrasse de cœur.

III

Le malheur qui frappait l'Empereur devait être le prétexte d'études nouvelles sur une maladie alors bien mal connue ; l'homme de génie, qu'un instinct pratique guidait dans ses moindres actions, voyant la science si peu avancée, en ce qui concernait le diagnostic et le traitement du croup, résolut de proposer un grand prix, destiné à récompenser le meilleur travail sur ces matières obscures.

A cet effet, il donnait au ministre de l'Intérieur les ordres nécessaires, pour que fussent remplies, dans le plus bref délai, ses généreuses intentions.

Conformément aux ordres (2) reçus, le 21 juillet 1807,

(1) Ce jeune prince, né en 1804, mourut le 17 mars 1831.
(2) Voici le texte de la lettre de Napoléon à M. de Champagny

Finckenstein, 4 juin 1807.

« Monsieur Champagny, depuis vingt ans, il s'est manifesté une

Champagny transmettait à la première classe de l'Institut un arrêté ainsi conçu ;

Le ministre de l'Intérieur, en exécution de l'ordre donné par S. M. l'Empereur, le 4 juin dernier, au quartier général de Finckenstein, d'ouvrir un concours sur la maladie connue sous le nom de *croup*, dont l'objet sera un prix de *douze mille francs* pour le meilleur ouvrage sur le traitement de cette maladie, et vu le rapport de l'École de Médecine (1) de Paris, en date du 16 du courant, arrête :

Art. 1*er*. — Il est ouvert un concours sur le sujet suivant :

maladie appelée *croup*, qui enlève beaucoup d'enfants dans le nord de l'Europe. Depuis quelques années, elle se propage en France. Nous désirons que vous proposiez un prix de 12.000 francs, qui sera donné au médecin auteur du meilleur mémoire sur cette maladie et sur la manière de la traiter.

« NAPOLÉON. »

(1) Un arrêté du ministre de l'Intérieur, en date du 21 juillet 1807, avait chargé l'Ecole de publier un recueil de faits et d'observations qui pût offrir aux concurrents un ensemble capable de rendre leurs recherches plus faciles et plus utiles. Pour accomplir cette tâche, l'Ecole nomma une commission composée de Corvisart, Hallé, Pinel, Alphonse Leroy, Baudelocque, Leroux et Chaussier.

Cette commission s'adjoignit MM. Moreau, Laennec, Schwilgué, Pariset et Friedlander.

Les matériaux, recueillis de part et d'autre, furent remis à Schwilgué, qui, déjà, avait publié sur le croup une thèse que l'Ecole avait distinguée et citée honorablement. Schwilgué, après avoir achevé son travail, le soumit à la commission qui l'approuva ; et l'on en préparait l'impression, lorsqu'une mort prématurée vint empêcher ce médecin recommandable de surveiller lui-même la publication de son ouvrage, soin qui fut confié à son ami Moreau (*Recherches historiques sur la Faculté de médecine de Paris*, par SABATIER).

Déterminer, d'après les monuments pratiques de l'art
et d'après des observations exactes, les caractères de la
maladie connue sous le nom de *croup* et la nature des
altérations qui la constituent ; les circonstances extérieures
et intérieures qui en déterminent le développement ; ses
affinités avec d'autres maladies ; en établir, d'après une
expérience constante et comparée, le traitement le plus
efficace ; indiquer le moyen d'en arrêter les progrès et
d'en prévenir l'invasion.

Art. 2. — Tous les médecins nationaux et étrangers
sont appelés au concours proposé pour le traitement cura-
tif et préservatif du *croup*.....

Art. 6. — Tous les mémoires destinés au concours devront être adressés au ministre de l'Intérieur. Pour donner
lieu à un renouvellement suffisant des circonstances qu
peuvent favoriser les expériences et les observations, le
concours ne sera fermé qu'au 1er janvier 1809. Ce terme
passé, les mémoires qui parviendraient ne seront point
admis au concours.

Art. 7. — Une commission spéciale sera chargée de
faire un rapport au ministre sur les ouvrages admis au
concours. Cette commission sera composée de douze
membres, dont quatre seront pris dans la classe des
sciences physiques et mathématiques de l'Institut, quatre
parmi les professeurs de l'Ecole de médecine de Paris qui
ne feront point partie de l'Institut, et les quatre autres
dans le corps des médecins de Paris.

Art. 8. — Il sera décerné un prix de *douze mille francs*
au médecin auteur du meilleur mémoire sur la nature du
croup et sur les moyens de prévenir cette maladie ou d'assurer le succès de son traitement.

Le premier décret ordonnait que le concours serait

fermé le 1er janvier 1809, mais ce terme ayant paru trop rapproché, on crut devoir le proroger jusqu'au 1er juillet de la même année.

La commission chargée de l'examen des mémoires était composée de : Des Essarts, Hallé, Pinel, Portal, membres de l'Institut ; Corvisart, premier médecin de l'Empereur ; Chaussier, Leroux, professeurs à la faculté de médecine ; Lepreux, premier médecin de l'Hôtel-Dieu ; Balleroy, Duchanoy, docteur en médecine et inspecteur général de l'Université impériale; Touret, doyen de la Faculté, président.

La commission se réunit, pour la première fois, au Palais de l'Institut, le 3 août 1809. Le 28 du même mois, Thouret étant décédé, Lepreux fut nommé président, Royer-Collard, secrétaire rapporteur (1)

Nous avons eu la curiosité de rechercher le rapport en question, et, grâce à l'aimable empressement avec lequel les bibliothécaires de l'Institut se sont mis à notre disposition, nous avons pu parcourir ce document, dont la lecture nous a plongé dans la plus profonde stupéfaction.

Quand on mesure le chemin parcouru depuis un siècle à peine, on reste véritablement surpris des progrès que la science a réalisés, et l'on se félicite de n'avoir pas vécu dans un temps où fleurissait, même dans les sphères les plus élevées de la médecine, l'empirisme le plus grossier.

(1) MAINDRON, *L'Académie des sciences*. Paris, Félix Alcan, 1888.

IV

Pas moins de 83 mémoires avaient été envoyés, soit au
ministère, soit à l'Institut, pour prendre part au concours;
79 seulement furent admis à concourir. Quatre avaient été
exclus pour cette unique raison : l'acticle 3 du règlement
portait que tous les mémoires devaient être écrits en latin
ou en français ; or, deux des mémoires envoyés étaient
écrits en allemand, un en italien, et le troisième en anglais.

L'auteur du mémoire anglais, prévenu, envoya bien
une traduction française de son travail, mais elle parvint
trop tard à la commission.

Les deux mémoires enregistrés sous les n°s 27 et 80
furent reconnus supérieurs à tous les autres. Ce sont
ceux que la commission désigna comme dignes de partager le prix. « Sans doute, disait le rapporteur, on
n'y rencontrera ni grandes découvertes, ni recettes in-
faillibles, mais une idée plus juste et des descriptions
plus complètes de la maladie ; une distinction plus pré-
cise de ses espèces, de ses variétés, de ses complications ;
des moyens plus sûrs de la discerner, dès le moment de
son invasion, des affections qui présentent les mêmes
apparences ; des recherches plus étendues sur la nature de

la lésion qu'elle produit, et sur les lésions analogues que l'art peut produire à son tour sur les animaux ; enfin, une juste appréciation des remèdes mis en usage contre elle jusqu'à ce jour, et une meilleure combinaison de ces remèdes. »

Nous avouons, après avoir pris connaissance du mémoire couronné, ne pas partager l'enthousiasme de Royer-Collard.

Et d'abord, rien à retenir de ce qui concerne l'étiologie ou la pathogénie de l'affection. L'auteur confond, cela n'est pas douteux, le croup avec la bénigne angine striduleuse, et avec la non moins bénigne angine catarrhale. « Le croup, écrit-il, est le produit d'une suppression accidentelle de la transpiration usuelle (!) »

La phrase suivante est plus significative : « En général, le croup et le catarrhe pulmonaire sont deux affections de nature semblable, et liées entre elles par la plus grande analogie. Le croup commence et finit le plus souvent par les symptômes du catarrhe. »

A quel âge observe-t-on le croup ? Réponse : « C'est une maladie de l'enfance, mais qui survient rarement dans les premiers mois de la vie et qui disparaît à l'époque de la puberté. » On en a observé chez des adultes, mais c'est exceptionnel. A peine en a-t-on signalé un cas !

Les variations atmosphériques, le lymphatisme paraissent être des causes prédisposantes.

Le croup coexiste avec les fièvres infectieuses, telles que

la rougeole, la variole, la scarlatine. On a remarqué qu'il accompagnait parfois la coqueluche. Tout cela est d'une observation superficielle, mais à peu près exact, quant au fond. L'allégation suivante est plus hasardée : « Le croup est épidémique, *mais n'est jamais contagieux ; et* cette vérité, déjà reconnue par un grand nombre d'auteurs, est appuyée sur des preuves qui paraissent devoir entraîner la conviction. »

La mortalité est peu importante : trois enfants ont succombé sur 28 : 91 personnes, dans le pays où a observé l'auteur, ont péri en tout, dans l'espace de dix-huit ans.

L'auteur entre ensuite dans les détails les plus circonstanciés, sur la composition chimique de la fausse membrane qui, à son dire, serait constituée par de l'albumine, de la gélatine et de la fibrine. Toutefois, la commission critique les procédés analytiques mis en usage, et estime que la constitution chimique de la mucosité diphtérique reste à établir.

La thérapeutique ne le cède en rien à l'étiologie et à la pathogénie.

Quand on est en présence d'un cas de croup, sans hésitation il faut... piquer la veine ! La saignée sera très opportunément suivie d'un ou de plusieurs vomitifs. Si cela ne suffit pas — pour achever le patient, sans doute — on lui appliquera un vésicatoire et des sinapismes. On choisira de préférence, pour cette application, la poitrine, les parties postérieures et latérales du cou, les extrémités inférieures et supérieures.

Les bains tièdes devront également être conseillés, de même que les fumigations.

Les antispasmodiques ne seront pas non plus hors de propos.

Quant à la *trachéotomie* (le mot y est), ce serait plus qu'un crime, une sottise : si ce ne sont pas les termes, c'est le sens du passage où il en est question.

Quatre-vingts observations, pas moins, corroborent l'opinion de l'auteur. Quatre-vingts observations, autant de *tableaux vivants*, prononce gravement le rapporteur, pénétré d'admiration.

Le second mémoire couronné (n° 80) ne diffère guère, dans son ensemble, du premier.

Il commence également par la saignée, pour finir par les émétiques. Il distingue — ceci est une nouveauté — le *croup sthénique* du *croup asthénique* (!)

Les médicaments préconisés contre l'affection sont aussi nombreux que variés. Les minéraux alternent avec les végétaux : le kermès, le soufre doré d'antimoine, le calomel, etc., précédés ou suivis d'infusions au *polygala seneya*.

Nous devons une mention particulière au mémoire qui porte le numéro 45. L'auteur, nous vous le donnerions en mille, s'est plus spécialement attaché à examiner l'influence du croup... sur les organes des sens et les fonctions intellectuelles. Le goût et l'odorat lui ont paru prendre dans cette maladie une plus grande susceptibilité ; la vue et l'ouïe, une plus grande finesse.

Les facultés intellectuelles et morales ont aussi participé à cette sorte d'exaltation. La perception devient plus prompte, l'attention plus soutenue, le jugement plus sûr, la volonté plus ferme et plus décidée.

Après celui-là, il ne reste qu'à tirer l'échelle.

V

Au cas où vous tiendriez à connaître les noms des lauréats, nous vous les livrons sans plus tarder. Ce sont, du reste, d'illustres inconnus, qui, comme les peuples et les gens heureux, n'ont pas eu d'histoire.

Le prix fut partagé entre M. Jurine (de Genève), ex-chirurgien en chef de l'hôpital général de cette ville, chirurgien consultant et correspondant de l'Institut impérial, et M. Jean-Abraham Albert, de Bremen, membre de l'Académie Joséphine, de Vienne, etc.

Les docteurs Caillaux, médecin à Bordeaux, Double, médecin à Paris, et Vieussenx, médecin à Genève et membre de la société royale d'Edimbourg, furent mentionnés honorablement.

Un candidat malheureux avait proposé un *spécifique* qu'il disait infaillible contre le croup : ce n'était rien autre chose que du *foie de soufre* alcalin, autrement dit du sulfure de potasse, récemment préparé et délayé dans du miel. « Tous les autres remèdes préconisés, affirmait-il, ne sont que des palliatifs. »

La commission, tout en ne donnant pas son approbation, invitait cet honorable confrère à envoyer un mémoire détaillé de ses observations, en même temps qu'elle promettait d'engager tous les médecins à expérimenter le produit qu'on voudrait bien lui soumettre.

Nous ignorons si, dans cette fin de non-recevoir, le candidat évincé vit une raillerie. Toujours est-il qu'il lança contre les commissaires un pamphlet des plus acérés où, entre autres traits, il glissait cette insinuation perfide :

« Vous prétendez que les auteurs des mémoires couronnés ont trouvé réellement le moyen de guérir le croup. Que n'en donnez-vous la preuve ?

« Le fils du valet de chambre (1) de S. M. l'Empereur et Roi vient de mourir de la diphtérie : comment les médecins attachés à la Cour et qui ont signé le rapport de la commission des prix, ne l'ont-ils pas tiré d'affaire ? »

La vengeance était anodine, mais le trait avait son venin.

(1) Le valet en question, Constant, conte, dans ses *Mémoires* (t. IV, p. 308 309), qu'il reçut la triste nouvelle au moment de descendre à la toilette. Il était trop accablé ce jour-là pour accomplir les devoirs de sa charge. Quand l'Empereur, étonné de ne pas le voir, connut la raison de son absence, il s'écria avec bonté : « Ce pauvre Constant ! Quelle horrible douleur ! nous autres pères, nous savons ce que c'est ! »

LA MALADIE DE NAPOLÉON III

I

Il n'est plus contesté aujourd'hui que les premières atteintes du mal auquel devait succomber l'ex-empereur remontaient à une époque antérieure de quelques années à la guerre fatale.

A la suite de sa détention au château de Ham, Napoléon avait conservé un état de santé précaire. Des hémorrhagies fréquentes, un flux hémorrhoïdaire abondant, des douleurs rhumatismales aux membres inférieurs, avaient contribué à entretenir une anémie persistante, qui ne laissait pas que de l'affaiblir beaucoup.

Ce n'est que vers 1863 que se seraient manifestés les premiers symptômes d'une affection des voies urinaires.

Lors d'un voyage fait en Suisse avec la famille impériale, Napoléon avait été victime d'un accident de voiture, qui lui fit courir, ainsi qu'à son entourage, les plus graves dangers. Une hématurie violente se déclara brusquement.

Des médecins appelés conseillèrent un repos de quelques semaines et l'amélioration fut promptement obtenue.

L'année suivante, l'Empereur faisait appeler auprès de lui, un matin, pendant les manœuvres du camp de Châlons, le baron Larrey.

« Il avait éprouvé dans la nuit, a conté l'éminent chirurgien, des accidents dont les signes, bien exposés par lui-même, révélaient absolument pour moi, comme c'eût été pour tout autre chirurgien, les symptômes de la pierre dans la vessie.

« La constatation du diagnostic restait seulement à faire par le cathétérisme. »

Une exploration fut proposée à l'auguste malade, qui s'y refusa avec énergie.

Les hémorrhagies reparaissaient quelques mois plus tard ; mais la consigne était le silence et l'expectation : on devait s'incliner devant des désirs qui ressemblaient à des ordres.

Les feuilles officieuses, de leur nature peu alarmistes, répandirent le bruit que le souverain avait des indispositions relevant de la goutte ou du rhumatisme, qu'elles étaient superficielles et passagères, qu'il n'y avait, en aucune façon, lieu de s'inquiéter.

En 1865, Napoléon III entreprenait une longue excursion en Algérie, sous le prétexte, hautement affirmé, d'accroître dans les régions africaines le prestige de la France, mais en réalité pour essayer de réparer sous un climat bienfaisant une santé de plus en plus chancelante.

Vers la fin de 1866, malgré tous les démentis officiels, les fonds d'Etat accusaient une baisse marquée ; la maladie de l'Empereur en était l'unique motif.

Dans l'entourage du souverain, on persistait à croire qu'un régime approprié suffirait à conjurer les accidents. Dans ce but, Napoléon se rendit à Vichy, demandant aux eaux alcalines, selon l'expression même du Dr C. James, « un soulagement qu'elles devaient d'autant moins lui procurer, qu'elles agissaient au contraire dans le sens du mal, en augmentant le volume du calcul par l'addition de nouvelles couches. »

Le Dr Guillon père, qui fut, à cette époque, appelé à donner ses soins au malade, ne constata qu' « un rétrécissement circulaire de la portion membraneuse de l'urèthre la plus rapprochée de la portion spongieuse. »

Une sonde à bout olivaire, d'un très petit calibre, passa sans trop de résistance, et la vessie fut vidée.

Bien que, dans l'après-midi et dans la nuit, l'urine eût repris son cours normal, le Dr Guillon crut devoir, le lendemain, dilater le canal, à l'aide d'une bougie de moyen calibre.

Le troisième jour, l'Empereur retournait à Paris, après avoir, par pure précaution et en vue du voyage, fait vider sa vessie au moyen d'une sonde ordinaire, introduite, cette fois encore, par le Dr Guillon.

Quelques jours plus tard, à la suite d'un nouveau cathétérisme, survint une prostatite, qui fut combattue par les moyens usuels, prescrits par le

Dr Guillon père, devenu chirurgien–traitant de S. M. (1).

L'Empereur dut interrompre le traitement de Vichy en pleine saison, rappelé à Paris par la préparation de l'Exposition universelle.

Le Dr Guillon (2), appelé de nouveau auprès de Napoléon III, avait exigé, avant de lui continuer son assistance (3), que le Président de l'Académie de médecine fût témoin des manœuvres chirurgicales qui pourraient devenir nécessaires. Cette prétention fut écartée (4).

(1) V. *France médicale*, du 15 janvier 1873.

(2) Cf. *Œuvres chirurgicales et médicales* du Dr G. GUILLON (père). Paris, J.-B. Baillière, 1879.

(3) Les honoraires destinés par l'Empereur à rémunérer les soins du Dr Guillon avaient été fixés par S. M. à une trentaine de mille francs ; ils furent réduits des deux tiers : cette somme, le Dr Guillon avait l'intention de la consacrer à la création d'un prix à l'Académie des Sciences. Les circonstances en décidèrent autrement.

(4) On se l'explique de reste : Napoléon III avait son chirurgien ordinaire, Nélaton, qui aurait malaisément toléré la présence d'un collègue (qu'il pouvait à bon droit considérer comme son inférieur) auprès de lui, en qualité de « consultant ».

Le premier chirurgien de l'empereur ne quittait guère à ce moment Paris, dans la crainte où l'on pourrait avoir besoin de lui aux Tuileries ; nous en avons la preuve évidente dans ce court billet, extrait d'une collection d'autographes (collection Dentu) :

Au général Rollin, 5 septembre 1866.

« Mon cher général,

« Je suis bien persuadé que S. M. l'Empereur n'aura aucun besoin de mes soins ; cependant je ne voudrais pas m'absenter sans vous donner le moyen de me prévenir immédiatement si contre toute probabilité l'Empereur désirait me voir.

« Je vais pour trois jours à La Fère en Tardenois (Aisne), chez M. Adolphe Moreau... une dépêche adressée à la station de Varenne me parviendra promptement et je reviendrai immédiatement.

Quoi qu'il en soit, l'Empereur ne tarda pas à voir renaître les symptômes de son affection vésico-urinaire. Les hématuries reparurent, comme avant le traitement thermal et l'intervention du D{^r} Guillon (1).

A la suite de l'une de ces hématuries, les urines restèrent pendant un an muco-purulentes (2). Le mal faisait évidemment des progrès, que la science allait être impuissante à enrayer.

On s'explique dans une certaine mesure que Napoléon professât à l'égard de la médecine un scepticisme qui n'était pas de surface et pour les médecins un dédain qu'il ne cherchait pas à dissimuler.

Il appréciait la fidélité et le dévouement de ces derniers, tout en refusant de reconnaître leur habileté ou leur science.

« Je répète que, dans ma pensée, le soin que je prends sera très certainement inutile, mais je profite de cette bonne occasion pour vous assurer de nouveau, général, de ma haute considération et de mes sentiments bien affectueux.

« NÉLATON. »

(1) Dans une lettre, en date du 3 mars 1901, le D{^r} Paul Guillon, petit-fils du médecin de Napoléon III, nous faisait savoir qu'il possédait « des documents absolument inédits », capables d'éclaircir, « d'une manière irréfutable, certains points obscurs de la question. »

Ces documents sont « des notes manuscrites, prises au jour le jour sur son carnet », par le grand-père du D{^r} Paul Guillon, « en 1866, à Vichy et à Biarritz, où il fut appelé à examiner l'Empereur et à lui donner ses soins. »

Par convenance, le D{^r} P. Guillon remet la publication de ces pièces « au moins après la mort de l'Impératrice. » On peut donc espérer les lire quelque jour.

(2) Consultation du D{^r} G. Sée, publiée plus loin.

Cette attitude de défiance et de doute rendait particulièrement délicate la tâche de ceux qui avaient la charge de la santé du Souverain.

Au mois d'août 1869, une crise aiguë, plus prolongée que les précédentes, faillit vaincre les scrupules et les hésitations des médecins. Pour la première fois, le Dr Ricord (1) fut appelé au chevet du malade. Il n'était plus possible de donner le change au public, sur le siège et la nature de l'affection dont souffrait l'Empereur.

A cette époque, les visites des médecins se multiplièrent. Une fois même, le Dr Fauvel dut passer une nuit entière au château.

Il fut un moment question d'appeler le Dr Chélius, célèbre spécialiste allemand ; on le fit venir même à Paris.

Le Dr Caudmont, élève de Civiale, qui passait pour un praticien d'une habileté consommée, avait également fait offrir ses services. On les avait déclinés, les jugeant inutiles, et aussi parce qu'on attribuait au docteur des opinions républicaines (2).

Pendant ce temps, les journaux publiaient les notes les plus contradictoires. L'opposition ne manquait pas de les relever et de s'en faire une arme de parti.

La presse étrangère, moins tenue à la discrétion, ne

(1) C'est aux Eaux-Bonnes (et non à Bourbonne-les-Bains, comme certains l'ont écrit) que l'Empereur avait appelé pour la première fois Ricord, en même temps que Nélaton et Vigla ; alors médecin à l'Hôtel-Dieu.

(5) *La maladie de l'Empereur*, par Alf. DARIMON.

cachait pas la vérité. « Un sondage a été pratiqué, lisait-
on dans l'*Indépendance belge*, et a donné des résultats favorables. »

Le *Journal officiel* continuait, à peu près seul, à démentir « ces bruits inexacts », affirmant que « les douleurs rhumatismales de Sa Majesté tendaient à disparaître. »

La version populaire était indécise (1).

(1) C'est à qui enverrait à l'Empereur malade une recette « in
faillible » pour procurer la guérison. Les Allemands se distinguè-
rent entre tous dans ce steeple-chase d'un nouveau genre.

Un certain Stoff, assesseur au collège de Mittau, a été guéri, à l'âge
de 71 ans, d'un catarrhe de la vessie, tout bonnement avec une in-
fusion de chiendent : il conseille le chiendent à l'Empereur.

Un instituteur, du nom de Sturm, a copié un vieux manuscrit de
Roger Bacon, et y a trouvé un remède contre les maladies de la
vessie.

Zeh, un ancien maître d'école, offre de soigner l'impérial malade
par un procédé à lui particulier.

Beran (Samuel), teneur de livres, offre une liste de ses remèdes,
dont voici le dernier : « faire calciner une dent de cheval, la pré-
« parer avec soin et en boire, dans de l'eau chaude, ce qui peut te-
« nir sur la pointe d'un couteau. »

Dommerque, à Ahrtweiler, recommande, pour la santé de l'Empereur, le vin d'Ahr.

Maier, ancien militaire, télégraphie aux Tuileries : « Je guéris la
prostate, si la maladie n'a pas les symptômes du cancer. »

Rudolph, stucateur, écrit que, dans sa famille, les maladies de la
vessie sont héréditaires, mais qu'on y possède le secret d'un remède
souverain contre elles. Il offre d'en envoyer ou d'en apporter lui-
même une bouteille à Paris, et il compte sur la reconnaissance du
malade.

Un marchand, du nom de Sirbul, supplie l'Empereur de faire usage
de limaçons séchés dans un pot de terre et pulvérisés.

Mais la palme appartient incontestablement au magnétiseur Vo-
gel.

Tandis que les uns croyaient à des accès de rhumatisme ou de goutte, d'autres, voulant paraître mieux informés, chuchotaient gravement que l'Empereur était atteint d'une maladie de la moelle épinière, ou même d'une affection spécifique : la présence du Dr Ricord dans les conseils médicaux du souverain n'était pas pour infirmer cette hypothèse.

Comment d'ailleurs le public eût-il été exactement renseigné, alors que les médecins n'arrivaient pas eux-mêmes à tomber d'accord ?

« Daigne V. M., écrit ce thaumaturge : 1º écrire le nom de votre défunt père ; 2º celui qui vous est propre ; 3º envoyer une chemise sale (*sic*), mais portée par vous ; 4º faire une collection de rognures de cheveux, poils et ongles de toutes les parties du corps ; envelopper le tout dans un linge blanc de trois pouces carrés et en faire une sorte de saucisse ; 5º appeler un chirurgien et faire extraire du pied quelques gouttes de sang, trois ou quatre, et en imbiber le linge ci-dessus ; 6º à partir de ce moment, garder *sans faute* la première urine, précieusement l'introduire dans la vessie d'un porc récemment tué, et la suspendre ainsi dans une cheminée pendant deux mois ; enfin, enterrer le tout ensemble dans un fumier. Ce remède est souverain. » (26 sept. 1869).

On compte, dans le livre de M. Bordier (*L'Allemagne aux Tuileries, de 1850 à 1870*), analysé par notre confrère Chéreau (*Union médicale*, 23 mai 1872), pas moins de 122 correspondants allemands, qui envoient à la Majesté détraquée des consultations, des recettes, des conseils ; on constate avec satisfaction, que, sur ce nombre, il n'y a que 11 médecins gradués. L'amour-propre professionnel est à peu près sauf

II

Au printemps de 1870, on se décidait à faire appel aux lumières d'un jeune professeur de la Faculté, le D' Germain Sée.

Germain Sée fut avisé, dans le plus grand mystère (1), d'avoir à se rendre à Saint-Cloud.

(1) En arrivant dans son coupé à la grille du palais, le concierge fit signe au cocher d'arrêter. Au même instant, M. Piétri, secrétaire, arrivant à la grille, priait le professeur de descendre de sa voiture et de monter dans un simple fiacre, qui attendait là tout exprès, et qui le conduisit de la grille au palais. Cette précaution avait pour but de ne pas faire connaître au public la visite d'un professeur de la Faculté. On avait agi de même quelques années auparavant.

« La première fois que je fus mandé aux Tuileries, a relaté Ricord, « tout le monde ignorait ma visite, puisque l'envoyé du palais fut « reçu par moi seul, le matin même, et que, quelques instants « après, je me rendais au palais. Or, la Bourse baissait ce jour-là, « sur la simple nouvelle de ma visite, nouvelle répandue je ne sais « par qui. » (Relation du D' Barré).

Cette relation fut publiée originairement dans le *Journal de la Santé*, en 1889, ainsi qu'en témoigne la lettre inédite suivante, adressée par le D' Barré au D' Duval, aujourd'hui décédé, et qui nous communiqua jadis ce document

45, rue de Saint-Pétersbourg,

Paris, 18 mai 1896.

« Mon cher confrère et excellent ami,

« Dans son numéro du 14 mai, le journal, le *Figaro*, dans quelques lignes consacrées à la mort du professeur G. Sée, manifestait

Le Dr Barré nous a conservé, en termes d'une fidélité saisissante, la physionomie de cette entrevue. En arrivant

le regret de n'avoir pas de détails sur la consultation qui eut lieu au palais de Saint-Cloud, le 1er juillet 1870.

« J'avais précisément fait paraître un article, en 1889, dans le *Journal de la Santé*, pour donner des détails inédits sur cette célèbre consultation. Ces détails m'avaient été fournis par les deux éminents maîtres qui faisaient partie de cette consultation, Ricord et G. Sée.

« En envoyant cet article au *Figaro*, je l'accompagnai d'une lettre qui n'a pas été publiée et dans laquelle je disais que ce récit avait été fait à la table du Dr E. Duval, en présence de vingt convives, parmi lesquels, vous, le maître de céans, les professeurs G. Sée et Ball, le Dr Ricord, Dr Corlieu, etc., etc.

« Je ne me rappelle pas si le Dr Péan assistait à ce diner.

« Au dessert, Ricord et Germain Sée prirent tour à tour la parole et pendant deux heures nous racontèrent ce drame historique.

« Vous vous le rappelez ; aussi, quel silence dans votre salle à manger, quelle émotion poignante nous étreignait tous, pendant que les deux maîtres racontaient cette séance désormais historique ! A cette époque j'étais le plus jeune de la réunion et l'on me pria de prendre des notes ; ce que je fis. Ces notes, rédigées la nuit, en sortant de chez vous, je les soumis le lendemain à Ricord, qui m'envoya le mot suivant de Germain Sée (mot que je conserve) :

« *C'est parfaitement exact, merci !* »

« Jamais cet article ne fut démenti.

« Pourquoi l'eût-il été ? En effet, je n'étais que le narrateur *impartial* de ce que je venais d'entendre, et tous les convives de ce diner approuvaient la fidélité du récit qui avait été fait.

« Ricord et G. Sée vivaient encore et on aurait pu protester auprès d'eux. Aucune protestation ne se produisit.

« Dans cette relation si fidèle, je ne me serais pas permis de formuler la plus légère critique contre Nélaton, qui est une des gloires de la chirurgie française et dont j'ai eu l'honneur de suivre les cours. Nélaton devait connaître la maladie de l'Empereur, ce qui résulte de sa réponse à G. Sée.

« Cette célèbre consultation, je le répète, nous fut racontée à votre table, en présence de vingt personnes dont la plupart vivent

dans le cabinet de l'Empereur, le Dr Sée fut frappé par la vue d'un immense bureau, sur lequel étaient rangées plusieurs éprouvettes remplies d'urine.

— Sire, dit-il, le contenu de ces éprouvettes est de ... ?

— Oui, monsieur, dit simplement le souverain.

Le diagnostic était fait dans l'esprit du professeur (1) : l'Empereur avait la pierre.

encore et seraient désolées de ne pas continuer. Il n'y a donc aucun doute à avoir sur l'authenticité du récit. Quant à la fidélité des souvenirs de Ricord et de G. Sée, nul de nous ne se permettrait d'y contredire.

« Votre bien dévoué,

« Dr E. Barré. »

(1) D'après le récit publié par notre sympathique et distingué confrère, Charlier-Tabur, dans le journal *Le Temps*, au lendemain de la mort de G. Sée, celui-ci aurait deviné l'existence de la pierre chez Napoléon III, dès 1865.

« En 1865, conta Germain Sée, l'Empereur venait de terminer une cure à Plombières et il se trouvait, le 15 août, au camp de Châlons, où l'Impératrice devait le rejoindre.

« Il était question, dans les sphères de la cour, d'un voyage presque incognito, que les souverains devaient faire sur les bords du lac de Constance et d'une excursion à Arenenberg, que l'Empereur n'avait pas revu depuis de longues années.

« Le hasard voulut que, mandé en consultation à la même époque, chez un personnage officiel de Châlons, je me trouvasse dans cette ville.

« Je profitai de ce voisinage pour me rendre au camp serrer la main à mon vieil ami, le professeur Sédillot, décédé depuis Inspecteur des armées, membre de l'Académie et alors Directeur de l'Ecole de santé militaire de Strasbourg.

Je le trouvai chez Larrey, avec lequel nous déjeunâmes.

« Au cours de ce déjeuner, Larrey nous fit le récit d'un accident de syncope, que l'Empereur avait eu quelques jours auparavant.

Le médecin examina néanmoins son malade avec soin, le palpa, l'ausculta attentivement, mais ne trouva, en dehors de la vessie, aucune lésion appréciable.

Bien que fervent républicain, Germain Sée fut retenu à déjeuner au palais.

Après le repas, *en présence de l'Impératrice*, la conversation se poursuivit entre l'Empereur et son hôte.

— En somme, docteur, quelle maladie me trouvez-vous? Suis-je atteint d'une affection du cœur ou de la moelle, comme on le dit partout et chaque jour?

— Sire, répond G. Sée, rien de tout cela. La vessie seule est atteinte, mais je ne serais point fâché d'avoir à cet égard une consultation avec des confrères spécialistes.

Après bien des tâtonnements, bien des hésitations, la consultation fut décidée, pour le 1er juillet suivant.

Les médecins consultants étaient : les Drs NÉLATON, RICORD, FAUVEL, G. SÉE et CORVISART.

On a cité à tort les noms des Drs Conneau, Rayer, Bouillaud, Michel Lévy, etc. La pièce que nous avons euc

Puis, entrant dans des considérations techniques, il dépeignit minutieusement et cliniquement les manifestations qu'il avait constatées chez son malade.

« La peinture que nous fit Larrey nous fit penser, Sédillot et moi, — nous nous confiâmes nos impressions une fois sortis — à la possibilité d'un calcul vésical.

« Quatre ans se passèrent, lorsque, le 20 juin 1870, sur les instances de la duchesse de Mouchy, qui, en diverses occasions de ma carrière, m'avait rendu service, je fus appelé en consultation à Saint Cloud... »

sous les yeux, et qui a été publiée par l'*Union médicale* du 9 janvier 1873, ne laisse aucun doute à cet égard.

Le diagnostic et le traitement furent arrêtés d'un commun accord, malgré les divergences (1) qui avaient pu se produire au cours de la délibération.

Le professeur Sée réclama, comme étant le plus jeune

---

(1) **La** discussion fut longue, sérieuse, passionnée, a écrit le Dr Barré : Corvisart et Conneau soutenaient que l'Empereur avait seulement du catarrhe de la vessie. Nélaton semblait être de leur avis. Au contraire, Ricord et G. Sée affirmaient qu'un calcul seul pouvait produire ces désordres.

— Il **y a** longtemps, dit Ricord, que cet homme devrait être sondé !

— Mais, dit Nélaton, pourquoi recourir à ce moyen douloureux ? l'Empereur va bien en ce moment ; pourquoi le tourmenter et l'effrayer ? Laissons lui passer la bonne saison ; il sera toujours temps de recourir à ce moyen au commencement de l'automne.

— Cependant, insista le Dr Sée, si l'Empereur occupait, en qualité de malade ordinaire, un lit de votre salle d'hôpital, que feriez-vous demain matin à la visite ?

— Je le sonderais, répondit Nélaton.

— Pourquoi, ajouta Sée, encourir une telle responsabilité et ne pas le faire de suite ?

— Mon cher confrère, dit Nélaton, vous êtes encore bien jeune ; vous ne savez pas ce que c'est que de soigner un souverain ; ce n'est pas un malade comme un autre : il faut savoir attendre et dissimuler quelquefois son diagnostic.

En réalité, Nélaton connaissait l'existence de la pierre chez son auguste client, mais s'il a recommandé de temporiser, c'est qu'il était persuadé, qu'à cette époque, l'opération n'était pas *indiquée*, comme nous disons dans notre jargon technique.

D'ailleurs, la marche de la maladie devait lui donner raison. Tant qu'on a laissé dormir en paix l'impériale pierre, Napoléon III a vécu, en dépit de tous ses tourments moraux ; le jour où on s'est avisé de la broyer, la mort ne s'est pas fait attendre.

des médecins présents, l'honneur de rédiger la consultation.

Le Dʳ Conneau fut invité à la faire signer par tous les consultants et *à la communiquer à l'impératrice.*

Voici quelles étaient les conclusions de cet important document (1) :

« Une maladie, caractérisée par ces trois phénomènes :

« 1⁰ Hématuries répétées ; 2⁰ Urines purulentes depuis près de trois ans, avec des alternatives plus ou moins marquées ; 3⁰ Dysurie fréquente, caractérisée par le spasme ou par l'inertie de la vessie, ne peut être rapportée qu'à une *pyélocystite calculeuse...*

« C'est pourquoi nous considérons comme nécessaire le cathétérisme de la vessie à titre d'exploration, et nous pensons que le moment est opportun, par cela même qu'il n'y a en ce moment aucun phénomène aigu. »

III

Le Dʳ Conneau s'est-il acquitté de sa double mission : faire signer la consultation par tous les médecins qui y

(1) V. p. 209, la pièce dans son intégralité, et ne pas oublier qu'elle ne fut revêtue que de la signature de G. Séo (récit de Barré.)

avaient assisté ; communiquer le document à l'Impératrice ? nous pénétrons, il faut bien l'avouer, dans le domaine des conjectures.

Ricord, qui a eu occasion de s'en expliquer plusieurs fois, assurait que Nélaton avait refusé d'apposer sa signature, donnant ainsi l'exemple de l'abstention à ses collègues.

D'autre part, le Dr Conneau s'est défendu avec énergie d'avoir gardé par devers lui une pièce dont il appréciait toute l'importance.

Quand on retrouva, dans les papiers de l'Empereur, l'original de la consultation du 1er juillet, le prince Napoléon se serait mis à interpeller brusquement le malheureux docteur :

— J'ai montré la pièce à qui de droit et en temps utile, répliqua timidement le Dr Conneau, en baissant la tête.

— Et que t'a-t on répondu ?

— On m'a répondu : *le vin est tiré, il faut le boire* (1).

Dans la bouche de ce fidèle serviteur de l'Empire, ces paroles, si elles étaient vraies, constitueraient contre l'Impératrice la plus accablante déposition. En tout cas, il paraît peu vraisemblable *a priori* que l'Impératrice ait été la seule à ignorer ce que dix personnes et plus pouvaient répéter.

(1) Darimon, *op. cit.*, p. 31.

IV

Quand le Dr Thompson fut appelé, en janvier 1873, à broyer le calcul vésical de l'Empereur, on ne manqua pas de dire, et nos voisins d'Outre-Manche contribuèrent à accréditer ce bruit, que les médecins français avaient méconnu la vraie maladie de Napoléon III.

Le document, auquel nous avons fait allusion plus haut, et que nous publions ci-après, répond victorieusement à ces mensongères allégations.

Ce document, qui est le texte même de la consultation, retrouvée aux Tuileries, le 4 septembre, et qui fut publiée avec d'autres papiers secrets, émanant de la même source, le voici :

DIAGNOSTIC

1° Hyperesthésies cutanées et musculaires d'origine anémique.

Ces hyperesthésies se caractérisent par des douleurs superficielles de la peau des cuisses, douleurs qui s'exaspèrent au moindre toucher, diminuent au contraire par la pression et reviennent sous les influences les plus variées, particulièrement du froid.

Dans les muscles, près des articulations des pieds, on retrouve une grande sensibilité, soit spontanée, soit provoquée, des attaches musculaires, et cette sensibilité, sous forme d'élancements, reparait aussi parfois sous l'influence du froid. Ceci ne prouve pas leur nature rhu-

matismale ; tout ce qui est provoqué par le froid n'est pas rhuma-
tique. Le malade n'a jamais eu de rhumatisme articulaire, bien que
ces douleurs datent déjà de vingt ans, c'est-à-dire d'une époque où
il y a eu deux graves causes d'anémie. Ces hyperesthésies nervo-
musculaires sont, en effet, presque toujours dues à l'anémie.

2° L'anémie, dont il reste à peine des traces autres que ces douleurs, a été bien plus caractérisée autrefois ; elle était due à une
captivité de six ans, c'est-à-dire à une aération insuffisante et aux
influences morales.

Une cause physique est venue s'ajouter à ces diverses causes
d'anémie : c'est un flux hémorrhoïdal assez considérable, et surtout
presque permanent pendant six ans.

Aujourd'hui l'anémie a presque disparu ; il n'y a pas de souffle
dans les vaisseaux ni dans le cœur ; les battements du cœur et les
bruits de l'organe sont faibles, mais parfaitement réguliers ; il n'y
a pas de traces de palpitations, et s'il y a eu des syncopes autrefois, cela prouve qu'il existait encore de l'anémie, mais pas de
maladie de cœur, comme cela aurait eu lieu dans le rhumatisme.

3° Quelques phénomènes goutteux se sont montrés, çà et là, dans
les jointures des pieds, et récemment encore, mais sans rhumatisme,
sans autre complication intérieure qu'une lésion de la vessie. Il y a
bien de temps à autre du ballonnement du ventre, quelquefois de
la susceptibilité de l'estomac et des intestins, mais c'est là le fait
habituel aux hémorrhoïdaires.

Nous concluons donc, en disant que les troubles digestifs, de
même que les douleurs périphériques, sont dues aux hémorrhoïdes
et à l'anémie consécutive ; mais il reste à interpréter la lésion de la
vessie.

4° Altération des voies urinaires.

Depuis cinq ans, il y a eu quatre hématuries ; à la suite de celle
de 1867, les urines sont restées pendant un an muco-purulentes,
puis elles se sont éclaircies ; et depuis le mois d'août 1869, où il y
a eu des accidents aigus et graves dans les organes urinaires, les
urines ont constamment contenu une certaine quantité de pus
évaluée au minimum à 1/40, et pendant la période aiguë à 1/4 ou
à 1/3 de la totalité des urines.

Très souvent aussi il y a eu de la dysurie, de la lenteur très
marquée pour uriner le matin, d'autres fois des interruptions du
jet du liquide, et par moments il y a eu des difficultés telles qu'il
a fallu recourir à la sonde ; c'est ce qui est arrivé à Vichy il y a
trois ans, et au mois d'août 1869.

Il est à noter aussi que, depuis ce temps, l'équitation et les secousses de la voiture réveillent souvent des douleurs dans les reins
ou dans le bas-ventre, ou au fondement.

Or, une maladie caractérisée par ces trois phénomènes : 1º hématuries répétées ; 2º urines purulentes depuis près de trois ans, avec
des alternatives plus ou moins marquées ; 3º dysurie fréquente, caractérisée par le spasme ou par l'inertie de la vessie, ne peut être
rapportée qu'à une *pyélocystite calculeuse.*

S'il n'y avait eu que les urines purulentes, on aurait pu songer à
un simple catarrhe.

Si l'on n'avait pas à tenir compte de ce qui s'est passé avant
le mois d'août 1869, on pourrait penser à un abcès périvésical ouvert
dans l'urèthre.

Mais les hématuries antérieures, mais la persistance de la purulence des urines depuis un an, le retour fréquent de la dysurie et
l'augmentation des douleurs par les secousses, doivent faire songer
à une cystite d'origine calculeuse, que ce calcul soit placé et encha-
tonné dans la vessie, ou qu'il ait eu son siège primitif dans les
reins.

Il y a eu, d'ailleurs, de temps à autre, un excès d'acide urique et
d'urates dans les urines.

C'est pourquoi nous considérons comme NÉCESSAIRE le cathétérisme
de la vessie à titre d'exploration, et nous pensons QUE LE MOMENT EST
OPPORTUN, par cela même qu'il n'y a actuellement aucun phénomène
aigu.

Si, en effet, la dysurie ou la purulence, ou les douleurs augmen-
taient ou reparaissaient, on aurait à craindre de provoquer par
l'exploration une inflammation aiguë.

Professeur G. Sée,

Paris, 3 juillet 1870.

LA SANTÉ DE L'EMPEREUR A-T-ELLE INFLUÉ SUR LES ÉVÉNÉMENTS EN 1870 ?

(Témoignages et opinions de MM. Emile Ollivier, Alf. Duquet, Paul de Cassagnac, Paul et Victor Margu
ritte, Dr Théophile Anger.)

I

L'effroyable catastrophe qui amena la chute de l'empire a laissé dans les esprits une impression qui n'est pas près de s'effacer.

Un point sur lequel la lumière reste à faire, c'est le rôle véritable joué par l'Empereur dans cette campagne néfaste, et le degré de responsabilité qui lui incombe dans la genèse et la marche de ces événements tragiques, qui ont abouti à l'un des plus terribles désastres qu'ait enregistrés l'histoire.

La défaite de Sedan, on l'a depuis longtemps indiqué, ne fut point un accident imprévu, mais l'aboutissement fatal d'une longue série de fautes, dont l'empereur ne

doit pas seul supporter le poids, et où la France entière
a sa part, parce que, tout entière, elle fut complice de
l'aveuglement qu'on a imputé au seul chef dirigeant (1).

Chef dirigeant, l'expression est-elle bien exacte ?

Chef militaire, Napoléon III le fut bien peu, (2) se ral-
liant presque toujours au dernier avis exprimé ; il n'eut
pas davantage la fermeté et la résolution dont un chef
d'Etat aurait dû faire preuve en de telles conjonctures.

(1) **La guerre entre Allemands et Français**, a écrit M. Arthur
Chuquet (*La guerre de 1870-71* ; Paris, 1895), était *inévitable* et
dès 1866, les esprits perspicaces pressentaient qu'elle éclaterait au
moindre incident.

« Cette guerre fatale, cette guerre qui, selon le mot de Gambetta,
devait vider la question de prépondérance entre la France et l'Allemagne, tout le monde la voulait. Depuis trois ans, l'Impératrice
pressait le ministre, soit Niel, soit Le Bœuf, de mettre l'armée en
mesure, et plus d'une fois elle avait dit que son fils ne régnerait
pas si le malheur de Sadowa n'était effacé. Le maréchal Niel disait
volontiers qu'on n'était plus en paix et qu'entre la Prusse et la
France n'existait qu'une espèce d'armistice. La France se jugeait
amoindrie par les agrandissements démesurés de la Prusse et brû-
lait de prendre une revanche d'amour-propre, de donner une leçon
à l'ambitieuse nation qui l'offusquait, d'humilier cette parvenue.
Thiers lui-même, tout en trouvant l'occasion détestablement choisie,
avouait qu'il désirait plus que personne la réparation des événements de 1866... »

(2) Cf. dans la *Chronique médicale*, l'article de notre collaborateur Callamand (*Chronique*, 1901, p. 463). Nous en reproduisons
seulement les conclusions :

« Lorsque Napoléon Ier était souffrant un jour de bataille, comme
à Borodino, l'action s'en ressentait gravement, car les généraux
n'obéissaient qu'à l'inspiration du maître. En 1870, la situation
était toute différente. Napoléon III ne se mêlait en rien des opérations militaires. Son action fut purement politique, administrative
et diplomatique. Sur le terrain stratégique, la responsabilité des

Doit-on lui faire grief de s'être précipité sans réflexion dans une guerre qui pouvait, dit-on, être retardée ? Et d'abord, cet ajournement était-il possible en présence d'un mouvement d'opinion aussi nettement prononcé ?

Y avait-il, du reste, prétexte à le motiver, à le légitimer ? Pour répondre à ces questions, il est nécessaire de rappeler brièvement des faits connus, mais dont, ce nous semble, on n'a donné jusqu'ici qu'une fausse interprétation.

II

Nous venons de dire que, le 1ᵉʳ juillet 1870, des personnalités éminentes du corps médical s'étaient réunies au palais des Tuileries, pour délibérer sur l'état de santé de Napoléon III. Quand des médecins discutent, il est rare qu'ils tombent d'accord. Tandis que deux d'entre eux se prononçaient en faveur d'une opération, d'une exploration de nature spéciale, les trois autres conseillaient l'abstention.

Quoi qu'on ait dit à ce sujet, il nous apparaît, à cette heure, que ceux-là étaient bien inspirés, qui rejetaient toute intervention, puisque l'empereur devait survivre

désastres de 1870 incombe uniquement à Mac-Mahon et à Bazaine, puis en seconde ligne à Frossard, de Failly et Wimpfen. »

quelques années. Qui pouvait répondre, au contraire, de l'issue d'une opération, si habilement conduite fût-elle ?

Y avait-il ou n'y avait-il pas urgence à opérer ? C'est le point essentiel à élucider. Ceux qui ont conclu pour la négative l'ont apparemment fait en connaissance de cause. Nélaton, aussi bien que Germain Sée (1), savait que l'empereur avait depuis longtemps la pierre ; s'il n'a pas jugé utile de pratiquer l'extraction, c'est, nous y insistons, qu'il y avait avantage, pour l'impérial patient, à laisser (on nous permettra cette expression) le bistouri au fourreau.

Que devient, dès lors, l'accusation portée contre l'impératrice (2), d'avoir dissimulé la fameuse consultation des

(1) Si l'on veut apprécier le rôle de G. Sée, on devra se référer à ce qui en a été dit dans la *Chronique médicale*, 1901, p. p. 190, 391, 528, 559.

(2) « Sans doute l'Impératrice, nous écrivait naguère le Dr Callamand (*Chronique*, loc. cit.), a subi l'entraînement général et n'a pu se soustraire aux fatalités historiques :

Fata volentem ducunt, nolentem trahunt.

« Cependant, au milieu du désastre, elle montra une résolution digne du sang espagnol, de cette race qui n'a jamais enfanté ni un philosophe ni un savant, mais à qui les hommes d'énergie n'ont jamais manqué.

« Malgré nos premiers revers, l'Impératrice ne voulut pas que son mari revînt à Paris. D'ailleurs, le ministre Palikao la conseillait et l'encourageait. Il suppliait l'Empereur de secourir Bazaine, d'envoyer l'armée de Mac-Mahon rejoindre l'armée de Metz, d'opérer ainsi contre les Prussiens, dont il affirmait l'épuisement, une grande e efficace diversion. Un tel plan, au jugement de M. Chuquet et e gens compétents, un tel plan était génial. L'Impératrice eut to

Tuileries, de l'avoir cachée au principal intéressé ? Outre qu'il n'est aucunement prouvé que l'empereur n'en ait pas eu connaissance, il paraît bien avéré que cette révélation n'eût rien empêché.

Tel est, du moins, l'avis d'une personnalité qui a été mêlée de près à ces graves événements, et qui a bien voulu nous adresser la lettre suivante :

« 1° L'Empereur avait, en 1870, la pierre (1), à ce point que l'activité physique, intellectuelle et même morale était complètement paralysée : c'est ce qui explique les revers du début de la campagne (2).

au moins l'honneur de le comprendre et de le faire adopter. Et ce n'est pas sa faute, *si le chef qui devait l'exécuter ne fut pas à la hauteur de la conception.* »

(1) Dans une lettre écrite par l'Impératrice, de Chislehurst, Camden Place, le 8 janvier 1873, à Mme Cornu — lettre que nous avons eue sous les yeux — l'Impératrice fait connaître à sa correspondante que son « cher malade » vient d'être examiné par Sir Henry (Thompson) et W. Girle, et que les praticiens ont reconnu l'existence d'une pierre grosse « comme un marron » ; qu'ils se sont montrés fort surpris que Napoléon ait pu rester, avec cela, *cinq heures à cheval le jour de Sedan* ; qu'ils ne pouvaient le croire.

Elle dit ensuite quelles souffrances horribles a endurées le patient, qui supporta son mal stoïquement.

« Il faut que l'Empereur ait été mille fois héroïque, se serait écrié sir Henry Thompson, pour être resté à cheval pendant la bataille de Sedan : l'agonie a dû être constante et je n'ai jamais rien connu de semblable. »

(2) Cette opinion de M. Emile Ollivier ne lui est pas personnelle : elle est partagée par les Drs Sécheyron et Onimus (*Chronique*, 1904, p. 527-528, etc., 392), et par le Dr Maeson, de Lyon (V. son livre : *La Sorcellerie et la Science des Poisons au xviie siècle*), qui émet à cet égard des aperçus assez originaux.

« 2° Le prince Napoléon a prétendu que l'Impératrice avait connu la consultation : elle le nie. Je n'ai pas d'opinion personnelle.

« *3° La connaissance de la consultation n'aurait probablement pas empêché la guerre, qui était la réponse obligée à un outrage prémédité, mais elle aurait certainement changé les conditions dans lesquelles elle a été faite et la distribution des commandements.*

« 4° L'impératrice n'a jamais dit : « Cette guerre est ma guerre. »

« Emile OLLIVIER. »

La même opinion nous a été exprimée par M. Alfred Duquet, l'historiographe le plus autorisé de la guerre de 1870.

« Quant a la consultation médicale du 1er juillet 1870, je pense que le conseil des ministres l'a tenue secrète. Et, de fait, la divulgation de l'avis des savants professeurs, eût été d'une suprême imprudence politique.

« Reste la fameuse phrase de l'impératrice : *C'est ma guerre à moi.* Certes, le propos n'a pas manqué d'être répété, écrit maintes et maintes fois, maudit par les mères et par les bons Français. Seulement, a-t-il été tenu ? Je ne crains point de répondre nettement : Non.

« En cela, je ne suis pas influencé par mes sentiments à l'égard de l'impératrice Eugénie, pour laquelle j'ai toujours eu de l'antipathie en raison de sa frivolité, de sa

futilité ; mais j'ai le malheur, en ce temps de voltes-faces
et de compromissions, de ne jamais cacher la vérité, même
contre mon propre intérêt, mes propres désirs, et je con-
fesse n'avoir pas eu sous les yeux une preuve écrite sérieuse ou une affirmation orale décisive au sujet de cette
abominable déclaration. A moins de nouveaux éléments
de conviction, c'est la thèse que je soutiendrai quand je
raconterai les origines de la guerre de 1870-1871, après
avoir terminé le récit des sanglants combats et des gi-
gantesques capitulations de l'année terrible.

« Alfred DUQUET. »

Ainsi, M. Duquet, comme Emile Ollivier, c'est-à-dire
deux hommes vivant aux deux pôles de la politique, sont
d'accord pour déclarer que l'impératrice n'a pas prononcé
le mot néfaste qu'on lui attribue ; mot vraisemblablement
apocryphe et fabriqué après coup, comme tant d'autres
mots prétendus historiques.

III

Quant à la question de savoir si l'Impératrice a ou
non communiqué le document médical au conseil
des ministres, cela n'a qu'une importance secondaire.

La guerre était décidée en principe ; elle était réclamée

par la nation : on ne pouvait aller à l'encontre du sentiment public.

La consultation — et c'est un point de vue qui n'a pas
été envisagé jusqu'ici, croyons-nous — n'avait pas été
provoquée, d'ailleurs, en vue de la prochaine campagne, à
laquelle on ne se préparait pas encore. On avait sollicité
l'avis des médecins sur une maladie *qui durait depuis
longtemps déjà*, les premiers symptômes remontant,
comme nous l'avons établi plus haut, à plusièurs années ;
ce ne fut donc qu'une coïncidence.

C'est ce qu'a bien voulu nous exprimer, en termes
formels, le regretté Paul de Cassagnac, *sous la dictée*
duquel nous avons écrit les lignes qui suivent :

« *Il n'y a aucune corrélation entre la guerre, ses res-
ponsabilités et l'état de santé de l'empereur.*

« La seule corrélation vraie, exacte, c'est l'aggravation
de son état par la campagne, à tel point que l'empereur,
qui était un cavalier admirable, qui adorait le cheval à en
abuser, dans la retraite sur Sedan, et à ma connaissance,
n'est monté à cheval que pendant la bataille ; tout le reste
du temps il est allé en voiture.

« Pendant la bataille de Beaumont, nous étions à Mouzon, où l'empereur s'est promené trois quarts d'heure à
mon bras, moi l'aidant à marcher. C'est moi qui l'ai aidé
à monter à cheval à Mouzon (1), et tout ce qu'il a pu faire,

(1) Napoléon pouvait à peine se tenir en selle ; pendant les deux
jours qui ont précédé la bataille de Sedan, l'Empereur urinait du

c'est d'aller de Mouzon à Carignan, soit six kilomètres.

« Sa figure avait des contractions qui accusaient les plus vives souffrances, en même temps que la pression de son bras sur le mien m'indiquait quelle douleur il éprouvait.

« Pendant la bataille de Sedan, je l'ai vu tenant un arbre à pleins bras (1), essayant de la sorte de se raidir contre la souffrance qui le torturait : ceci se passait à côté du pont de Mézières.

« Enfin c'est moi qui l'ai mis en voiture. Il a fait à peu près trente mètres à pied à mon bras, dans la cour de la sous-préfecture, pouvant à peine se traîner.... »

IV

Le mauvais état de santé de l'empereur ne pouvait-il avoir sur l'issue de la campagne de funestes conséquences ? Quelques historiens de la guerre répondent affirmativement (2).

« Il est certain, nous écrivait récemment M. Duquet,

sang presque pur (Dr C. JAMES, *Causes de la mort de l'Empereur*, p. 33.)

(1) A plusieurs reprises, durant la matinée, on l'avait vu prêt à succomber sous la douleur physique, s'appuyer contre les arbres pour se soutenir debout (LEROY-D'ABRANTÈS, *Essai sur la Régence de 1870*, p. 331).

(2) Cf. à cet égard, les opinions contradictoires des médecins, exposées dans notre *Chronique médicale*, 1901, p. p. 463 et 526.

que Napoléon III était malade dès le commencement de la guerre (1), et l'on ne saurait mettre en doute l'influence néfaste que cette maladie a eue sur les opérations militaires. En effet, il vaut mieux qu'une armée soit conduite par un mauvais général seul, que par plusieurs excellents stratèges ou tacticiens ensemble, l'unité de direction étant de toute nécessité pour préparer et gagner des batailles. »

MM. Paul et Victor Margueritte, tout en reconnaissant que le mauvais état de santé de l'empereur a bien pu in-

(1) M. Henri Welschinger a publié, dans le *Journal des Débats*, les notes prises par M. Grivart, ancien ministre, ancien membre de l'Assemblée nationale, à la suite d'une conversation avec le maréchal de Mac-Mahon, le 2 avril 1890. Voici ce qui se rapporte aux causes de la guerre de 1870 :

« Après le conseil des Tuileries, le 14 juillet, l'empereur était revenu à Saint-Cloud, apportant avec lui l'espoir de la paix, ce qui causa une grande irritation parmi les courtisans qui voulaient la guerre à tout prix. Un nouveau conseil avait été convoqué pour le soir, sur la demande du maréchal Le Bœuf, que le billet impérial avait surpris et inquiété. Napoléon, qui tenait beaucoup à la réunion d'un congrès, prépara un discours, un exposé, qui se prononçait pour la paix. « Au moment d'entrer au conseil, dit le maréchal de « Mac-Mahon (qui tenait ces détails précis de M de Pienne, cham- « bellan de l'Impératrice), il traversa un salon où se trouvait l'Im- « pératrice avec M. de Pienne. Il lut son discours à l'Impératrice « qui, la lecture finie, fit un mouvement de tête de désapprobation. « L'Empereur entra au conseil, où l'Impératrice l'accompagna. Il lut « son discours, puis au moment où il allait prendre les voix, il se « trouva mal (accès de la maladie dont il souffrait) et fut obligé de « sortir de la salle. Au bout d'une demi-heure, il rentra, malgré « ses souffrances. Mais pendant ce temps l'Impératrice avait agi sur « les membres du conseil, et, au vote, il y eut quatre voix de ma- « jorité pour la guerre. »

fluer en quelque façon sur les événements, ne se montrent pas aussi affirmatifs que M. Duquet et expriment des réserves ; pour qui sait la sincérité, la conscience que ces deux écrivains probes apportent dans leurs travaux, leur souci d'une exacte documentation, cette opinion aura son prix.

« Le Talus-Vétheuil (Seine-et-Oise)
Ce jeudi 24 octobre 1901.

« Monsieur,

« Notre impression très nette, fondée sur des témoignages et des documents, est que l'empereur était très affaissé en 70 : à quel point sa vessie était-elle atteinte, le médecin, dont vous publiez la lettre si curieuse à laquelle vous faites allusion, le doit savoir mieux que personne.

« Mais l'état général d'affaissement, de prostration, de souffrance, ne nous paraît pas douteux. Nous croyons que cet état a pu affaiblir la volonté de l'empereur et influer en partie sur la déclaration de guerre comme sur le cours des événements ; car Napoléon III n'était pas, remarquez-le, simple *spectateur*. Il ne commandait pas directement, mais sa présence pesait d'une sorte d'autorité morale dans les débats des plans et des marches. Au surplus, cette présence ne fut pas effectivement néfaste en soi, car le souverain approuvait tout et passait au dernier qui parlait (voir la marche de l'armée de Châlons, les injonctions de Palikao, les adjurations de la Régence et les hésitations de Mac-

Mahon); mais cette présence ajoutait un poids à l'indécision et à la paralysie générales. On ne peut donc que la déplorer, avec la pitié qu'inspire une si grande infortune.

« Veuillez, etc.

« Paul et Victor MARGUERITTE. »

Voici donc, croyons-nous, l'impression qui se dégage de c tte enquête : c'est que Napoléon fut victime de la fatalité ; que « cette grande infortune », pour employer l'expression de MM. Margueritte, mérite plus de pitié que de réprobation.

Les événements avaient engagé le souverain dans une aventure dont il ne prévoyait pas l'issue ; il s'est senti entraîné par le vertige qui avait, à ce moment, gagné les plus calmes.

Si le jugement de la postérité lui sera indulgent, c'est qu'en dépit d'une santé chancelante, d'une affection qui lui interdisait tout effort, en dépit de souffrances sans nom, il a refusé tous les soins, il a négligé tous les soulagements qui lui furent offerts.

Nous avons, à cet égard, un témoignage probant : c'est

celui du médecin placé à ses côtés au début de la campagne, qui lui proposa, à maintes reprises, ses services et dont il déclina constamment les offres·

Le Dr Théophile Anger était, à cette époque, interne de Nélaton ; depuis, il a été chirurgien des hôpitaux, président de la Société de chirurgie ; c'est, pour tout dire, une de nos personnalités médicales les plus en vue. Outre que son jugement est parfaitement désintéressé, ses souvenirs sont restés des plus précis. A ce double titre, la relation qu'on va lire est digne de retenir l'attention : c'est une page d'histoire.

« 4 février 1901.

« Cher confrère,

« Vous me demandez une relation de mon rôle auprès de l'empereur Napoléon III pendant la guerre de 1870 : il se réduisit à peu de chose et le récit n'en sera pas long.

« La guerre fut déclarée au milieu de juillet 1870. Quelques jours après, Nélaton, avec lequel j'avais conservé des relations d'élève à maître, m'écrivit d'aller le voir.

« Il me raconta que l'empereur avait une maladie de vessie, probablement la pierre ; qu'à certains moments il était pris de violents besoins d'uriner qu'il ne pouvait satisfaire, qu'il consentait à s'entourer d'un jeune chirurgien dont le nom ne fût pas assez connu pour que sa présence au quartier général laissât soupçonner sa maladie, et qui pût le sonder lorsqu'il y aurait impossibilité absolue d'uriner. J'avais été en 1866 l'interne de Nélaton ; il me connaissait et proposa à l'impératrice de m'adjoindre au quartier général pendant la campagne. Il fut décidé que je porterais l'uniforme des chirurgiens d'ambulance civile, que mon rôle extérieur consisterait à servir d'intermédiaire entre le quartier général et les ambulances civiles que l'on créait de toutes parts.

« Je quittai Paris le 18 juillet, pour arriver à Metz en même temps que l'empereur.

« Inutile de raconter mon séjour à Metz : l'empereur ne réclama jamais mes soins ; jamais je ne l'ai sondé.

« Le jeudi, 18 août, j'étais revenu avec la maison de l'empereur à Châlons : le 19, après le déjeuner, Napoléon me fit appeler et me donna ordre de rentrer à Paris, avec la plus grande partie de sa maison militaire, du reste.

« Dès le lendemain matin, le 20 août, Nélaton m'emmena avec lui aux Tuileries pour rendre compte à l'impératrice de ma mission. Elle fut très contrariée de mon retour et me pria instamment de retourner près du quartier général et de me tenir en rapport constant avec le D' Conneau. J'écrivis aussitôt à celui-ci mon entrevue avec l'impératrice et son désir de me savoir dans l'entourage de son mari.

« Il me répondit que l'empereur consentait à mon retour au quartier général, et je partis pour Reims.

II   15

« Le mardi soir, 23 août, je rejoignis le quartier général à Betheniville, et depuis lors je ne le quittai plus jusqu'à Sedan et Bouillon, en Belgique.

« Pendant la bataille de Sedan, je n'ai pas quitté l'empereur de vue. Il est monté à cheval entre six et sept heures
du matin. Au moment où il sortit de la sous-préfecture,
un caisson amenait le maréchal Mac-Mahon blessé (1).

(1) Jadis, M. Bonnet-Duverdier, président du Conseil municipal de
Paris, mit en doute, dans un discours qui lui valut une grave con-
damnation, la blessure reçue par le maréchal de Mac-Mahon, le jour
de la bataille de Sedan, blessure qui l'obligea à résigner son commandement dès le début même de la journée.

La matérialité du fait n'est pourtant pas contestable : nous n'en
voulons d'autre preuve que la déclaration de M. le Dr Bourgarel,
médecin de 1re classe et chirurgien major du 1er régiment d'infanterie de marine en 1870.

Cette déclaration se trouve dans les *Archives de médecine navale*
(t. XVIII, 1872, p. 211, note), où nous l'avons recueillie :

« Le fait suivant, dans lequel le hasard m'a fait jouer un rôle,
écrit notre confrère, montrera combien, dans certaines circonstances
spéciales, et sans parler des cas d'hémorragie, il peut être très utile
que les médecins portent un signe distinctif qui les fasse reconnaître
à une grande distance. Lorsque le maréchal de Mac-Mahon a été
blessé à Sedan, il n'avait pas de chirurgien auprès de lui, et cependant il était urgent d'en trouver un au plus tôt, car le maréchal,
n'écoutant que son courage et son énergie, croyait pouvoir remonter à cheval et conserver le commandement. Mon brassard appela
l'attention d'un aide de camp ; bien que je fusse à plus de cinq
cents mètres en avant, occupé à relever les blessés du 4° régiment
d'infanterie de marine, j'accourus auprès de l'illustre blessé et je
procédai à l'examen de la plaie, non sans une certaine émotion, car,
bien que je fusse inconnu du maréchal, il voulait bien s'en rapporter complètement à ma décision, qui pouvait avoir une influence
immense sur le sort de la journée.

« La blessure, causée par un éclat d'obus, était située sur la han-
che gauche, et, au premier aspect, ne paraissait pas grave ; mais je

L'empereur me pria de le voir. J'aidai à le transporter dans un lit, et je vis sa blessure, que je ne jugeai pas bien grave. Je courus aussitôt après l'empereur, qui était à cheval et se dirigeait vers le champ de bataille. Je le rejoignis à quelques centaines de mètres des fortifications de Sedan et ne le quittai pas de vue toute la matinée.

« Deux fois il descendit de cheval pour uriner.

« J'ai vu tomber autour de lui deux des officiers qui l'accompagnaient.

« L'empereur rentra dans Sedan vers onze heures et demie. Je ne le vis pas ce même jour ; le lendemain je le rejoignis vers sept heures et demie du matin au château de Bellevue. Vers dix heures, Bismarck et Moltke arrivèrent en fiacre. Une demi-heure après, la capitulation était signée.

« Dans l'après-midi, l'empereur me fit appeler et me dit à peu près ceci :

ne tardai pas à découvrir un trajet profond dans lequel je pus introduire tout l'indicateur sans rencontrer le projectile dont le séjour dans la plaie ne pouvait plus être mis en doute. Les obus tombaient autour de nous ; le Maréchal était assis sur un escabeau, dans une espèce de garenne, ce n'était donc pas le lieu de procéder à un examen plus complet. Je n'avais plus à hésiter, et je déclarai au Maréchal qu'il était dans l'impossibilité absolue de remonter à cheval et de conserver les fonctions de général en chef. Immédiatement, il fit porter au général Ducrot l'ordre de prendre le commandement. J'appliquai, à l'aide d'un spica, un appareil provisoire alcoolisé et, quelques instants après, je confiai le Maréchal à M. l'aide-major Rapp, qui venait d'amener une voiture d'ambulance divisionnaire, à une petite distance du lieu de pansement. »

« Docteur, je n'ai pas eu besoin de vos services jus-
« qu'à ce jour, et comme demain je vais à Cassel, pri-
« sonnier de guerre, il est probable que je n'en aurai plus
« besoin. J'emmène avec moi Conneau et Corvisart;
« j'espère qu'ils me suffiront. Retournez en France et
« faites ce que votre cœur et votre patriotisme vous dicte-
« ront. »

« Pendant la nuit, je partis dans une charrette avec le
marquis de Massa pour gagner le chemin de fer à Beaumont.

« J'ai omis de vous raconter une entrevue que j'eus
avant mon départ, le 15 ou le 16 juillet 1870, avec mon
ancien chef de service, le professeur Séc. Je m'étais rendu
chez lui pour lui faire mes adieux, et comme j'ajoutais
que j'allais au quartier général avec Conneau, il devina
tout de suite la nature du rôle que j'étais appelé à remplir. « Je suis très heureux qu'on vous ait choisi, me
« dit-il, parce qu'il y a trois jours j'ai été appelé en con-
« sultation auprès de l'empereur à Saint-Cloud. Je suis
« certain que l'empereur a la pierre; il en a tous les
« signes; j'ai rédigé une consultation en ce sens, que la
« princesse de Mouchy s'est chargée de remettre à l'im-
« pératrice. »

« Nélaton avait été plus réservé avec moi, et il était
moins affirmatif, l'empereur n'ayant pas voulu se laisser
sonder.

« Agréez, mon cher confrère, etc.

« Th. Anger. »

Quelles conclusions dégager de cet ensemble de témoignages ?

Contrairement aux assertions de quelques-uns, l'empereur ne s'est jamais fait la moindre illusion sur son état : il n'aurait, en tout cas, jamais tiré prétexte de cet état pour faire ajourner des événements qu'il savait bien ne pouvoir empêcher.

Il ne serait pas plus exact de prétendre que Napoléon III ait eu sa pleine liberté d'esprit, torturé qu'il était par les souffrances physiques ; mais s'il a fait preuve d'une grande énergie morale (1), et montré qu'une âme vaillante a toujours raison du corps qu'elle domine, son incapacité n'en a été que plus manifeste.

(1) On ne conteste plus aujourd'hui que l'Empereur ait fait preuve de courage, mais n'était-ce pas plutôt une résignation fataliste et peut-être aussi la conscience de sa responsabilité devant l'histoire qui le fit aller au-devant de la mort, qui ne voulut pas de lui cette fois ? Les frères Margueritte ont mis en un singulier relief cet état d'âme : « Malgré l'atroce torture qu'était pour lui de se tenir à cheval, écrivent ces historiens, il s'était, redressant son dos voûté, offert au destin en holocauste expiatoire. Conscient de sa responsabilité suprême, se sentant rejeté de partout, de son armée, de Paris, des siens, il avait, en Napoléon, cherché la fin d'un empereur. Cramponné à la selle, en avant de son état-major qu'il arrêtait au bas de la pente, il était resté de longs moments sur un monticule, en butte à tous les feux croisés, laissant errer sur le plateau tragique son regard trouble. Il avait vu couper en deux à ses côtés un de ses aides de camp, deux autres tomber grièvement blessés. Il avait beau tenter le hasard, son heure n'avait pas sonné. Alors, au pas de son cheval, il avait fait demi-tour, était reparti comme un somnambule. Quand l'Empereur passa sur le pont de la Meuse, un obus éclata sous ses yeux, tua deux chevaux. Il continua sa route, morne, spectral... »

Pour tout dire, l'état de santé de l'empereur n'a eu qu'une influence très relative sur la marche des événements, au début de la guerre de 1870 ; et ceux-là se sont vantés, qui ont prétendu — tel le professeur Germain Sée — que le sort de la nation fut un moment sous leur dépendance.

Le grain de sable de Cromwell ne prévaut pas toujours contre la fatalité historique.

VARIÉTÉS HISTORIQUES
ET ANECDOTIQUES

POISONS ET ARTIFICES DE LA TOILETTE

I

FARDS ET COSMÉTIQUES

La coquetterie est vieille comme le monde. Le désir de plaire a fait imaginer, de tout temps (1), quantité d'artifices, pour suppléer aux charmes dont la nature s'est montrée peu prodigue, ou pour en perpétuer la durée quand ils se sont prématurément dissipés.

L'usage des cosmétiques, pour embellir le teint, semble avoir précédé celui même des ablutions.

Faire de l'hygiène, se tenir propre, étant une œuvre louable, se parer, s'embellir, cultiver ses charmes par l'exaltation des mêmes moyens, ou des moyens similaires, pouvait, dans l'opinion des intéressées, paraître plus louable encore.

(1) « L'homme le plus brut, a écrit Th. Gautier, sent, d'une manière instinctive, que l'ornement trace une ligne infranchissable de démarcation entre lui et l'animal, et quand il ne peut broder ses habits, il brode sa peau. » D'où la coutume du *tatouage*, qu'on retrouve dès l'époque préhistorique, et qui est une des formes premières de la coquetterie. Mme Cocheris, dans son ouvrage sur les *Parures primitives*, en a parlé avec assez de détails, pour qu'il soit superflu de revenir sur le sujet.

On a toujours donné aux soins et aux artifices de la toilette, quels qu'ils fussent, une sorte de raison médicale. Un prétexte aussi plausible devait faire admettre les écarts eux-mêmes, comme l'excès d'une préoccupation légitime.

Sociologiquement, la parure est une invite au combat des sexes ; les parfums sont des armes.

Judith, la jeune veuve à la beauté éblouissante, le type des héroïnes sacerdotales, qui quittent la discipline et les macérations, pour obéir à la main de Dieu, nous énumère les artifices dont elle usa, avant de s'introduire chez Holopherne : elle ôta son cilice et ses vêtements de deuil, se plongea dans un bain, orna sa chevelure, prit une mitre, des vêtements de fête, des sandales, des bracelets, des gorgerins, des pendeloques, des bagues, des joyaux, se mit à genoux, demandant à Dieu de la rendre irrésistible, et se releva de sa prière, transfigurée (1). Elle était désormais assurée de vaincre (2).

---

(1) *Archéologie médicale de l'Egypte et de la Judée*, par le Dr BEUGNIES (de Givet).

(2) De même Jézabel, ayant appris l'arrivée de Jéhu à Samarie, *plongea ses yeux dans le fard*, comme s'exprime l'Ecriture, pour parler à cet usurpateur, et pour se montrer à lui sous son jour le plus favorable.

Qui ne se souvient des vers, si souvent cités, du poète :

> Ses malheurs n'avaient point abattu sa fierté ;
> Même elle avait encor cet éclat *emprunté*,
> Dont elle eut soin de *peindre* et d'*orner* son visage,
> Pour réparer des ans l'irréparable outrage.

Dans les pays orientaux (1), les parfums ont toujours
tenu une large place.

Le livre d'Esther nous initie au curieux noviciat que
devaient subir les odalisques d'Assuérus, avant d'être ad-
mises à la couche royale : on les massait, pendant six mois,
avec de l'huile de myrrhe et, pendant six autres mois,
avec des aromates et les divers cosmétiques employés
par les femmes (2).

L'Egypte est le pays de l'antiquité qui a le plus consommé de fards et de pommades : on peut, du moins, le
supposer, d'après la quantité énorme de petits ustensiles de toilette trouvés dans les hypogées.

C'est surtout de l'antimoine (3) qu'on se servait,

(1) Un fait démontre la valeur des parfums comme objets de consommation dans la cosmétique orientale : Joseph fut vendu par ses
frères à des marchands israélites qui transportaient des baumes en
Egypte. Un peu plus tard, ils devinrent matière imposable. « Vous
payez la dime de l'aneth, de la menthe, de la rue, du cumin et de
toutes les espèces aromatiques, dit l'Evangéliste Mattaï, mais vous
négligez la justice et l'amour de Dieu. »

(2) *Esther*, liv. II (cité par le Dr Beugnies.)

(3) L'antimoine est le plus ancien fard dont il soit fait mention
dans l'histoire, et en même temps celui qui a joui de la plus constante faveur. Job marque assez le cas qu'on en faisait, lorsqu'il

pour noircir les paupières. Le musée de Boulaq renferme un flacon de poudre d'antimoine (1), dont la forme est celle d'un épervier mitré ; la mitre sert de bouchon.

Il y en a un autre qui présente la figure monstrueuse du dieu Bès ; la coiffure du dieu fait office de goulot (2).

La toilette était, pour les riches Egyptiennes, une affaire tout aussi importante que pour beaucoup de dames modernes, à en juger par les nombreux objets affectés à cet usage, qui sont parvenus jusqu'à nous.

L'Egyptienne plongeait d'abord une aiguille (3), d'ébène

donne à une de ses filles le nom de « vase d'antimoine », ou de « boite à mettre du fard » (*cornu stibii*).

Comme, dans l'Orient, les yeux noirs, grands et fendus, passaient ainsi qu'aujourd'hui, pour les plus beaux, les femmes qui avaient envie de plaire se frottaient le tour de l'œil avec une aiguille trempée dans du *fard d'antimoine,* pour étendre la paupière, ou plutôt pour la replier, afin que l'œil en parût agrandi.

(1, On a trouvé à Achuim (Haute-Egypte), de petits sachets déposés auprès d'une momie et renfermant une poudre noire qu'a analysée le célèbre chimiste allemand Von Baeyer. Elle ne contenait pas d'antimoine, mais un mélange de sulfure de plomb et de charbon. Baeyer a même pu la reconstituer synthétiquement et prouver que l'antique drogue provenait de sulfate de plomb calciné avec du charbon et « réduit » suivant le terme technique.

En réalité, quoique toujours désignés sous le nom d'antimoine, les fards de couleur noire étaient, dans l'Egypte primitive, le plus souvent constitués par du sulfure de plomb.

(2) *Vie privée des Anciens,* par MÉNARD, t. II.

(3) Ces aiguilles avaient la forme de petites massues légèrement arrondies du bout. On les resserrait avec des étuis faits avec les bois précieux que leur fournissaient, à titre de redevances, les peuples qu'ils avaient vaincus. Ces étuis sont souvent très chargés d'ornements ; il y en a qui affectent la forme d'un chapiteau de colonne ; quelques-uns sont enrichis de peintures (MÉNARD, *op. cit.*).

ou d'ivoire, dans un étui contenant le *stein-t* ou collyre, et traçait autour de ses yeux un cercle noir, qui leur donnait à la fois la douceur qui séduit et l'éclat qui rayonne (1).

Puis on lui présentait une boîte à compartiments, dans laquelle elle prenait tour à tour le *blanc* qui corrigeait les tons bistrés de la peau, le *rouge* qui rendait la fraîcheur à ses joues, le *bleu* qui dessinait les veines de son front, le *carmin* qui ranimait l'incarnat de ses lèvres, et le *henné* qui donnait à ses doigts les teintes orangées de l'aurore.

La coiffure terminait cette laborieuse opération (2).

*
* *

Les Assyriens n'étaient pas moins avancés que les Egyptiens dans l'art de la toilette, à en juger par les nombreux spécimens de vases à parfums trouvés dans les ruines.

(1) C'est toujours le *kohl* égyptien qui sert à donner aux Juives de Tunis et de Tanger la longueur et la douceur des yeux de la gazelle. La *schnouda*, qui ramène l'incarnat sur leurs joues fatiguées, est peut-être le même ingrédient que Jézabel avait employé pour se farder le visage.

M. d'ARVIEUX, dans ses *Voyages imprimés à Paris en 1717*, (livre XII, page 27), remarque, en parlant des femmes Arabes, qu'elles bordent leurs yeux d'une couleur noire composée avec de la tuthie, et qu'elles tirent une ligne de ce noir en dehors du coin de l'œil, pour le faire paraître plus fendu.

(2) *Le Livre des Parfums*, par RIMMEL.

Quelques-uns de ces vases servaient à contenir diverses sortes de fards, tels que le *blanc* et le *rouge* pour la figure, et une préparation d'antimoine, pour noircir le cercle des yeux, que nous avons déjà rencontrée chez les Égyptiens sous le nom de *stein-t* et que nous retrouverons plus tard chez les Romains, sous le nom de *stibium*.

Ce qu'il y a de singulier, c'est qu'aujourd'hui encore, les femmes Syriennes (1), Babyloniennes et Arabes se noircissent du même fard le tour de l'œil (2), et que les hommes en font autant (3), dans les déserts de l'Arabie, pour se préserver les yeux de l'ardeur du soleil.

Les révélations récentes sur l'époque du Bas-Empire montrent que, pendant toute la période de la domination

(1) Chardin, le célèbre voyageur du xvii⁰ siècle, allant de Paris à Ispahan, passe d'abord par la Mingrélie et remarque l'excès de fard dont les femmes du pays, — principalement les moins belles et les plus âgées, — couvrent leur visage, observant en outre que celles qui sont jeunes et jolies peignent au moins leurs sourcils.

On dira que les renseignements de Chardin remontent à une époque déjà reculée, mais ceux que nous fournit la princesse de Belgiojoso coïncident avec la période ultime de la civilisation orientale, encore préservée de toute infiltration européenne, puisqu'ils remontent à une cinquantaine d'années environ : l'usage ou, pour mieux dire, l'abus du fard règne universellement dans les harems de Syrie (*Revue des Deux-Mondes*, 15 mars 1902).

(2) Voyez TAVERNIER, *Voyage de Perse*, liv. II, ch. vij , et Gabriel SIONITA, *De moribus orient*, cap. xy.

(3) Les dames n'étaient pas, en effet, les seules à se mettre du noir ; Josèphe, Juvénal et une foule d'auteurs anciens nous apprennent que les hommes avaient la même faiblesse. Hérode le Grand se faisait teindre les cheveux, la barbe et farder le visage (*Mœurs anciennes des Juifs*, par le Dᴿ Ermete Pierotti, p. 80).

gréco-byzantine, les femmes furent aussi coquettes que leurs devancières.

Les vestiges retrouvés à Antinoë ont permis l'évocation d'un passé jusqu'alors à peine soupçonné.

Le prestigieux magicien qui l'a fait revivre à **nos yeux**, M. Alex. Gayet, a découvert, dans cette ville d'origine hellénique, non seulement les accessoires de la toilette, tels que des mouchoirs, les uns blancs, d'autres à carreaux, qu'on tenait à la main, les vêtements n'ayant pas de poches ; des miroirs étamés, **à** verres bombés, enchâssés dans une monture d'argent, ou plus modestement de plâtre, décorés de verroteries et qu'une petite **boucle** permettait de suspendre au poignet, au moyen d'un lacet ; mais des épingles d'ivoire, servant à maintenir les cheveux ; des pots, également **en ivoire**, renfermant les **fards** et les pâtes ; des flacons encore pleins d'antimoine ; des étuis à collyre, avec les aiguilles destinées à ombrer et allonger les yeux.

Cet art de peindre et d'orner son visage procédait plutôt du tatouage que du maquillage. M. Gayet en a relevé, sur le corps, des traces persistantes.

Pour aviver l'éclat des yeux, les femmes d'Antinoë dessinaient des traits bleus, qui cernaient le bord de leurs paupières. Une autre ligne rejoignait horizontalement l'angle externe de l'œil à la tempe ; mince à sa naissance, elle allait, s'évasant légèrement, sous les cheveux.

D'autres tatouages ont été reconnus sur la gorge : petites figures géométrales, barres parallèles, cercles unis, au

réoles irradiées, rosaces cruciformes, ces tatouages **se**
répartissaient avec une symétrie tellement étudiée, qu'ils
arrivaient à déterminer des dessins absolument réguliers.

Ils puisaient sans doute leur origine aux coutumes de
l'Egypte antique (1).

*
* *

Les Grecs donnaient plus de temps aux exercices du
corps qu'aux artifices de la toilette. Les femmes athé-
niennes se servaient néanmoins de cosmétiques blancs
et rouges, et les poètes sont allés jusqu'à accuser Vénus
elle-même de se maquiller : au moment où il lui fallut
s'exposer au jugement de Pâris, fils de Priam, la déesse
aurait eu recours aux cosmétiques, comme une simple
mortelle !

Est-il nécessaire de rappeler le joli épisode de la vie de
Phryné qui, tout en mettant en évidence la beauté de la
courtisane, nous fournit la meilleure illustration des ravages que les cosmétiques faisaient dans le monde athé-
nien ?

Après un souper offert par Praxitèle, le célèbre sculpteur, les invités se mirent à jouer aux rois. Femmes
et hommes donnaient, à tour de rôle, des ordres, qui
devaient être exécutés par tous les assistants.

(1) *Le Carnet*, octobre 1903.

Lorsque le tour de Phryné fut venu, celle-ci s'avisa de faire apporter de l'eau fraîche et d'ordonner à toutes les dames de se laver le visage ; et tandis que celui de Phryné brillait de tout l'éclat d'une beauté fraîche et naturelle, les autres femmes présentaient un spectacle lamentable.

Etait-il vengeance plus spirituelle et mortification plus cruelle, que celle imaginée par Phryné pour se mettre en valeur, tout en humiliant ses rivales ?

On ne saurait parler de la toilette des femmes grecques, sans s'occuper des apprêts de cette toilette, c'est-à-dire des soins du corps. En dehors de l'usage journalier du bain, considéré par les Grecs comme une pratique d'hygiène indispensable, les femmes avaient l'habitude de s'oindre le corps tout entier avec des parfums solides ou liquides, des pommades ou des huiles (1).

C'était presque au sortir du lit et avant d'avoir été vues par personne, que les femmes grecques procédaient à leur toilette secrète. Lorsqu'elle était achevée, l'édifice de la chevelure était complet, les yeux étaient agrandis par le kohl, la joue enluminée par le vermillon, *pour obvier à la pâleur excessive de la peau* (2).

(1) L'énumération fournie par Apollonius d'Hérophile, dans son *Traité des parfums*, cité par Athénée, montre que la cosmétique des Grecs était déjà fort étendue, et que la fabrication s'en faisait sur des points très divers.

Du temps de Socrate, l'usage du fard et des parfums précieux était déjà commun chez les femmes, et passé en habitude, quoique l'ami de ce philosophe, auquel Xénophon prête un entretien avec son maître, l'interdise à sa femme (*Rech. hist. sur le luxe chez les Athéniens*, 1823).

(2) Lucien, cité par Racinet, *Costumes historiques*, t. II.

Car les femmes devaient, avant tout, s'efforcer de paraître pâles.

A l'époque d'Auguste, comme aux temps romantiques, un faux air de poitrinaire était des mieux portés : il inspirait une sorte de compassion qui, chez certains, pouvait se transformer en un sentiment plus tendre.

« *Toute femme qui aime doit être pâle*, nous dit le chantre des *Amours*, le divin Ovide (1) ; c'est la seule couleur qui convienne quand le cœur est pris. Il faut qu'en la voyant, chacun soit tenté de s'écrier : Elle aime (2) ! »

Pour atteindre ce but, que ne mettaient-elles pas en œuvre !

Aujourd'hui nos coquettes boivent du vinaigre, jadis elles absorbaient du cumin (3) : c'était moins mauvais et plus hygiénique.

Mais cela ne suffisait point ; il était nécessaire de recourir à des artifices plus compliqués.

Beaucoup de Romaines, estimant que la pâleur n'est pas goûtée de tous les hommes et peut passer pour un indice de santé délicate, cherchaient à obtenir un teint

---

(1) Dans son livre intitulé *Medicamina faciei*. Ovide avait réservé un poème aux femmes. La majeure partie de cet ouvrage est perdue : dans ce que l'on connaît, on retrouve des formules de poudres et de fards destinés à blanchir et à adoucir la peau

(2) *Palleat omnis amans : hic est color aptus amanti.*

Hanc ut qui videat, dicere possit « Amat! »

(3) Horace, dans ses *Épîtres* (liv. I, ép. xix, v. 18), nous révèle cette particularité :

Pallerem casu, biberent exsangue cuminum.

de nuance incarnat. Et, comme le dit encore Ovide, ce guide excellent que nul ne saurait prétendre remplacer, « le léger vermillon que le sang a refusé, c'est l'art qui le donne. »

* *
* *

Les cosmétiques prirent un développement des plus inquiétants au temps des Césars (1). Jamais, en aucun temps (si ce n'est au nôtre peut-être), on n'en usa autant.

Dans la capitale du monde, il se fabriquait une immense quantité de parfums et d'essences que l'on variait à l'infini. Criton, médecin de l'impératrice Plotine, a donné jusqu'à vingt-cinq recettes de parfums différents.

Les dames romaines faisaient un usage immodéré de parfums de toute espèce et dépensaient des sommes incroyables pour cet objet de luxe (2).

D'après Pline (3), les Romaines en usaient si largement, que l'approche d'une dame frappait tous les passants, quelque préoccupés qu'ils fussent ailleurs, par les odeurs

(1) Schülz, *Nord und Sud* (Traduit par la *Revue des Revues*).
(2) *Rech. hist. sur le luxe chez les Athéniens*, de Chr. Meiners (1822).
(3) Pline, *Hist. nat.*, xiii, 20.

qui s'exhalaient de ses cheveux (1) et de ses vêtements.

On a déjà fait mention de l'énormité des prix de certains parfums.

Martial (2) se demande s'il fera mieux de faire cadeau à sa Phyllis de dix jaunets de la monnaie impériale (environ 262 fr. 50), ou d'une livre d'un parfum sortant des magasins de l'un des deux marchands de pommades et d'essences les plus renommés du temps, Cosmus et Nicéros.

Il se peut que mainte dame eût alors, dans ces magasins, des comptes ouverts aussi élevés que celui de Marion Delorme, qui se trouva devoir, un jour, à un seul parfumeur, quelque chose comme 187.500 francs, pour les fournitures de l'année (3).

(1) Horace dit à Canidia :

Tuis capillus albus est odoribus (Epod., XII).

(2) Martial, dans une de ses épigrammes, reproche à Gellia l'odeur des parfums qu'elle exha e.

Quod, quacumque venis, Cosmum migrare putamus
Et fluere excusso cinnama fusa vitro :
Nolo peregrinis , l ozar, tibi Gellia, nugis
Sic, puto posse meum, sic bene olere canem.

(L. III, 55).

(3) *Vœurs romai es d siècle d'Auguste*, par Friedlander t III, p. 88.

*
* *

Ce sont les poètes, a-t-on dit, qui nous renseignent le mieux sur les mœurs de leur temps ; sur l'époque romaine, assurément nul n'est mieux informé qu'eux.

Sans doute, Martial, Juvénal et, en général, les satiriques, qui haussent les inventions au diapason de leur ressentiment, exagèrent parfois, mais dans l'appréciation plutôt que dans le narré des faits.

Certes, Lucien est irrévérencieux, quand il compare la femme de son temps à un singe, la caricature de l'homme, selon Ennius ; mais il peint au naturel ce qu'il a eu sous les yeux.

Vous allez, du reste, en juger, si vous voulez nous suivre quelques instants dans le cabinet de toilette d'une dame romaine.

Le soir, avant de se coucher, la coquette applique sur son visage une pâte faite de pain détrempé dans du lait d'ânesse (1), invention de la trop célèbre Poppée (2),

(1) On se servait également d'une autre pâte, composée avec de la farine de fèves et de riz, pour pâlir la peau et faire disparaître les rides. La farine de fèves servait encore à effacer les vergetures, que détermine la grossesse sur la paroi de l'abdomen.

C'est surtout quand elles devaient aller au bain qu'elles s'enduisaient le ventre de cette farine ; cela se comprend sans autre explication.

Pour rendre au sein, après l'accouchement, sa fermeté première, les Romaines se servaient d'une mixture faite avec de la graisse d'oie, de l'huile rosat et une araignée ! C'est Pline qui nous donne la recette.

(2) Poppée, cette célèbre courtisane, douée de tous les avan-

'épouse de Néron. Cet enduit s'étant desséché pendant la nuit, la femme, quand elle se réveille, semble avoir une tête de plâtre, sillonnée de gerçures et de crevasses (1).

Vient le moment de se parer. Tout le personnel — et il est nombreux — est sous les armes ; pour chaque partie du corps, il y a une esclave.

tages de son sexe, hors la chasteté, usait pour son visage d'une espèce de fard onctueux, qui formait une croûte durable, et qui ne tombait qu'après avoir été lavé avec une grande quantité de lait, lequel en détachait les parties et découvrait une extrême blancheur. Poppée mit ce nouveau fard à la mode, lui donna son nom, *Poppæana pinguia*, et s'en servit dans son exil même, où elle fit mener avec elle un troupeau d'ânesses ; elle se montra avec ce cortège, dit Juvénal, jusqu'au pôle hyperborée.

Voici ce qu'en dit le bibliophile Jacob, dans son curieux livre intitulé l'*Art de conserver la beauté* : « Poppée fut, dit-on, la première qui eût l'idée de se voiler le visage, soit dans le but de se ménager le teint, soit avec l'intention d'irriter le désir de ceux qui ne voyaient qu'une partie de ses charmes. Mais il est certain que le voile remonte à la plus haute antiquité : les Juives en portaient un. Nous croyons donc devoir attribuer seulement à Poppée l'emploi d'une forme de voile inusité avant elle. Ce qui lui appartiendrait plutôt, ce serait un fard onctueux, composé de seigle bouilli avec de l'huile, et formant une pâte épaisse, dont elle se couvrait le visage dans la matinée pour l'avoir frais le soir. Elle détachait ce fard au moyen d'un lavage au lait. Cette sorte de masque, appelé, du nom de Poppée, *Poppæana pinguia*, fut aussi nommé *masque au mari*, parce que lui seul en était victime. Il restalongtemps en crédit parmi les grandes coquettes de Rome. »

(1) Chez les Scythes, c'est Hérodote qui nous l'apprend (*Melpomène*, CLXXV), les femmes employaient, pour conserver leur visage, leurs épaules et leurs mains dans toute leur fraîcheur, une pâte composée d'encens, de bois de cèdre et de cyprès, broyés ensemble entre deux pierres et arrosés d'huile ; tous les soirs, elles s'en couvraient le visage. On voit que, bien avant Poppée, avait été trouvé le *masque au mari*

Voici les suivantes qui portent les fards, celles qui sont chargées d'appliquer le rouge et le blanc sur le visage de leur maîtresse, qui peignent les sourcils, qui nettoyent et posent les dents : toutes comprises sous la dénomination de *Cosmétiques* (1), les dames romaines affectant de donner des noms grecs à tout ce qui servait à leur usage.

Une pommade n'aurait pas été adoptée par une dame à la mode, si elle n'avait été présentée dans un vase d'origine grecque et pourvu d'une étiquette de même provenance.

Les esclaves chargées de la cosmétique ou *Cosmètes*, formaient bande à part et n'étaient pas confondues avec celles qui teignaient les cheveux ou peignaient les sourcils.

L'une des *Cosmètes*, tenant un bassin plein de lait d'ânesse encore chaud — certaines femmes se bassinaient et se lavaient jusqu'à soixante-dix fois par jour avec le lait, parce que ce nombre, d'après les idées des pythagoriciens, passait pour très favorable — l'une des esclaves, disons-nous, enlevait doucement avec une éponge le *cataplasme* adhérent (2) qui incrustait le visage de sa maî-

(1) V. *Sabine ou matinée d'une dame romaine à sa toilette*, par BŒTTIGER.

(2) Les marchands d'esclaves laissaient à demeure, sur le visage des jeunes filles qu'ils voulaient mettre en vente, un masque fait de terre cimolée. Ils prétendaient ainsi rendre le teint de leurs esclaves plus frais et plus beau, en le dérobant à l'action de l'air et de la lumière.

La terre cimolée est une espèce de bourbe qu'on trouve au fond

tresse ; et lorsque celui-ci était bien nettoyé, une autre *Cosmète* s'avançait pour appliquer le fard.

Mais, avant de se livrer à cette opération, l'esclave devait souffler sur un miroir de métal, qu'elle tendait ensuite à sa maîtresse. Celle-ci sentait et reconnaissait à l'odeur si la salive de l'esclave était saine et parfumée à son goût ; si elle avait mastiqué les pastilles qui lui avaient été données dans ce but.

La précaution n'était pas superflue : c'était, en effet, avec la salive (1) que l'on broyait le fard avant de l'appliquer. Nous devons, entre parenthèses, faire remarquer que le mot français *fard* vient du mot italien *farda*, qui signifie précisément *salive*.

Avec la salive et du mercure, ou un de ses composés, on fabriquait une mixture qui tenait lieu de *rouge*.

On connaissait aussi, en ce temps-là, le *blanc de plomb* ou céruse (2), la *craie* (3), mais on préférait se

des cuvettes des remouleurs, qui repassent les instruments de fer et d'acier (*Essai de Calliplastie, ou l'art d'embellir le visage*).

(1) Les anciens avaient de nombreuses recettes dans lesquelles entrait la salive, notamment la salive d'une femme à jeun (V. PLINE, XXXVIII, 7, etc.).

(2) C'est à la céruse, dit Ovide, que vous empruntez la pâleur de votre teint.

Martial parle, lui aussi, des femmes qui abusent de la céruse :

« Lycoris, qui est plus noire qu'une mûre qui tombe de l'arbre, se trouve belle quand elle s'est blanchie avec la céruse. »

(3) Martial observe malignement que « la craie dont se sert Fa-

servir, comme étant beaucoup moins nuisibles à la santé, de rouges végétaux : de l'orseille, de l'orcanette ; ou des rouges tirés des animaux, ces derniers un peu plus fastidieux : des ordures de brebis (1) de l'Attique (plus spécialement la partie qui s'attachait à leur laine et dont on retirait un extrait) ; des excréments de crocodile, voire de la bouse de taureau, dont on faisait une poudre très recommandée pour les gerçures de la peau et les taches de rousseur, et dont les coquettes se barbouillaient la face, sans en éprouver la moindre répugnance.

**

Tous ces fards ne servaient pas seulement à rehausser ou à modifier heureusement le teint dont la nature vous avait gratifié, ils étaient encore utiles pour faire paraître de quelques années plus jeune.

Aussi que de reproches s'attirent les malheureuses, qui ne veulent pas se résigner à abdiquer à temps : c'est

bulla craint la pluie ; et la céruse dont use Sabella, le soleil »
Pétrone, dans son *Satyricon*, XXIII, exprime à peu près 'a même idée : « Sur son front baigné par la sueur, coulaient des ruisseaux de fard, et dans les rides de ses joues il y avait une telle quantité de craie, qu'on eût dit un vieux mur décrépit sillonné par la pluie. »

(1) On retirait de la toison des brebis un suc huileux dont on dissimulait l'odeur avec des parfums, et qui servait à donner plus d'éclat au teint : on le nommait *œsype d'Athènes*.

un feu roulant d'épigrammes, où l'impitoyable Juvénal brille au premier rang. « Cette face empâtée que recouvrent tant de drogues, écrit-il brutalement, et où s'agglutinent les lèvres des infortunés maris, est-ce un visage ou une plaie? »

Ovide lui-même, pourtant si indulgent, ne peut s'empêcher de s'indigner, à la vue de « cette lie qui ruisselle sur les joues et que son poids entraîne jusque sur la poitrine. »

Properce reproche à Cynthie, sa maîtresse, d'abuser des fards et termine par ce sage conseil : « La figure la mieux réussie est encore celle qu'a donnée la nature. »

C'était peine perdue de vouloir réformer les mœurs sur ce point; Ovide et les autres y devaient perdre leur latin. Les dames romaines continuèrent à se servir de ce que Cicéron appelle « les médicaments de la blancheur et de la rougeur », et à recourir à tous les artifices de la toilette.

Ecoutons Alexis, l'auteur comique, dont Athénée nous a laissé quelques fragments :

« Une novice est-elle petite? on lui coud une semelle épaisse de liège dans sa chaussure. Est-elle de trop haute taille? on lui fait porter une chaussure très mince.

« N'a-t-elle pas assez de hanches? on lui coud une garniture, en sorte que ceux qui la voient ne peuvent s'empêcher de dire : Voilà une jolie croupe!

« A-t-elle un gros ventre? moyennant des buscs, on lui renfonce le ventre en arrière.

« Si elle a les sourcils roux, on les lui noircit avec de la suie. Les a-t-elle noirs ? on les lui blanchit avec de la céruse. A-t-elle le teint trop blanc ? on le colore avec du fard.

« Si on lui sait une belle denture, on la force de rire, afin de montrer combien sa bouche est belle. N'aime-t-elle pas à rire ? on la tient toute la journée au logis, ayant entre les lèvres un brin droit de myrte, de sorte qu'elle est obligée de montrer son râtelier, bon gré mal gré. Voilà comment les matrones emploient leur art pour transformer les novices. »

*

« Cet amour frivole de la parure n'entraîne pas seulement les femmes, dit saint Clément d'Alexandrie, mais les hommes mêmes, tant le luxe a fait parmi nous de progrès affreux et rapides ! Ces vains ornements accusent hautement la corruption de leur cœur. Devenus femmes par leurs mœurs, ils le deviennent par leurs vêtements. Semblables par l'arrangement de leur chevelure à des esclaves ou à des courtisanes, à peine couverts de vêtements légers et transparents, la bouche pleine de mastic, le corps inondé de parfums, errant tout le jour sur nos places publiques, ils s'y font gloire de leur détestable noblesse. C'est pour eux que nos cités regorgent de ces ouvriers inutiles incessamment occupés à masser, poisser, épiler ces misérables, qui ne sont plus d'aucun sexe ; c'est pour eux que s'élèvent ces innombrables boutiques, ouvertes nuit et jour, où les artisans de ce commerce impur, spéculant sur la folie, s'enrichissent rapidement. C'est là que, sans honte d'eux-mêmes, ils s'enduisent de poix et livrent aux mains et aux instruments de mille esclaves les parties les plus secrètes de leur corps, se réjouissant de voir leur peau devenir lisse et douce comme celle des femmes, sous l'action violente de la poix. Leur impudence ne peut sans doute aller plus loin ; mais puisqu'il n'est rien qu'ils ne fassent, il n'est rien que je doive taire (1). »

Les plaintes de saint Jérôme contre les chrétiennes frivoles, qui se montrent en public « avec des yeux cernés au pinceau, avec un teint blanchi à la céruse, avec des lèvres et des joues enduites de fard » (2), témoignent assez de la coquetterie des femmes de son temps.

Grégoire de Tours lui-même n'a pas dédaigné de nous apprendre que sainte Clotilde, que Brunehaut et Frédégonde employaient des onguents, pour relever l'éclat de leur beauté et pour lutter contre le ravage des ans.

Le clergé a, du reste, été de tout temps l'ennemi des cosmétiques (3).

(1) *Vie privée des Anciens*, par MÉRARD, t. II.
(2) *Histoire du Costume en France*, par QUICHERAT.
(3) Comme maitresses dans l art des cosmétiques, on cite surtout

Dès le ivᵉ siècle, saint Cyprien reprochait aux femmes de se teindre les yeux, et leur disait qu'il fallait préférer « le collyre du Christ au *stibium* du diable. »

Ces remontrances furent renouvelées de temps à autre par divers prélats, et en 1369, Hugues, évêque de Béziers, défendit formellement le fard à ses ouailles.

*
* *

L'usage, chez les femmes, de se farder et de se parfumer (1), ne cessa d'être admis pendant tout le cours du Moyen Age, mais il fut plus ou moins répandu.

les dames florentines. Rien que pour dissimuler les rides, elles avaient plus de trois cents moyens à leur disposition. Les cosmétiques ont fini par prendre une telle extension à Florence, que les prêtres ont jugé nécessaire de leur déclarer une guerre ouverte

Le frère Berthold prêche que « les femmes qui ont le visage peint, ont tort de vouloir cacher celui que le bon Dieu leur a donné. Et Lui, le bon Dieu, se souviendra qu'on avait honte de son œuvre et les jettera toutes au fond de l'enfer. »

Mais si la crainte de l'enfer était grande, plus grande encore était la passion de se farder et les dames florentines, tout en tremblant devant les colères de l'Eternel, ne cessèrent de se maquiller et de se peindre le visage que le bon Dieu leur avait accordé. Et lorsque es visages pâles devinrent à la mode, au xviiᵉ siècle, dans l'Europe entière, rien n'y fit, ni les railleries, ni l'opposition du clergé ; les dames allaient jusqu'à manger du sable, pour gagner le teint maladif.

(1) L'épouse du Doge Dominique Selvo (1071), fille de Constantin Dukas, empereur de Constantinople et la dernière des princesses grecques venue à Venise, apporta de son pays des habitudes qui

Les nombreuses satires des xiii° et xiv° siècles (1) n'en font guère mention, si ce n'est quand il s'agit des *filles folles* qui, en tout temps, ont abusé du maquillage.

Comme les châtelaines menaient une vie fort retirée et allaient rarement à la ville, où se trouvaient les boutiques de parfumeurs, des merciers ambulants se chargeaient de leur fournir tous les objets nécessaires à leur toilette (2).

fireut une grande impression sur ses contemporains et dépassèrent tout ce que l'on avait vu jusque-là de voluptueux et de magnifique.

Elle ne se lavait qu'avec des eaux odoriférantes, embaumait son corps de parfums et se rafraichissait le visage avec la rosée que ses esclaves allaient tous les matins recueillir sur les fleurs.

Les chroniqueurs rappellent, non seulement l'usage fréquent, mais aussi la variété des odeurs, les gants parfumés et les vêtements de soie, et les petites baguettes d'or dont elle se servait pour porter les aliments à sa bouche.

Dans l'esprit des Vénitiens, une idée de péché s'attachait à ce luxe immodéré, et la maladie de la dogaresse Selvo, qui, dit on, à cause de l'abus des parfums, tomba en pourriture, fut considérée comme un châtiment divin.

(1)   « *Et enluminent lor visage,*

        « *Et nous font tendre le musage*

        « *Por esgarder...* »

(*Le Dict. des cornetes*, in *Jongleurs et trouvères des* xiii° *et* xiv° *siècles*, cités par Viollet-le-Duc, *Dict. raisonné du mobilier*, t. IV.)

(2) En voici la description, tirée d'un poème du xiii° siècle, dans lequel un colporteur énumère tout ce qu'il vend.

« J'ai, dit-il, tout l'attirail qui sert à la toilette d'une femme : des rasoirs, des pinces, des glaces, des brosses à dents, des cure dents, des bandeaux, des fers, des nattes, des peignes, des miroirs, de l'eau de rose pour s'embellir, du coton (?) pour se rougir, du fard pour se blanchir. »

On voit qu'il y a six siècles, les dames avaient une toilette presque aussi bien montée que celle d'une petite-maîtresse moderne.

Ces objets se trouvaient réunis dans un petit meuble
nommé *demoiselle à atourner*, qui se composait d'un gué-
ridon, surmonté d'une tête et de deux bras.

Les cosmétiques et les parfums étaient placés sur la
table ; un des bras portait le miroir ; l'autre, les peignes
et les épingles ; et, sur la tête, reposait le modèle de la
coiffure.

Ce petit meuble se faisait généralement en bois ; pour
les dames de haut lignage, on le confectionnait en argent massif.

*
* *

Rien ne semblait trop cher à la coquette, pour accroître
ses charmes ; ni les objurgations de l'époux ni les dé-
clamations du prédicateur en vogue ne l'auraient fait renoncer aux artifices capables de rehausser ses attraits.

Au temps des libres prêcheurs, l'élégante se reconnaît à
« cette coiffure étroite, armée de longues oreilles en forme
de cornes (1) », qui se balance au sommet de sa tête

C'est le triomphe du *hennin* (2), contre lequel tonnent

(1) *Carême de Nantes*, par Olivier MAILLARD.

(2) La véritable raison du succès prolongé des hennins, c'est
qu'ils faisaient ressortir la beauté et la fraîcheur du teint, et
qu'ils donnaient au cou une grâce singulière. L'absence des cheveux
même donnait à la peau du visage, du cou et de la poitrine, en-

en vain les sermonnaires ; le hennin, qui obligeait les femmes à se baisser pour passer sous les portes et qui ne disparut un moment que pour reparaître plus provocant.

La mode ne s'est pas encore établie de masquer le front avec des frisures : celui-ci doit rester découvert, aussi large que possible, et, pour l'élargir, on l'épile au besoin.

Les cheveux pendent paresseusement en touffes, en attendant que, sur le crâne dénudé par l'âge ou les chagrins, ils soient remplacés par d'autres, « empruntés aux cadavres ou aux damnés. »

La coquette du xvᵉ siècle « se fait » le visage avec des couleurs ; le jaune d'œuf, l'eau de la vigne, les onguents et la céruse (1) composent son maquillage, qui n'attend pour fondre que le premier rayon de chaleur (2).

Les parties de leur chair que les dames exhibent, les bras, le cou, la poitrine, sont fardées et enluminées. « Mes damoyselles, tonne Jean Clérée, vous vous fardez le muzequin *quantum volueris*, et portez le musque tant que l'on vous suyve au trac (3). »

tourés de ces longs voiles diaphanes, un éclat transparent qui ne devait pas manquer de charme. Mais, par cela même que ce genre de coiffure était particulièrement avantageux aux teints purs, aux peaux délicates, il devait faire d'autant mieux ressortir les rides et tous les ravages apportés par l'âge : aussi les femmes ne se firent-elles pas faute alors de se farder (VIOLLET-LE-DUC. *Dictionnaire raisonné du mobilier français.*)

(1) Le moine napolitain Barlete nous dit quel genre de fard préféraient ses contemporaines :... *vitellum ovi, aquam vitis, unguenta, cerasum.*

(2) *Olivier Maillard, sa prédication et son temps,* par l'abbé SAMOUILLAN.

(3) *La Vie au temps des libres Prêcheurs,* par A. MÉRAY, t. II.

La toilette serait incomplète, si Madame n'y ajoutait quelques « choses odorantes (1) » pour parfumer son corps, ou quelques « pouldres pour provoquer à luxure (2). »

*
* *

Mais il n'y a pas que les femmes pour se parer ; les hommes, certains hommes, de la catégorie que nous nommons aujourd'hui les « vieux beaux » et qu'on nommait, en ce temps, les « vieux mignons », s'inondent de senteurs et se peinturlurent la face.

C'est le roi lui-même qui a donné le ton, cet Henri de Valois, comme dit le peuple de Paris, « roi de France incertain et de Pologne imaginaire, empeseur des collets de sa femme et friseur de ses cheveux. »

Les extravagances de ce prince en matière de toilette sont restées célèbres.

(1) Le musc a été connu et employé de bonne heure. Les Chinois ont été les premiers à s'en servir. Encore de nos jours, les femmes turques ont une réelle dévotion pour le musc. Jamais une bourgeoise « chic » ne passera dans la rue, sans laisser derrière elle un long sillage de cette senteur voluptueuse et chaude ; la femme du harem aristocratique dédaigne ces odeurs d'une sensualité trop brutale, et préfère la discrétion raffinée des produits des parfumeurs parisiens (La femme turque ; Plon, éditeur).

(2. Olivier Maillard, par SAMOUILLAN.

II   17

Il adorait s'inonder de parfums, se badigeonner le visage avec des fards, ou se l'adoucir avec des pâtes spéciales.

Pour conserver la fraîcheur de son teint, le roi faisait usage d'un masque fait avec quelques onces de fleur de farine de froment et quelques blancs d'œufs.

Il appliquait cette pâte en se couchant et ne l'enlevait que le lendemain avec de l'eau tiède. Il tenait, dit on, cette recette, des Vénitiennes.

A l'exemple du roi, ses *mignons*, pour conserver la blancheur de leur teint et de leurs mains, mettent la nuit des masques (1) et des gants enduits de cosmétiques (2).

Ils se font, en outre, épiler les sourcils, de façon à ne laisser au-dessus de l'œil qu'une arcade fine et déliée.

(1) C'est dans la seconde moitié du xviᵉ siècle, sous le règne de Charles IX, que le *masque* aurait fait son apparition.

Ce masque était de velours noir, et seules les femmes de qualité pouvaient le porter. On le mettait le jour pour se préserver du hâle et la nuit, pour tenir plaquées sur le visage les compositions propres à entretenir la fraîcheur du teint ou plutôt à combattre les ravages du fard dont on se plâtrait.

(2) Voici, à titre de curiosité, une recette de cosmétique, donnée en 1573 par l'auteur de l'*Instruction pour les jeunes dames* :

« Je prends premièrement des pigeons à qui j'ôte les pieds et les ailes, puis de la térébenthine de Venise, fleurs de lis, œufs frais, miel, une sorte de coquilles de mer appelées porcelaines, perles broyées et camphre. Je pèle et incorpore toutes ces drogues ensemble et les mets cuire dans les corps des pigeons, lesquels je mets distiller en alambic de verre au bain-marie. Je mets au dedans du bec de l'alambic un petit tampon de linge où il y a un peu de musc et d'ambre gris, et j'attache le récipient avec du lut au col de la chape auquel distille l'eau, laquelle après je mets au frais et devient fort bonne. »

Les chroniqueurs du temps nous donnent, à cet égard, les renseignements les plus circonstanciés.

« Ces beaux mignons, écrit L'Estoile, portaient leurs cheveux longuets, frisés et refrisés par artifices, remontans par-dessus leurs petits bonnets de velours, et leurs fraises de chemises de toile d'atour empesées et longues de demy pied, de façon qu'à voir leurs testes dessus leur fraise, il sembloit que ce fust le chef de saint Jean sur un plat. »

Et ailleurs :

« Le 29 octobre, le roy arriva à Olinville en poste, avec la troupe de ses jeunes mignons fraisés et frisés, avecq les crestes levées, les rattepenades en leurs testes, un maintien fardé avecq l'ostentation de mesure ; peignés, drapés et pulvérisés de pouldres violettes, de senteurs odoriférantes, qui aromatisaient les rues, places et maisons où ils fréquentaient. »

Le rude Agrippa d'Aubigné en était tout indigné et son indignation s'exhalait en vers satiriques (1).

(1) Si bien qu'au jour des Rois, ce doubteux animal,
Sans cervelle en son front, paru' el e i s n l al;
De cordons emperlés sa chevelure pleine,
Soulz un bonnet sans bords faict à l'italienne,
Faisait deux arcs voûtés ; son menton pinceté,
Son visage de blanc et de rouge empâté,
Son chef tout empoudré nous fi ent voir l'idée,
En la place d'un roi, d'une guer on fardée...
Si, qu'au premier abor l chascun estoit en peine
S'il voyait un roy-'emme u bien u i homme reyne.

Grâce aux indiscrétions d'un contemporain, nous allons pouvoir jeter un coup d'œil sur la garde-robe, ou pour mieux dire, sur le cabinet de toilette d'un des mignons de Henri III. Le tableau est peint d'après nature (1).

« Cette garde-robbe estoit assez spaticuse, et accommodée tout à l'entour à peu près comme la boutique des merciers ; car il y avoit des chappeaux, en un autre lieu des ceintures, icy des jartières, ailleurs des fraises, les unes à gros gauderons, les autres à plus petits. En un lieu, la toilette et des peignes, et dedans, de certaines petites boëttes que je n'avois point encore veuës. Cela me fit demander de quoy cela pouvoit servir ; on me dit que quelquefois le Seigneur et Dame en mettait dans sa poche pour s'en servir en temps et lieu ; cela me fit en prendre une pour voir ce qui estoit dedans, et j'y trouvay du vermillon tout préparé, qu'il s'appliquoit sur les joues, quand celuy qu'on luy avait mis le matin estoit effacé. Aussi il y avoit de ces petites tenailles dont on les frisoit, et un plus loing force boëttes et petites bouteilles, les unes de verre simple et sans façon, les autres dorées et façonnées, dans lesquelles il y avoit plusieurs sortes

(1) *Le Meuble en France au* xvie *siècle,* par BONNAFFÉ.

d'eaux, tant de senteurs que pour les fards, avec tout plein de boëttelettes et de petites escuelles peintes de rouge par le dedans, toutes lesquelles estoient sur de petites tablettes qui avoient été mises là pour cet effet. »

Les élégants, au temps de Henri IV, du moins au début du règne, n'avaient pas encore renoncé à toutes ces fadaises. Un poète contemporain, du nom de Berthelot, nous fait connaître, dans son *Inventaire d'un courtisan*, les objets qui doivent composer le nécessaire de la toilette d'un jeune *fringant* de l'époque.

L'énumération en est des plus minutieuses :

> La coquille d'un limaçon
> Pour bien lisser une rotonde,
> Une carte entière du monde,
> Des gants neufs de peau de souris,
> Une once de poudre d'iris,
> Des préceptes pour la grimasse,
> Une grosse trompe de chasse,
> Un papier tout plein de rubans,
> Et les deux manches d'un gaban (1);
> Un compas pour l'astrologie,
> Plusieurs figures de magie,
> Un chapeau gris, quatre boutons,
> La rognure de deux testons (2),
> Un fer pour friser la moustache,
> Des gaufres, un peigne, un panache,
> Dont il se pare quelquefois,
> Allant à la maison des roys.

(1) Le *gaban* était un manteau de feutre, à longs poils et à manches, dont on se vétissait pour se garantir de la pluie.

(2) Pièce de monnaie.

**

Aux beaux jours de la Renaissance, on avait assisté à une véritable invasion de cosmétiques et de parfums dangereux, dont l'Italie (1) nous avait gratifiés.

Catherine de Médicis, qui les avait importés, en avait donné le goût à ses fils : ils s'oignirent, ils se peignirent, comme des femmes, dont ils adoptèrent en partie les parures.

Sous Marie de Médicis, devenue veuve, puis sous Louis XIII, parfums et onguents reparurent avec une nouvelle vogue.

Une rapsodie imprimée en 1612 (2), au nombre des ingrédients que l'on trouve dans le boudoir d'une coquette, mentionne les

> Pommades, vermillons et fards
> Pour les teints ridés et blafards.

Il fallait être belle comme Diane de Poitiers (3) ou Marion Delorme, pour se contenter de simples lotions à

______

(1) Minut nous assure que, de son temps, les dames de Venise se fardaient depuis la plante du pied jusqu'au sommet de la tête. (V. *Essai de Calliplastie ou l'art d'embellir le visage*, p. 102).

(2) *La mode qui court au temps présent*.

(3) Diane de Poitiers, qui conserva, jusqu'à la dernière heure, sa fraîche carnation, n'usait d'autre fard que de l'eau de pluie, dont elle

l'eau fraîche. Marion se tenait des matinées entières les pieds dans l'eau, « parce que le nez lui rougissait quelquefois (1). »

C'étaient là des exceptions : la société, au temps de Louis XIII, n'ignora ni ne dédaigna l'art, qu'avaient pratiqué ses devanciers, d'embellir la nature. Le rouge, le noir et le blanc jouèrent dans la toilette un rôle de premier ordre.

Rien n'était trouvé assez fort pour contenter l'odorat, blasé par les parfums que l'Inde et l'Amérique amenaient sur nos marchés depuis plus d'un siècle. Les essences et les quintessences servaient à toutes fins : on allait jusqu'à en mettre dans le linge, dans les vêtements, dans les gants et même dans les chaussures.

C'est de cette époque que datent *les gants à la Cadenet*, à cause d'une odeur préférée par le gentilhomme qui avait imaginé les *cadenettes* ; les *gants à la Frangipane*, ainsi appelés du marquis de Frangipani ; *les gants de Neroli*, dont la princesse de Nerola avait trouvé le parfum ·

se lavait tous les matins la figure, même dans la saison la plus rigoureuse.

Diane de Poitiers mourut âgée de 67 ans. « Je la vis, écrit Brantôme, six mois avant sa mort ; elle était si belle encore, que je ne sache cœur de rocher qui ne s'en fût ému, quoiqu'elle se fût rompu une jambe peu de temps auparavant. Les maux qu'elle endurait auraient dû changer sa belle face, point du tout : sa beauté, sa grâce, sa belle apparence étaient toutes pareilles qu'elles avaient toujours été. »

(1) Historiettes, de TALLEMANT DES RÉAUX, t. V.

On se plâtrait avec un pinceau le visage, **la** gorge et les bras.

La duchesse de Montbazon se fardait ouvertement. Mme de Rambouillet se mettait du rouge aux lèvres. D'autres en mettaient aux joues, si abondamment que ce rouge appliqué mangeait le rouge naturel ; tandis que quelques-unes, pour paraître plus blanches, se tenaient au lit avec des draps écrus, ou mangeaient des citrons pour se rendre pâles.

Les jeunes gens se parfumaient aussi : l'huile de jasmin, la pommade de Mme des Essarts adoucissaient leur peau ; les sachets de violette et de *roses musquées* embaumaient leur linge et leurs habits, tandis que l' « eau d'Ange », à l'iris de Florence, le genièvre brûlé et le vinaigre impérial embaumaient leurs appartements (1).

**

De telles habitudes ne pouvaient disparaître en un jour. Bien que le grand Roi eût de l'antipathie (2) pour les

(1) *La Noblesse française sous Richelieu*, par le vicomte d'AVENEL.

(2) « Il suffisoit de papiers trop parfumés pour lui porter à la tête » (*Journal de la Santé de Louis XIV*, p. 284). « Plus jeune, il veilloit lui-même à la confection des odeurs qu'il pouvoit supporter. C'est le gantier Martial, valet de chambre de Monsieur, que l'on connoît par la grotesque confusion que la comtesse d'Escarbagnas fait de lui avec le poète Martial, qui les composoit devant lui. Le plus

odeurs, force lui fut bien de tolérer ce qu'il ne pouvait empêcher, au risque de mécontenter ses plus aimables sujettes.

Sous Louis XIV, les dames se fardaient outrageusement (1), au point que La Bruyère (2) ne craignait pas de les proclamer « affreuses et dégoûtantes ».

L'on raconte, à ce sujet, que la spirituelle Mme Cornuel, rencontrant un jour une de ses nièces qui s'était couvert le visage d'une couche de blanc et de rose, s'écria : « Mon Dieu ! ma nièce, que vous avez là un joli masque !... On vous voit le visage au travers. »

Le Roi lui-même finit par subir la contagion ambiante. Il n'employait pas moins de dix-huit boîtes de porcelaine, pour loger les onguents variés dont il faisait

grand des monarques, dit l'avertissement du *Parfumeur françois*, s'est plu à voir souvent le sieur Martial composer dans son cabinet les odeurs qu'il portait sur sa sacrée personne. » Ed. FOURNIER, note au *Livre commode des Adresses*, t. II, p. 34.

(1) Le marquis de ***, qui avait la vue fort basse, rencontra un jour, dans le parc de Versailles, une duchesse qui se fardait d'une manière exagérée, et qu'il voulut embrasser. Mais elle s'esquiva adroitement derrière une statue, qui reçut le baiser destiné à la duchesse. Cette méprise ayant donné lieu à des éclats de rire, le marquis mit les rieurs de son côté en disant : « Plâtre pour plâtre, l'erreur n'est pas grande. »

(2) On connait le passage, souvent cité, de La Bruyère, qui n'a, du reste, servi à rien corriger : « Si les femmes, écrit-il, étaient telles naturellement qu'elles le deviennent par artifice, qu'elles perdissent en un moment toute la fraîcheur de leur teint, qu'elles eussent le visage aussi allumé et aussi plombé qu'elles se le font par le rouge et par la peinture dont elles se fardent, elles seraient inconsolables. » LA BRUYÈRE, *Caractères*, chap. III

usage, et indépendamment de ces dix-huit boîtes, nous remarquons dans sa garde-robe des boîtes de vermeil (1), qui lui servaient à mettre de l'anis et des racines parfumées, et qu'il mâchait toujours, même à la guerre, à cause de certaines exhalaisons un peu trop vivement critiquées par Mme de Montespan.

On s'est souvent étonné de l'éloignement du grand Roi pour l'épouse légitime, qui, au dire des portraitistes les moins flatteurs, pouvait lutter de pair avec les favorites, sous le rapport de la beauté. La cause de cet éloignement ne pouvait être, en tout cas, dans l'abus du maquillage. Si elle se farda, comme toutes les dames à la Cour, ce ne fut qu'avec modération. Un personnage qui fit un voyage en Espagne en 1655, et qui a raconté ses impressions dans un ouvrage assez rare, conservé à la Bibliothèque nationale, rapporte qu'après une fête de taureaux, un Espagnol le mena à un parterre, où il vit la jeune Marie-Thérèse, lorsqu'elle devait monter en carrosse.

« C'est une princesse de petite taille, écrit-il ; elle a la mine fort spirituelle et l'œil vif, le visage un peu plus long que rond. C'est dommage qu'elle se farde à la mode

(1) Parmi les boîtes dont le Grand Roi faisait encore usage, figurent une *boîte à cure-dents*, avec son couvercle percé à jour aux quatre coins, et gravé au milieu des armes du Roi ; des boîtes en or, pour mettre de la poudre ; des boîtes en argent d'Allemagne, en cristal de roche, etc. Il n'est guère que les boîtes à tabac et les boîtes à mouches qui manquent dans cette collection : on sait que le Grand Roi eut toujours une si grande répulsion pour l'action de priser, qu'à Versailles on se cachait pour le faire.

du pays, car, sans doute, si elle ne mettait pas tant de
vermillon, elle paraîtrait plus belle ; mais on en met tant
en cette cour, qu'elle et la reine (Anne d'Autriche) sont
encore celles qui en sont le moins enflammées ; toutes les
autres se rendent les joues de couleur écarlate, mais d'une
façon si grossière, qu'on dirait qu'elles ont plus travaillé
à se déguiser qu'à s'embellir. »

Un conseiller du Parlement de Rouen qui fit, en 1660,
le voyage de Madrid, nous aide à contrôler ce portrait,
par celui qu'il a laissé de la jeune reine, dans le récit
de sa réception au palais :

« Elle a la bouche belle et fort vermeille ; elle a le
teint parfaitement beau ; elle est fort blanche ; elle a les
joues grosses par en bas, et met du rouge, mais pas tant
que le reste des dames (1). »

*
* *

Si Marie-Thérèse se contentait de ses grâces naturelles
et ne faisait pas abus du maquillage, son beau-frère passait son temps à se composer le visage. On l'habillait
souvent en fille, et, comme cet habillement lui seyait à
ravir, il se plaisait à le revêtir. L'équivoque adolescent
courait chez la mère de l'abbé de Choisy, qui le coiffait,

(1) *Mlle de la Vallière et Marie Thérèse d'Autriche*, par H. Duclos.

lui mettait un corset, des jupes et des manteaux de
femme.

Le soir, dans son appartement, il se décorait de cornet-
tes et de pendants d'oreilles et se contemplait devant un
miroir.

Il ouvrait le bal, travesti en femme, un masque sur la
face, des mouches à la joue ; il jouait à la cour des rôles
d'actrice.

Saint-Simon l'a peint, déjà vieux, d'une façon saisissante : « petit et ventru, monté sur des échasses,
tant ses souliers étaient hauts, toujours paré comme une
femme, plein de bagues, de bracelets, de pierreries partout, avec une longue perruque tout établie au-devant,
noire et poudrée, et des rubans partout où il en pouvait
mettre, plein de toutes sortes de parfums. On l'accusait
de mettre imperceptiblement du rouge. »

*
* *

Sous la Régence, on vécut dans une atmosphère (1) parfumée et ce fut à qui se farderait le plus.

La Palatine (2), qui n'a pas beaucoup de tendresse, il

(1) Le maréchal de Richelieu vivait, en ses dernières années, dans
un air saturé des poudres odorantes que des soufflets lançaient dans
les pièces où il se tenait.
(2) Lettre du 9 juin 1716.

est vrai, pour sa belle-fille, ne manque pas l'occasion de nous révéler que « Mme d'Orléans paraît plus vieille qu'elle n'est, car elle met beaucoup de rouge... »

Les filles du Régent suivaient l'exemple de leur mère (1).

La maîtresse du prince elle-même se maquillait outrageusement.

«... Plusieurs personnes vivantes ont connu, dit Le-
« montey, la duchesse de Falari. Elle étalait encore, dans
« une extrême vieillesse, les fruits de l'éducation de la
« Régence. Elle était si couverte de fard, que, par une
« allusion aux beaux vers de Racine, dans le *Songe d'Atha-*
« *lie,* on la nommait vulgairement la reine Jézabel (2). »

Louis XV poussa la dépravation jusqu'à ne plus goûter que la simple nature (3).

(1) V. *Les Filles du Régent*, par Ed. de Barthélemy, t. I, p. 181.

(2) On lit dans les *Souvenirs* du duc de Lévis : « M. de Richelieu
« eut, au contraire, une grande représentation, mais sa maison était
« peu fréquentée par les jeunes gens, et la société ordinaire était
« composée de ses contemporains. Il y avait, entre autres siècles,
« une duchesse de Phalari, personnage passivement historique.
« C'était dans ses bras que le Régent avait expiré quelque soixante
« ans auparavant. Il fallait qu'elle fût belle alors ; mais quand je
« la vis, elle était hideuse. Sa peau livide et ridée était recouverte
« d'une épaisse couche de blanc, rehaussée de deux placards d'un
« gros rouge ; une perruque blonde couvrait mal ses tempes chauves,
« et faisait un contraste marquant avec ses sourcils peints en noir.
« Par une réminiscence de ses anciens goûts, elle se plaisait à em-
« brasser les jeunes gens, et sous le prétexte de je ne sais quelle
« parenté, elle me fit cette faveur, dont on peut croire que je me
« serais bien passé. On l'appelait *la mère Jézabel,* et ce nom lui
« allait à merveille. »

(3) V., à cet égard, un curieux article de Baudelaire dans le *Figaro*, du 3 décembre 1863.

On sait que Mme Du Barry, quand elle voulait éviter de recevoir le Roi, avait soin de mettre du rouge ; c'était un signe suffisant ; elle fermait ainsi sa porte. En s'embellissant, elle faisait fuir le royal précurseur, à sa manière, de Jean-Jacques.

Au siècle du roi galant, la toilette est cependant « la grande affaire. » Les femmes passent des heures entières devant la psyché (1), ayant à portée de la main, sur une table « parée de dentelles comme un autel, enveloppée de mousseline comme un berceau », toutes sortes de fards, de pâtes et de philtres de rajeunissement.

Toutes les couleurs se trouvent représentées dans cette palette d'un nouveau genre : le rouge minéral et le vermillon, le blanc chimique et le bleu de veine (2) ; l'eau pour blanchir et l'eau pour rendre le teint vermeil ; l'eau pour faire pâlir, lorsqu'on est trop rouge, l'eau pour adoucir les traits, si on les a trop grossiers ; l'eau de chair admirable, pour les teints jaunes et bilieux ; l'eau pour les personnes maigres et l'eau pour celles trop grasses.

On trouve encore, dans l'arsenal de la coquette au temps de Louis XV, 1 s laits contre les rides, les tannes et les rousseurs, le hâle du soleil et les morsures du froid ; la pommade pour effacer les marques de petite vérole et en

---

(1) Cf. *Mémoires pour servir à l'hist. des mœurs et usages des Français*, par Ant. Caillot, t. II, au chapitre : *Toilette des femmes*.

(2) La tête frisée ras et poudrée, « le corset échancré à l'excès », ne fût ce que pour étaler ce réseau de *veines bleues*, que les femmes se faisaient peindre sur la poitrine, pour en faire ressortir la blancheur (Lettre de Madame, 28 septembre 1718.)

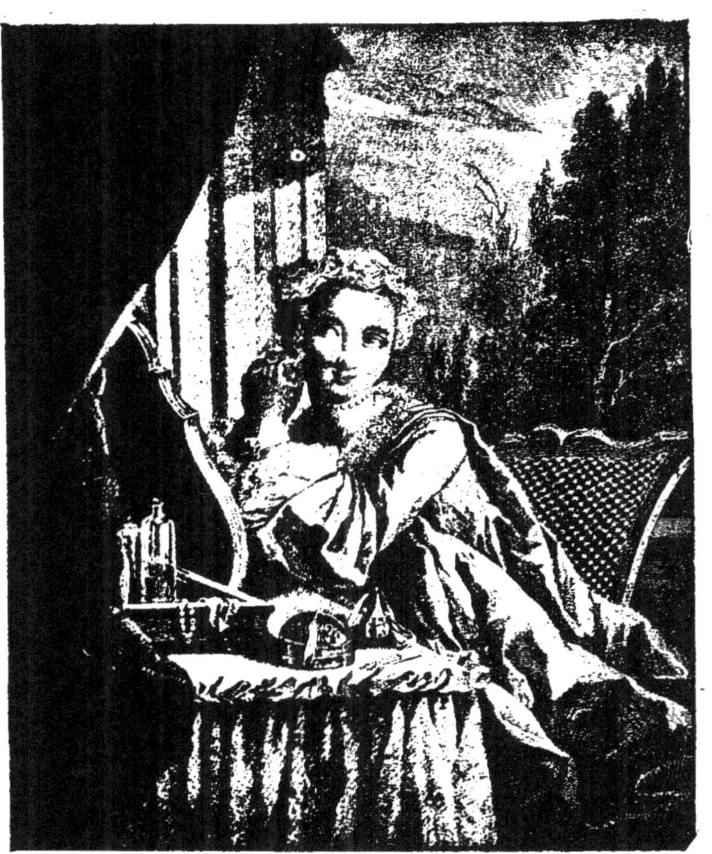

combler les creux ; les bandeaux oints de cire vierge, pour lisser et purifier la peau du front.

Et nous ne parlons pas de tous les autres ingrédients pour la beauté des dents, des ongles, etc. (1). Où cela nous entraînerait-il ?

Pour animer le visage, on a surtout recours au *rouge*, mais il y a *rouge* et *rouge* : le rouge de la femme de qualité n'est pas le rouge de la femme de cour ; le rouge d'une bourgeoise n'est pas le rouge de la femme de cour ou de la femme de qualité, encore moins le rouge de la courtisane : il n'est qu'un soupçon de rouge.

A Versailles, les princesses le portaient très vif et très haut de ton et quand les femmes de qualité étaient présentes à la Cour, elles devaient avoir ce jour-là un rouge plus éclatant qu'à l'ordinaire. Une lettre de Voltaire atteste toute la peine qu'eut Marie Leczinska, lors de son arrivée en France, à se conformer à ce mode d'enluminure. Mme de Provence (2) aura de même la plus vive répugnance pour le rouge vif exigé par l'étiquette.

---

(1) V. *La Toilette de Vénus*, extrait du *Médecin des Dames ou l'Art de les conserver en santé*, Paris, 1771 ; *La Toilette de Flore*, etc.

(2) « Madame la comtesse de Provence, quoique plus âgée que son mari, a encore toute la candeur aimable du jeune âge, et les petites gentillesses qui lui sont naturelles. Elle est encore toute neuve pour l'étiquette, et a l'air gauche en tout ce qui tient au cérémonial. Le lendemain de son mariage, quand Mme de Valentinois, sa dame d'atour, voulut lui mettre du rouge, la princesse a fait beaucoup de façons, et avait une grande répugnance à se faire peindre ainsi le visage. Il a fallu que M. le comte de Provence lui demandât de se conformer à l'usage de la Cour, lui assurant qu'elle lui feroit

Les femmes qui se seraient volontiers passées de se peindre le visage, ne pouvaient se soustraire à la mode, dans la crainte de paraître avoir des teints de mortes, au milieu de tous ces visages cramoisis.

Lorsque l'infante Marie-Thérèse fut amenée en France, en 1745, pour épouser le Dauphin (1), elle n'avait jamais mis de rouge. Dans le voyage, on lui fit entendre qu'il fallait en mettre. Elle répondit qu'elle ne le ferait que si le Roi lui en donnait l'ordre. On en délibéra à Versailles. Le résultat de la délibération fut que la Dauphine paraîtrait trop blême avec son teint naturel et que, par suite, elle devait se conformer à l'usage.

Le duc de Richelieu fut chargé, en sa qualité de premier gentilhomme de la Chambre, et au nom de Leurs Majestés, d'annoncer à la future épouse de l'héritier du trône qu'elle avait permission de mettre du rouge.

L'étiquette des cours avait bien d'autres exigences. Un chroniqueur conte que, lorsque mourut Mme Henriette, l'une des filles de Louis XV, son corps fut transporté de Versailles à Paris, dans un carrosse. « Elle était, dit Barbier, en manteau de lit, coiffée en négligé, avec du rouge. » Ainsi une princesse de la maison de France ne pouvait décemment se présenter devant la Mort qu'horriblement maquillée !

grand plaisir, et qu'elle en seroit infiniment mieux à ses yeux :
« Allons, madame de Valentinois, mettez-moi du rouge, et beaucoup, puisque j'en plairai d'avantage à mon mari. » *Anecdotes piquantes*, publiées par J. Gay, p. 137.
(1) Louis de France, né le 4 septembre 1729.

Etait-ce pour se conformer à l'étiquette que la marquise de Pompadour se méttait du rouge ? N'était-ce pas plutôt pour dissimuler cette pâleur qui effrayait son royal amant? Quoi qu'il en soit, il est certain qu'elle se fardait : nous n'en donnerons d'autre preuve que l'existence, dans sa bibliothèque, d'un curieux ouvrage, dont un bibliophile de noble souche (1) a jadis donné l'intéressante description.

L'ouvrage est intitulé : *Nouveaux Mémoires pour servir à l'histoire de l'esprit et du cœur*. Les auteurs en sont le marquis d'Argens et Mlle Cochois. Il porte sur ses plats les armes de la marquise.

Les livres aux armes de la marquise ne sont pas rares ; ils ne méritent guère d'être recherchés des collectionneurs, à moins qu'ils n'offrent quelque intérêt de texte ou de reliure, mais l'ouvrage dont il est question, bien que modestement relié en veau, présente une particularité curieuse : à côté des chapitres philosophiques, mélangés de quelques articles scientifiques, il y a une partie qui devait intéresser plus directement, sinon la femme sérieuse qu'il y avait en Mme de Pompadour, du moins la femme coquette, plus-peut-être par nécessité que par goût : ce sont les *Pensées diverses sur l'art d'embellir le visage*, par Mlle Cochois. Il y a, dans ces pensées, des conseils pratiques pour mettre le blanc et le rouge, qui pourraient être utiles encore aujourd'hui à nombre de nos contemporaines.

(1) Le baron Lucien Double, *Cabinet d'un curieux.*

Mlle Cochois (1) est avant tout l'ennemie du blanc ; il n'en faut user que très sobrement, dit-elle : « une jolie femme qui se met du blanc (sans absolue nécessité) est aussi inexcusable qu'une personne qui, ne courant aucun risque de dire la vérité, et qui, trouvant même du désavantage à mentir, manque à la vérité, uniquement par le plaisir qu'elle trouve dans le mensonge. Une jolie femme qui se farde est punie par son crime ; elle devient bientôt assez laide pour être obligée de se farder par nécessité. Au contraire, l'usage modéré du rouge fournit aux femmes un des plus sûrs moyens pour donner de l'éclat à leur beauté. »

.
. .

Ainsi qu'on pouvait s'y attendre, l'usage du rouge ne tarda pas à se répandre de la cour de France dans toutes celles de l'Europe. La Russie elle-même, bien qu'encore reléguée dans ses steppes, s'empressa de l'adopter. Catherine conte, dans ses *Mémoires*, que le pre-

(1) Voulez-vous connaître une des recettes de blanc données par Mlle Cochois, une de celles dont se servaient les dames de qualité au temps de la faveur de la Pompadour.

Lisez et prenez note :

« Mélangez, dit-elle, céruse, miel, gomme et limaçons pilés. »

Pas bien ragoûtant, penserez-vous, mais si la recette est bonne...

mier présent que lui fit l'impératrice Elisabeth, à son arrivée à la cour, fut le *Petit Pot*.

Qu'était-ce que le « Petit Pot » ? On désignait ainsi la capsule de porcelaine où se plaçait le rouge. Cette capsule, comme contenance et comme forme, rappelait tout à fait celles qu'emploient aujourd'hui encore nos parfumeurs. « Avoir droit au Petit Pot » était le rêve de toute jeune fille.

A Madrid, la comtesse d'Aulnoy, assistant à la toilette d'une dame de la Cour, voit celle-ci tremper un pinceau dans une tasse pleine de rouge et s'en barbouiller à fond, non seulement le visage, sans oublier l'intérieur des narines, mais les oreilles, les mains, les doigts, les épaules. Cet usage dégoûtant était devenu obligatoire.

Les plus raffinées se nettoyaient (Mme d'Aulnoy emploie le terme plus expressif de « décrassaient ») la figure avec un mélange de sucre et blanc d'œuf battu, qui venait à bout de l'affreux mastic dont la face était enduite, mais finissait par laisser sur la peau du front une sorte de glacis luisant (1).

En Angleterre (2) même — le croirait-on — dans le

(1) *Revue des Deux-Mondes*, 15 mars 1902.

(2) « La règle, comme on sait, est particulièrement sévère dans les prisons anglaises. Il n'y a guère apparence qu'on puisse y introduire des fards, par exemple. Eh bien, les prisonnières, pouvant renoncer à la liberté, mais non aux artifices de la toilette, trouvent d'étranges moyens d'y suppléer, — ces moyens fussent-ils répugnants.

« Aussi voit-on de malheureuses « convicts » lécher patiemment le plâtre des murs et s'approvisionner ainsi de je ne sais quel af-

pays du *cant* et de la pruderie, on faisait publiquement
outrage aux lois de la nature, à ce point qu'en 1770,
le grave Parlement d'Angleterre se vit dans l'obligation
de décréter le singulier arrêt suivant : « Toute femme de
tout âge, de tout rang, de toute profession ou condition,
vierge, fille ou veuve, qui, à dater du dit acte, *trompera,
séduira ou entraînera au mariage* quelqu'un des sujets de
Sa Majesté, à l'aide de *parfums, faux cheveux, crépon
d'Espagne* (sorte d'étoffe de laine, imprégnée de carmin,
encore employée aujourd'hui comme rouge, sous les noms
de *fard en crépon*) et autres *cosmétiques*, busc d'acier,
paniers, souliers à talons et fausses hanches, encourra les
peines établies par la loi actuellement en vigueur contre
la sorcellerie et autres manœuvres ; et le mariage sera dé-
claré nul et de nul effet (1). »

En France, une pareille loi aurait fait sourire ; on
n'aurait eu que dédain pour une telle impertinence. Et
pourtant il eût été souhaitable qu'au nom de la santé
menacée, le pouvoir prît quelques mesures contre l'usage

freux cosmétique, sur la composition duquel il ne serait pas ragoû·
tant de s'expliquer !...

« Une prisonnière se fardait régulièrement comme une actrice, et
les surveillantes cherchaient vainement où elle pouvait prendre son
rouge. Il était bien certain, cependant, qu'elle en avait, et qu'elle
s'en couvrait même outrageusement, inspirant grande envie et
grande jalousie à ses compagnes. Ce fut le hasard qui donna la clef
de l'énigme. » *La femme en prison et devant la mort*, par R. DE
RYCKÈRE, p. 30.

(1) PIESSE, *Des odeurs, des parfums et des cosmétiques*, 1865.

abusif (1) que faisaient les coquettes des fards et des
cosmétiques.

*
* *

Le *rouge* est plus que jamais à la mode sous le
règne de Louis XVI. C'est à qui en mettra : depuis la
Dauphine (2) jusqu'à la petite bourgeoise, toutes les femmes
s'en badigeonnent.

(1) On ne songerait pas à aller chercher les renseignements qui
vont suivre dans l'*Histoire d'un voyage littéraire fait en
M.DCC.XXXIII, en France, en Angleterre et en Hollande* (La
Haye, Adr. Mœntjens, 1736, in-12). C'est le hasard qui nous les y a
fait découvrir et nous allons vous faire profiter de notre trouvaille :
« Je passai, écrit l'auteur, une partie de l'après-dîner aux Thuilleries, occupé à réfléchir sur les différents objets qui se présentèrent
à mes yeux. Deux objets y frappent tout œil étranger ; l'un, c'est
l'énorme grandeur des paniers ; l'autre, le *rouge*, appliqué avec trop
de prodigalité sur les joues des dames... Pour ce qui regarde le
rouge du visage, je puis assurer qu'il y en a tant de profusion,
qu'on a de la peine à distinguer les traits. Il n'en est aucune à laquelle on ne puisse appliquer ces vers :

> Par le soin que Lise prend
> Et du plâtre et des pommades,
> Les visites qu'elle rend
> Sont autant de mascarades.
> Pour elle, soit bien, soit **mal**,
> Il est toujours carnaval.
> Au logis et dans la rue,
> Nous la voyons chaque jour
> Et jamais ne l'avons vue.

(2) Il y avait de la brutalité du *sabotier* dans Greuze, dit Mariette.

Un simple détail donnera l'idée de ce qui s'en con-
sommait à la fin de l'avant-dernier siècle : une compagnie offrait, en juin 1780, cinq millions comptant pour
obtenir le privilège de vente d'un rouge qu'elle disait
supérieur de qualité à tous ceux qui avaient paru jusqu'à
ce jour sur le marché. Et cette vogue sans précédent engageait le chevalier d'Elbée, qui évaluait à plus de deux
millions de pots la vente annuelle du rouge, à proposer
un impôt de vingt-cinq sols sur chaque pot, dont le produit servirait à donner une pension aux femmes et veuves
d'officiers dans le dénûment. Il est dommage, en vérité,
que cet intéressant projet n'ait pas abouti.

Ceux qui auraient pu endiguer ce funeste courant
étaient ceux-là mêmes qui se plaisaient à l'encou-
rager.

L'empereur Joseph II, étant venu voir à Versailles sa
sœur Marie-Antoinette, fut stupéfait de la profusion de
rouge qu'elle s'appliquait et ne pouvait, au dire de
Mme Campan, s'habituer à cette exagération. Un jour que
sa sœur, faisant sa toilette devant lui, prodiguait le fard,
il lui conseilla ironiquement d'en ajouter encore un peu

Le dauphin lui demandant, après qu'il eut terminé son portrait, de
faire le portrait de la dauphine, Greuze répliqua, devant la dauphine
présente, qu'il le priait de l'en dispenser, *parce qu'il ne savait pas
peindre de pareilles têtes*, faisant allusion au rouge dont elle était
couverte.

Greuze avait une espèce d'horreur pour les vieilles femmes, et une
coquette de son voisinage lui faisait tomber la palette des mains, en
se montrant à sa fenêtre avec ses minauderies et son visage fardé.
(DE GONCOURT, *L'Art du XVIIIe siècle*, 2e série.)

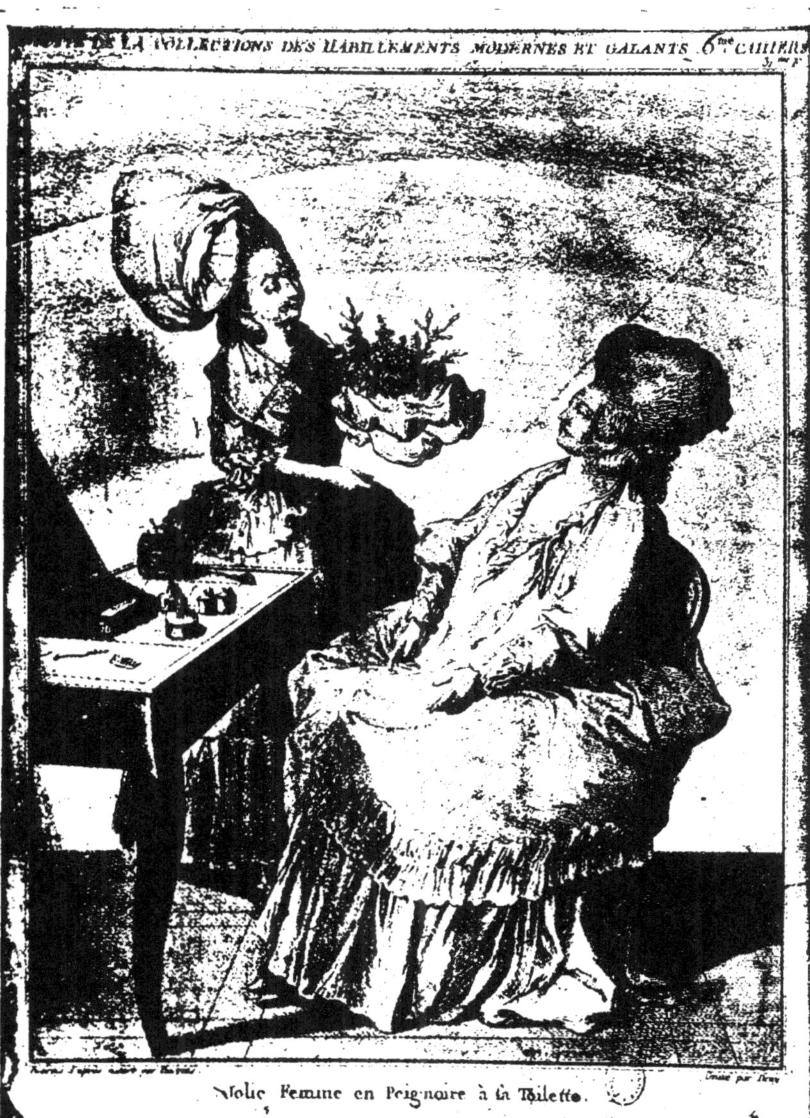

Jolie Femme en Peignoire à la Toilette.

sous les yeux, et, désignant une dame du palais outrageusement maquillée, l'empereur de s'écrier : « En furie (1), comme Madame ! »

On ne s'étonnera pas qu'à une époque où la reine avait son « ministre des modes », elle eût aussi sa marchande de rouge.

C'était une dame Josse qui était réputée pour avoir le meilleur rouge végétal, « aussi beau et aussi agréable que les couleurs naturelles », mais elle était éclipsée par Mlle Martin qui, seule, avait la confiance de la Reine.

Mlle Martin ne consentait à servir que les têtes couronnées et quelques grandes dames privilégiées. Elle livrait son produit dans de ravissants petits pots, qui sortaient de la manufacture de Sèvres.

Mlle Martin demeurait dans le quartier du Temple où la baronne d'Oberkirch (2) lui rendit visite, en 1786.

« Mlle Martin, écrit la noble dame, avait le haut pavé pour le rouge ; brevetée de la reine et de toutes les royautés féminines de l'Europe, c'était une vraie puis-

---

(1) Nous retrouvons cette expression dans le passage suivant, rapporté dans le si curieux ouvrage de M. G. CAPON, *Les Petites maisons galantes de Paris au XVIIIe siècle*, p. 141 :

« Mme d'Hautefoy, se disant chanoinesse de Cologne et qui fut aussi dame d'honneur à la cour de Lorraine. Agée de 35 ans environ, elle n'était rien moins que jolie, assez bien faite, fort brune, mettant du rouge depuis le dessous du menton jusque dans les yeux ; remplie de *mouches*, le [tout rehaussé de blanc et de bleu, enfin une tête enluminée qui ressemble proprement à *une furie* ou à une folle. Elle est toujours coiffée en cheveux et en pompons. »

(2) *Mémoires de la baronne d'Oberkirch.*

sance. Son rouge a, du reste, une supériorité incontestable sur tous les autres ; on le paye en conséquence. Le
moindre pot coûte un louis, et pour en avoir un qui
sorte de l'ordinaire, il faut y mettre soixante à quatre-
vingt livres. Elle a la permission d'en faire faire à Sèvres
exprès pour elle. Ceux-là elle les envoie aux Reines ; à
peine une duchesse en obtiendrait-elle un par hasard.
Nous nous amusâmes fort de son importance (1). » '

Quelques années encore et la reine, faisant fi de tous
ces artifices, reviendra au culte de la nature prêché par le
philosophe : habillée en laitière, elle passera la plus
grande partie de son temps dans les bergeries de Trianon,
se divertissant aux distractions champêtres, plus qu'aux
spectacles des petits cabinets.

C'était se raviser trop tard : la monarchie descendait
au gouffre qu'elle s'était elle-même creusé.

La Révolution approchait, qui n'allait plus laisser aux
coquettes les loisirs de s'attifer (2).

(1) Cette demoiselle Martin, à en croire la chronique indiscrète de
l'époque, aurait été de mœurs peu farouches :

Janvier 1766. — « La demoiselle Martin, *marchande de rouge* pour
les dames, a écrit une lettre des plus honnêtes à la Brissault qui
renferme deux de ses adresses pour lui annoncer son rouge. Cette
femme me l'a fait voir et l'a conservée en me disant qu'elle croyoit
que c'étoit un moyen dont se servoit la demoiselle Martin pour
faire sa connoissance à l'effet de lui procurer quelques galanteries,
d'autant qu'elle avoit entendu dire qu'elle étoit jeune et passable ;
elle doit aller la voir pour savoir à quoi s'en tenir. » Imbert, *Chronique scandaleuse*, 1791, t. V, **p.** 99, cité par G. Capon, *Les maisons
closes au XVIIIᵉ siècle.*

(2) Un almanach du temps (1791), les *Etrennes mignonnes*, cu-

*
* *

Sous le Directoire, on revient aux modes antiques, et l'on cherche à imiter, en tout ce qui concerne l'art de plaire, les Grecs et les Romains.

Les belles « impures » font assaut de coquetterie. Mme Tallien plonge son beau corps dans du lait rougi de fraises et de framboises.

Mme Récamier (1) dédaigne les ingrédients dont elle peut s'affranchir, sans dommage pour sa beauté.

rieuses et utiles, nous apprend cependant que l'éditeur, domicilié rue des Bernardins, vend, au prix de 1 livre 10 sols et de 3 livres, une pommade cosmétique, dont les principales propriétés sont de blanchir la peau, de lui donner la fraîcheur de l'adolescence et d'empêcher les rides.

Ne croirait-on pas lire une de ces réclames qui encombrent la quatrième page de nos journaux de modes ?

(1) Un matin, un provincial qui avait affaire chez M. Récamier, se présente à son hôtel. Il entre dans l'antichambre, personne ; il frappe à deux ou trois portes, pas de réponse. Enfin il se décide à en ouvrir une, il est dans un salon vide, il continue son chemin. Bref, de porte en porte, il arrive à une dernière, derrière laquelle il lui a semblé entendre quelque bruit ; il la pousse, et se trouve en présence de l'admirable corps de Mme Récamier, qui, comme Aphrodite, debout, s'épongeait dans une vasque de marbre antique. Notre provincial s'arrête éperdu ; la baigneuse, qui croit que c'est sa femme de chambre qui rentre, continue ses ablutions ; enfin, elle lève les yeux, elle crie, elle s'accroupit, alors notre homme hébété tend la tête et dit : « N'est-ce pas à M. Récamier que j'ai l'honneur de parler ?... »

De l'illustre amie de Chateaubriand à Napoléon, **il n'y
a que la distance qui sépare la femme** conquérant les
cœurs de l'homme qui a conquis le monde.

L'empereur n'avait qu'une sympathie modérée pour
les parfums ; mais, par contre, la première impératrice en
raffolait.

N'oublions pas que Joséphine était créole ; en outre,
plus âgée que son mari, elle s'ingéniait à retenir, par
mille artifices, l'affection d'un homme exposé à toutes
les séductions et qu'elle savait prompt à y succomber.

Joséphine avait commencé jeune à se farder, **si nous**
en croyons cette épigramme de Lebrun :

> ... Eglé n'a que deux petits travers :
> Elle fait son visage et ne fait pas ses vers (t).

Non contente d'aviver les pommettes de rouge, Joséphine en couvrait presque ses joues : en une seule année
(1808), elle prend du rouge chez Martin pour 2.749 fr. 58 ;
chez Mme Chaumeton pour 598 fr. 52, et il s'en trouve
encore dans les mémoires des autres parfumeurs, Gervais-
Chardin et la veuve Fargeon et fils. Elle y avait si bien
habitué l'œil de Napoléon, qu'il exigea que toutes les
femmes qui paraîtraient devant lui en missent.

« Allez mettre du rouge, madame, dit-il à l'une d'elles,
vous avez l'air d'un cadavre » : et à une autre : « Qu'est-ce
que vous avez à être si pâle, relevez-vous de couches (2) ? »

----

(1) *Les Almanachs de la Révolution*, par WELSCHINGER.
(2) Frédéric MASSON, *L'Impératrice Joséphine*.

A l'avènement de Marie-Louise, ce fut une transfor-
mation complète : la jeune archiduchesse, dont la fraîche
carnation faisait le ravissement de son impérial époux,
n'avait pas besoin de recourir aux cosmétiques ; à son
imitation, les dames de la Cour finirent par y renoncer.

*
* *

Sous la Restauration (1), la parfumerie française in-
vente de nouvelles recettes ; mais c'est l'eau de Cologne
du célèbre Jean-Marie Farina qui fait fureur, et le vinaigre, non moins fameux, de ce pauvre Bully, breveté en
1824, ruiné six ans plus tard, par la Révolution de Juillet,
qui brisa sa boutique de la rue Saint-Honoré, et mort enfin
à la *Gazette de France* où, en sa qualité de victime de la
Révolution de 1830, il avait trouvé asile, comme garçon
de bureau (2).

Au second Empire revient la gloire, si gloire il y a,
d'avoir remis le maquillage à la mode.

(1) L'Almanach des 25.000 adresses des principaux habitants de
Paris, pour l'année 1824, indique :

*Martin, fils unique de Mme F. Martin, connu pour le rouge de
la cour, rue Grange-Batelière, 21.*

C'était sans doute un descendant de Mlle Martin, la fournisseuse
attitrée de Marie-Antoinette, dont nous avons parlé plus haut.

(2) J. LECOMTE, *Le Perron de Tortoni.*

Les « lionnes », naturellement, ne furent pas les dernières à se farder et il nous revient en mémoire, à ce
propos, deux vers, les derniers que composa Roger de
Beauvoir, la veille de sa mort :

> Quand donc finira-t-on ce bel hôtel d'albâtre ?
> **La Païva**, pourtant, ne manque pas de plâtre.

La Païva usait, en effet, du fard avec prodigalité.

Une de ses pareilles, la capiteuse Lola Montes, dont les
aventures avec le feu roi de Bavière, Louis II, ont si
longtemps défrayé la chronique, écrivit un véritable
traité de la beauté (1), où elle révèle une foule de recettes, dont certaines mériteraient d'être essayées ; elles
ont, au moins, cette qualité, capitale à nos yeux, de ne
point nuire à la santé de qui les emploie.

Voulez-vous apprendre de Lola le secret de la célèbre
Mme Vestris, pour conserver à son teint une fraîcheur juvénile ? Mme Vestris ne se couchait jamais sans s'être enduit le visage d'une sorte de pâte ainsi composée : « les
blancs de quatre œufs brouillés dans l'eau de rose,
15 grammes d'alun, 15 grammes d'huile d'amandes
douces ; battez le tout ensemble, jusqu'à ce que la mixture
ait acquis la consistance d'une pâte. Etendre sur un
masque de soie ou de mousseline. »

Cette composition non seulement retarderait l'appari-

_____

(1) *L'Art de la beauté chez la femme*, par Lola Montes, Paris,
Taride, 1879.

tion des rides, mais encore donnerait de la fermeté à la peau du visage, quand elle a de la tendance à s'affaisser et à devenir flasque.

On ne court aucun risque de suivre à la lettre une prescription aussi inoffensive. Il en va tout autrement avec les fards blancs ou rouges communément en usage.

Les fards blancs doivent toutes les propriétés qui les font rechercher à des substances appartenant au règne minéral, quoique la plupart des prospectus annoncent le contraire.

Ces fards blancs peuvent être divisés en plusieurs catégories :

1° Les fards blancs non dangereux, qui n'ont d'autre inconvénient que celui que présentent les substances qui s'opposent à la perspiration cutanée : ce sont les blancs de talc (1) et de craie ; mais ils tiennent mal sur la peau, couvrent peu et produisent peu d'illusion.

2° Les *blancs de zinc* (2), préparés avec l'oxyde, le carbonate, ou l'oxalate de zinc. Ils ne produisent aucun accident, ne noircissent pas au contact des émanations sulfhydriques ; ils couvrent moins bien que les blancs de

(1) Ce blanc qui porte divers noms, *talc de Venise, craie de Briançon, poudre de savon*, est un composé minéral, formé de silice, d'alumine, de magnésie et d'oxyde de fer ; il ne contient rien de nuisible à la santé ; il doit donc obtenir la préférence sur les préparations de plomb, de bismuth ; mais on lui reproche de donner du brillant à la peau. Cependant il sert de base au fard rouge. (RIMMEL, *Le livre des parfums.*)

(2) Ce fard a été encore désigné sous le nom de *blanc de fleur de zinc*, et aussi sous le nom de *blanc de Thénard.*

II19

plomb ; mais, associés avec certaines substances qui leur donnent du liant et de l'onctuosité, ils peuvent être employés avec succès. Ce sont, de l'avis des chimistes (1), les seuls fards blancs, avec les précédents, dont la vente puisse être autorisée.

3° Les blancs de bismuth, préparés, soit avec l'oxyde de bismuth, le sous-nitrate ou tout autre sel de bismuth insoluble, ne seraient pas vénéneux (2) ; ils couvrent bien et adhèrent parfaitement à la peau, mais ils noircissent au contact des émanations sulfhydriques.

4° Les *blancs de plomb*, connus sous les noms de *blanc de théâtre*, *blanc d'albâtre*, etc., sont, sans contredit, la plus détestable des préparations ; c'est à eux qu'il faut attribuer les accidents qu'on a si souvent eu à déplorer.

Il est trois classes de la société qui font principalement usage de cosmétiques au carbonate de plomb et de chaux : ce sont les artistes, les femmes du monde et les courtisanes.

(1) Réveil, *Des cosmétiques*.

(2) Ce fard, qui est encore désigné sous le nom de *blanc de perles*, est, dit on, incapable de nuire : cette opinion est erronée. Ce fard, qui est très altérable, n'a pas, il est vrai, tous les inconvénients du plomb ; mais il dessèche, il ride la peau et donne lieu à des gerçures. C'est un produit à rejeter de la toilette des dames.

Pour les artistes, l'usage du blanc de fard est une exigence de leur profession (1) ; aussi perdent-ils, en général, de bonne heure leur fraîcheur et leur santé, quelquefois même la vie, ou ce qui est pire encore, ils ne vivent qu'accablés de graves infirmités.

On peut calculer que les sept dixièmes au moins des comédiens vieillissent avant le temps et meurent, jeunes encore, dans une sorte de décrépitude anticipée.

Ils succombent généralement à des lésions organiques.

Les femmes dont l'existence n'a d'autre objet que de chercher à plaire, payent aussi un cruel tribut à l'abus qu'elles font du fard ; ses effets se traduisent aussi chez elles par des névroses variées, qui révèlent une profonde atteinte de la santé et des principes mêmes de la vie, qu'elles finissent presque toujours par perdre de bonne heure.

Quant aux femmes du monde, qui n'ont recours au fard que dans des circonstances beaucoup plus rares, elles

(1) La Clairon protestait cependant contre les abus du maquillage au théâtre :

« Cet état emprunté dont personne n'est la dupe, écrivait-elle sensément, et contre lequel tous les gens de goût murmurent, grossit et jaunit les traits, éteint et cercle les yeux, absorbe la physionomie, fait disparaître la précieuse mobilité des muscles, et met continuellement ce qu'on entend en contradiction avec ce qu'on voit. Les mouvements de l'âme doivent se lire sur la physionomie : des muscles qui se tendent, des veines qui se gonflent, une peau qui rougit, prouvent une émotion intérieure, sans laquelle il n'est jamais de grand talent. » *L'Hygiène de la Beauté*, par le Dr Morin.

n'en éprouvent le plus habituellement que des malaises passagers, au lieu de ces lésions irrémédiables qui sont le triste apanage des deux autres classes de femmes dont nous venons de parler (1).

Les *fards rouges* sont préparés avec les matières colorantes végétales ou animales et le talc ; on les désigne par les noms de *rouge en poudre*, de *rouge en pommade*, de *rouge en crépons*, de *rouge en crépons de Strasbourg*, de *crépon de la Chine*, de *crépon de carmin*, de *carthame*, de *rouge du Brésil pour le théâtre*.

On connaît encore le rouge de carmin ordinaire ou *rouge de théâtre fin*, le *rouge fin de carmin en pommade*, le *rouge fin de Germanie*, le *rouge superfin de Chine*, de *Hollande*, etc.

Les matières colorantes qui entrent dans la composition de ces rouges sont : le *cinabre*, le *carmin*, la *carthamine*, la matière colorante du *bois du Brésil*, etc., soit seuls, soit mélangés à d'autres substances, selon les nuances que l'on veut obtenir.

Tous ces rouges ne présentent pas de dangers sérieux pour la santé ; il n'en est pas de même du rouge de cinabre ou de vermillon, dit *rouge commun pour le théâtre*, rouge qui est du talc coloré par le sulfure de mercure.

L'oxyde de plomb ou *minium*, connu de toute antiquité, est trop grossier ; on l'abandonne aux clowns et aux artistes de bas étage.

(1) Cf. **Annales** *d'Hygiène*, t. LXIII.

Le *cinabre* ou sulfure de mercure donne d'excellents résultats au point de vue de la coloration et de détestables au point de vue de la santé du sujet, car il détermine l'absorption du mercure dans l'organisme.

A défaut du cinabre (sulfure de mercure), il existe, dans la série aromatique, une matière spéciale, « l'éosine » (ce nom en rappelle la belle teinte aurore), dont les combinaisons avec la potasse ou la baryte constituent d'excellents fards rouges sous les feux électriques.

Sous le nom peu harmonieux de *schnouda*, une nouvelle espèce de fard est récemment entrée dans le commerce de la parfumerie.

Au point de vue chimique, ce fard présente un grand intérêt et montre comment la science trouve ses applications dans les arts.

Le principe colorant du *schnouda* est connu des chimistes sous le nom d'*alloxane* ; il a été découvert par Liebig.

L'*alloxane* est blanche et soluble dans l'eau ; en l'amalgamant avec un corps gras, par les procédés suivis pour fabriquer le cold-cream, on en fait une crème blanche.

Lorsqu'on l'étend sur les joues, sur les lèvres ou sur toute autre partie du corps, l'alloxane, exposée à l'air, passe peu à peu, sous l'influence de l'atmosphère, au rose foncé. Employé avec habileté, ce fard produit l'illusion la plus complète (1).

(1) Piesse, *Des odeurs, des parfums et des cosmétiques.*

***

La consommation des fards blancs et rouges **est assez** restreinte en France, mais l'exportation de ces produits est considérable ; les expéditions pour la Turquie, et surtout la Moldavie et la Valachie, dépassent annuellement *deux cent mille grosses de pots*. Ces pots renferment chacun, il est vrai, très peu de matière.

Outre les *blancs* et les *rouges*, l'industrie fabrique des fards *bleus*.

Le bleu pour imiter les veines ou *lazulite* se fait avec de la craie de Briançon (talc), réduite en poussière impalpable, passée à travers un tamis de soie, teintée dans la proportion voulue avec du bleu de Prusse, et enfin transformée en une pâte, par l'addition d'un peu d'eau légèrement gommée.

Quand cette pâte est sèche, on la met en pots de la même manière que le rouge.

Après avoir adouci le teint avec du blanc, on indique les veines avec une estompe trempée dans le bleu, dont nous venons d'indiquer la composition. Ces estompes sont faites en peau de chevreau ; l'intérieur de la peau forme l'extérieur de l'estompe. Lorsqu'il est employé avec art, ce bleu produit un effet agréable et quasi naturel.

On emploie encore le *fard noir* ou fard indien (1), à base de noir de fumée, et qui sert surtout au maquillage des yeux.

(1) On pourrait l'appeler aussi bien *fard chinois*. Le noir est la couleur favorite des Chinoises. Elles emploient beaucoup de fards à base de plomb ou de mercure ; les composés plombiques servent surtout à noircir les cheveux : le plus réputé est la cadmie des fourneaux où l'on fond le plomb et l'argent.

Il est recommandé d'accélérer l'action de tous ces cosmétiques par des potions dont les feuilles de thym forment souvent la base.

Comme on le voit, le noir est la seule couleur recherchée : les fabricants d'eau oxygénée et autres produits similaires, comme le dit ironiquement le Dr Jules Regnault (*Médecine et pharmacie chez les Chinois et chez les Annamites*), ne feraient pas fortune en Chine.

Les Chinois n'emploient pas de savon : un alcali naturel, nommé *keen*, qui se trouve en abondance aux environs de Pékin, leur sert pour laver le linge. Quant à leur toilette, nous sommes forcé de convenir qu'ils ne considèrent pas les ablutions comme en formant la base principale.

En revanche, les femmes se servent d'une foule de cosmétiques. Les élégantes emploient, comme les anciennes Romaines, pour conserver leur teint, une espèce de masque composé de farine de riz et d'huile de thé, qu'elles gardent toute la nuit et enlèvent le matin. Elles se frottent alors la peau d'une poudre blanche nommée *meenfun*, et se colorent les joues, les lèvres, les narines et le bout de la langue, avec du carmin étendu sur de petites cartes, dont la surface, d'un vert métallique, se change en rose vif, en la mouillant du doigt. Quelques-unes font une espèce de cold cream de la pulpe d'un fruit nommé *lung-ju-en* (RIMMEL).

L'usage du *fard* est si accrédité en Chine, qu'on y accoutume même les enfants de trois ou quatre ans. Le blanc, en particulier est si éblouissant, qu'on peut distinguer de cent pas la figure qui en est couverte. (V. le *Voyage de l'ambassade de la Compagnie des Indes orientales hollandaises vers l'empereur de la Chine, en 1794 et 1795, tiré du journal d'André Everard van Bruam-Hruchgecst, chef de la direction de cette Compagnie et second*

Le fard noir fit tellement fureur jadis, à la cour de Pierre le Grand, que les dames russes s'épilaient complètement les sourcils, pour substituer à leur arc naturel une épaisse couche de plombagine (1). Aujourd'hui on se sert, dans le même but, *de crayons pour les yeux*, plus faciles à manier et surtout plus propres.

Un nouveau fard, qui pourrait bien amener quelque perturbation dans l'épiderme des coquettes, est un *fard* dit *lumineux*, qui donne à la peau un aspect étrange pendant le jour et phosphorescent pendant la nuit. Il se compose de 100 parties de pierre ponce en poudre fine, 100 parties de sulfure de zinc phosphorescent, 25 parties de carbonate de lithine et 2 parties de carmin (2).

Au résumé, les fards minéraux présentent tous des inconvénients plus ou moins graves, dont le plus à redouter est l'intoxication plombique (*saturnisme*) ou mercurielle (*hydrargyrisme*), avec toutes leurs conséquences.

En dépit du plaidoyer, plus ardent que convaincu, de

dans l'ambassade, publié par Moreau de Saint-Méry; Paris, an V, (1797), t. II, p. 105).

Si l'usage des parfums est assez limité au Japon, il n'en est pas de même de celui des cosmétiques, dont les femmes font un abus effrayant. Elles s'enduisent le visage de céruse et se colorent les joues et les lèvres avec les fleurs du carthame. Elles forcent parfois tellement la dose, qu'elles se donnent une teinte violette. Ces fards, avec les pinceaux pour les appliquer, les peignes, etc., sont renfermés dans une petite boîte recouverte d'un coussinet qui leur sert d'oreiller (Rimmel, *Le livre des Parfums*)

(1) Dr Monin, *op. cit.*

(2) H. Fournier, *Hygiène générale de la peau et du cuir chevelu*.

Baudelaire, plaidoyer qui ressemble fort à une gageure de mystification ou à un paradoxe (1), nous sommes de l'avis, plein de sens, du Bonhomme :

> Les fards ne peuvent faire
> Que l'on échappe au tems, cet insigne larron,
> Les ruines d'une maison
> Se peuvent réparer ; que n'est cet avantage
> Pour les ruines du visage !...

(1) Baudelaire, dans un article peu connu, croyons-nous, a fait, ... ces termes, l'éloge du maquillage :

« La femme est bien dans son droit, et même elle accomplit une espèce de devoir en s'appliquant à paraître magique et surnaturelle : il faut qu'elle étonne, qu'elle charme ; idole, elle doit se dorer pour être adorée. Elle doit donc emprunter à tous les arts les moyens de s'élever au-dessus de la nature, pour mieux subjuguer les cœurs et frapper les esprits.

« Il importe fort peu que la ruse et l'artifice soient connus de tous, si le succès en est certain et l'effet toujours irrésistible. C'est dans ces considérations que l'artiste philosophe trouvera facilement la légitimation de toutes les pratiques employées dans tous les temps par les femmes pour consolider et diviniser, pour ainsi dire, leur fragile beauté.

« L'énumération en serait innombrable ; mais, pour nous restreindre à ce que notre temps appelle vulgairement *maquillage*, qui ne voit que l'usage de la poudre de riz, si niaisement anathématisé par les philosophes candides, a pour but et pour résultat de faire disparaître du teint toutes les taches que la nature y a outrageusement semées, et de créer une unité abstraite dans le grain et la couleur de la peau, laquelle unité, comme celle produite par le maillot, rapproche immédiatement l'être humain de la statue, c'est-à-dire d'un être divin et supérieur.

« Quant au noir artificiel qui cerne l'œil et au rouge qui marque la partie supérieure de la joue, bien que l'usage en soit tiré du même principe, du besoin de surpasser la nature, le résultat est fait pour satisfaire à un besoin tout opposé. Le rouge et le noir représentent la vie, une vie surnaturelle et excessive ; le cadre noir rend le regard plus profond et plus singulier, donne à l'œil une apparence plus décidée de fenêtre ouverte sur l'infini ; le rouge, qui enflamme la pommette, augmente encore la clarté de la prunelle, et ajoute à un beau visage féminin la passion mystérieuse de la prêtresse.

« Ainsi, si je suis bien compris, la peinture du visage ne doit pas être employée dans le but vulgaire, inavouable, d'imiter la belle nature et de rivaliser avec la jeunesse. On a d'ailleurs observé que l'artifice n'embellissait pas la laideur, et ne pouvait servir que la beauté. Qui oserait assigner à l'art la fonction stérile d'imiter la pure nature ? Le maquillage n'a pas à se cacher, à éviter de se laisser deviner ; il peut, au contraire, s'étaler, sinon avec affectation, au moins avec une espèce de candeur. » *Le Figaro*, 3 décembre 1863.

Les teintures.

La marquise de Brégis, une des grandes dames qui faisaient figure au temps de Louis XIII, était justement réputée pour la pointe acérée de son esprit.

Elle était à la cour, quand la reine Christine de Suède eut la fantaisie de venir y faire parade de ses excentricités.

Bien qu'ayant les cheveux blancs, la marquise avait encore grand air. La reine, s'étant avancée vers elle, eut l'indiscrétion de lui demander son âge :

— Madame, répliqua la bonne langue, Votre Majesté me permettra de lui dire qu'en France on a l'âge qu'on paraît avoir. On sait combien le mot a fait fortune.

Ne pas paraître son âge, en est-il beaucoup qui n'aient pas recours à des artifices pour atteindre ce résultat, oubliant que toute violence faite aux sages lois de la nature s'expie tôt ou tard ? Ignorent-elles donc, les imprudentes, que la plupart des substances qui contribuent à l'embellissement du corps contiennent peu ou prou de matières toxiques ou tout au moins dangereuses ?

Nous parlions tout à l'heure de cheveux blancs ; est-il pourtant quelque chose de plus séduisant qu'une jolie tête poudrée à frimas ? Nos aïeules du siècle galant le savaient bien, qui ornaient leur chef de perruques d'une blancheur de neige. Aujourd'hui les cheveux blancs sont mal portés et, comme l'a dit un de nos confrères, « le raf- finement de la coquetterie et la stupidité de la mode ont introduit l'habitude de recourir à des poudres, capables de donner à la chevelure telle ou telle teinte susceptible de s'harmoniser avec certains détails de la physiono- mie. »

Si encore de telles pratiques n'exposaient qu'au ridicule les personnes qui s'y livrent, le mal ne serait pas grand ; mais elles ont, le plus souvent, des inconvénients plus graves.

Nous entendons qu'on réplique : la coquetterie est de tous les temps (1), et rien ne montre mieux que la des- tinée de la femme est de plaire, fût-ce au prix de quelques souffrances.

Mais jadis, on employait des produits naturels ou du moins qui n'avaient subi qu'une légère préparation, tandis

____

(1) Le Dr G. Tissot prétend que c'est à la magicienne Médée que l'on doit faire remonter l'origine des teintures. Le rajeunissement du vieil Eson ne serait, d'après quelques archéologues, que la mé- tamorphose d'une chevelure blanche en chevelure noire (Cf. *Des teintures pour les cheveux et de leurs dangers* ; thèse de Paris, 1898.)

qu'à l'heure actuelle, le cabinet de toilette de nos élégantes est devenu un véritable laboratoire de poisons.

— Que ne retrouvez-vous les antiques formules, entendons-nous dire autour de nous ?

C'est à quoi précisément nous allons nous employer et c'est en votre compagnie, aimables lecteurs et très charmantes lectrices, que nous nous proposons de faire une incursion dans le passé.

*
* *

Que diriez-vous d'une femme qui aurait les cheveux bleus, les cils verts et les dents dorées ?

— Fi ! la caricature !

Eh bien ! tout cet ensemble constituait une jolie femme, en Egypte, au temps des Pharaons.

Les Egyptiens ou plutôt les Egyptiennes étaient très expertes dans l'art de plaire ; l'art, nous devrions dire l'artifice. Si nous nous en rapportons aux bas-reliefs et aux peintures monumentales, nous constatons que non seulement elles savaient s'allonger les yeux, se noircir ou se verdir les cils et les sourcils, mais qu'elles réussissaient merveilleusement à modifier la couleur de leur chevelure, au gré de leur caprice.

Le *henné* nous apprend un savant égyptologue (1), leur

(1) V. LORET, *L'Egypte au temps des Pharaons.*

servait à se rendre les cheveux d'un blond roussâtre ; avec le même ingrédient, elles se teignaient en rouge orangé l'intérieur des mains.

On a même trouvé, dans les tombes anciennes de Gizeh, des momies de danseuses, dont la tête était ornée d'une chevelure en bleu clair.

Elles connaissaient donc le moyen d'obtenir des cheveux teints de la nuance qu'elles recherchaient.

Cette coutume de teindre les cheveux s'est conservée chez les Persans.

Le professeur Trousseau a eu, il y a trente ans environ, l'occasion d'examiner deux poudres qui servaient, en Perse, à cet usage ; l'une teint les cheveux en jaune d'or : c'est du *henné* (1) ; l'autre les teint en bleu : très certainement, une plante indigofère, dont le nom est inconnu.

La plupart des Persans, jeunes comme vieux, teignent leurs cheveux et leur barbe tous les huit jours, selon la formule suivante : ils appliquent d'abord le *henné*, dont ils ont fait, au préalable, une pâte avec de l'eau et, après une demi-heure de contact, ils appliquent de la même manière la poudre bleue. Ils obtiennent de la sorte une coloration magnifique, d'un noir *aile de corbeau* (2).

---

(1) M. Al. Gayet, au cours des fouilles récentes faites à Antinoë, a pu constater que la plupart des momies qu'il a retrouvées étaient pourvues de chevelures teintes au henné (V. *Le Carnet*, oct. 1903, p. 15.)

(2) Piesse, *Histoire des parfums.*

* *

Les Grecs et les Romains tiraient leurs secrets de l'Egypte et de l'Inde.

Les Grecques qui, sauf dans l'affliction, conservaient leur chevelure, aimaient à la faire valoir, à s'en parer, et elles lui consacraient tous leurs soins. « Elles y épuisaient leur savoir, dit Lucien, rendant leurs cheveux aussi brillants que le soleil dans son midi, *les teignant* comme de la laine, employant pour les parfumer toutes les odeurs de l'Arabie. »

Parmi les moyens dont elles usaient pour se procurer le faux blond, le plus usité était celui de se laver les cheveux avec de l'eau de lessive ; elles les frottaient ensuite avec une espèce de pommade faite avec des fleurs jaunes, puis elles les faisaient sécher.

En Macédoine, partie de la Grèce peu avancée en civilisation cependant, on se teignait avec un soin qui témoignait d'un désir intense de plaire. Le roi Philippe ne goûta pas cette mode, et fit destituer son ministre Antipater, parce qu'il se faisait teindre les cheveux et la barbe, alléguant pour raison qu'un homme qui n'était pas sincère dans sa couleur ne pouvait l'être dans sa politique.

Alexandre hérita de ces préventions, et voyant un jour un Macédonien occupé à noircir ses cheveux gris : « Vieillard, lui dit-il, si tu tiens à faire des réparations à ta caduque personne, tu devrais commencer par étayer tes genoux tremblants (1). »

*
* *

Les Romaines de l'antiquité, comme celles de nos jours, avaient généralement les cheveux noirs. Les chevelures blondes étaient rares et, par suite, d'autant plus prisées.

De là vint la coutume de teindre les cheveux en blond. L'on vit, alors, des cheveux blonds ombrager maintes fois une tête naturellement noire (2).

Le blond ardent était la couleur la plus estimée.

Celles dont les cheveux étaient blancs ou mélangés employaient le safran pour les teindre et se donner le blond le plus vif. Mais la nuance blonde s'obtenait de bien d'autres façons : soit avec de la lie de vinaigre et de l'huile de lentisque, soit avec du jus de coing mêlé à celui de troëne.

(1) *Le Livre des Parfums*, par RIMMEL.
(2) *Et nigrum flavo crinem abscondente galero* (JUVÉNAL, satire VI.)

C'est surtout après la conquête de la Germanie que la couleur blonde devint la couleur favorite. Un peu plus tard on en vint à préférer les chevelures rousses. « On emprunte, écrit Martial, le savon caustique des Teutons pour rendre la chevelure rutilante (1). »

D'après Pline, pour se rendre blonds, les Germains faisaient usage d'une pommade composée de suif de chèvre et de cendre de hêtre (2).

Les dames romaines étaient tellement passionnées pour les cheveux d'un blond éclatant, qu'elles portaient souvent des perruques blondes, montées sur des peaux de chevreau et quelquefois rehaussées de poudre d'or. C'est également de Germanie qu'on faisait venir ces perruques (3).

La fureur du blond ne régna pas moins chez les hommes que chez les femmes.

Les premiers se servaient d'une poudre d'or, qui se mêlait à la couleur dont ils teignaient leurs cheveux.

La chevelure de Commode était devenue, par ce moyen,

____

(1) Bœttiger (*Matinée d'une dame romaine*, Maradan, éditeur, 1813) nous montre Sabine lavant d'abord ses cheveux avec de l'eau de lessive, puis les recouvrant d'une poudre jaune et ensuite d'une espèce de coiffe, qui n'était autre chose qu'une vessie.

Le savon caustique que l'on envoyait chercher dans les Gaules, pour rendre les cheveux rouges, causait une telle enflure, si on en frottait certaines parties du corps, que des femmes, en allant au bain public, pouvaient par ce moyen dissimuler leur état de grossesse. (Cf. Tissot, *loc. cit.*)

(2) On appelait cette pommade *pila mattiaca*, parce qu'on l'apportait en boule (*pila*) de Marbourg, en Germanie (*Mattium*). [Cf. Martial, lib. XIV, épig. 27.)

(3) *Vie privée des Anciens*, par Ménard, t. II, p. 316.

si blonde et si brillante, qu'exposée aux rayons du soleil, on eût cru que sa tête était tout en feu (1).

On peut remarquer, dans les peintures antiques, le blond que l'on a souvent donné aux cheveux des principaux personnages. Les statues des filles de Balbus, trouvées à Herculanum, conservent encore distinctement quelques traces de la teinture rouge que l'on passa autrefois sur leurs cheveux (2).

*
* *

Gibbon dit que l'empereur Héliogabale, quand il entra pour la première fois dans Rome, avait les sourcils teints en noir et les joues enluminées de rouge et de blanc.

Pour obtenir cette teinte noire, on avait recours à des ingrédients variés. Les Romains employèrent, tour à tour, l'arroche sauvage, le millepertuis, le vin de myrte, les feuilles de cyprès, la capillaire, la sauge des bois, ou plus simplement la pelure bouillie du poireau ou le brou de noix : l'écorce verte de la noix, ce que nous appelons le *brou*, servait, selon l'expression du poète Tibulle, à « dissimuler bien des années. »

(1) *Recherches historiques sur le luxe chez les Athéniens*, etc. (1823).

(2) *Le Palais de Scaurus*, par F. Mazois.

Voici une recette, due à Pline, qui est un peu plus compliquée :

« Prenez, écrit ce laborieux compilateur, un setier de sangsues et deux setiers de vinaigre pur ; battez le tout, puis placez-le dans un vase en plomb, où vous le laisserez fermenter pendant soixante jours. Au bout de ce temps, frottez-vous-en les cheveux au soleil : ils deviendront d'un noir magnifique. »

Et, avec le plus grand sérieux, Pline ajoute : « surtout, n'allez pas oublier de tenir, pendant l'opération, de l'huile dans votre bouche, sans quoi vos dents prendraient de même une teinte tout à fait noire (1). »

Singulière recette, allez-vous vous écrier ! Elle trouve pourtant son explication. La substance colorante était vraisemblablement due au plomb, qui s'était détaché du vase, sous l'influence de l'acide acétique du vinaigre.

Quant à l'huile maintenue dans la bouche, ce n'était apparemment qu'une jonglerie de charlatan, voulant donner le change sur les moyens qu'il employait ; à moins que ces préparations ne fussent à base de mercure, dont on voulait prévenir, grâce à cet artifice, l'action nocive sur les dents (2).

Quoi qu'il en soit, le résultat était presque instantané. « Telle femme, nous dit Martial, dans sa langue imagée, devient subitement corbeau, qui tout à l'heure était cygne. »

(1) Pline, XVI, 37.
(2) *Toilette d'une Romaine*, par le Dr C. Jans.

Cette teinture, dont l'emploi n'était pas sans danger, n'était pas la seule de son espèce : ainsi on pouvait obtenir le blond d'or par un liniment gras qui, lorsqu'il touchait la peau, y produisait une enflure des plus disgracieuses (1) et s'accompagnait parfois de troubles plus graves (2).

Les Romaines savaient aussi noircir leurs sourcils ; elles employaient, à cet effet, des œufs de fourmis, pilés avec des cadavres de mouches ; ou elles se contentaient, comme de nos jours les femmes peu fortunées, d'une aiguille noircie à la fumée (3).

***

Les Pères de l'Eglise se sont élevés avec force contre la manie des chrétiens de teindre les cheveux.

(1) Plutarque, *Amat*, p. 88 ; cité par L. C. Crocher, *La Toilette chez les Romaines au temps des Empereurs.*

(2) Le Dr G. Tissot estime, quant à lui, que les dangers et les accidents causés par les teintures devaient être, dès cette époque, nombreux et graves. Outre les témoignages des Pères de l'Eglise, il cite celui du poète Ovide, gourmandant une jeune fille qui, malgré ses sages avis, a voulu changer la couleur de sa chevelure : « Je te le disais bien ; ne tourmente pas ainsi tes cheveux ; tu as si bien fait qu'il ne t'en reste plus à teindre. » — « Ne t'en prends qu'à toi, lui dit-il ailleurs ; c'est toi-même qui appliquas sur ta tête ces *mixtures empoisonnées.* »

(3) En Grèce, raconte Chandler (*Travels in Greece*), pour teindre les cils et les paupières, on jette de l'essence ou de la gomme labdanum. *cistus creticus* (Cistinées), sur de la braise ; on intercepte

Tertullien, entre autres, avait bien vu que les teintures étaient *nuisibles au cerveau*, « cerebro pernicium. »

« Nous ne devons pas, disait, de son côté, saint Clément d'Alexandrie, changer par des couleurs artificielles la couleur naturelle de nos cheveux et de nos sourcils. S'il nous est défendu de porter des habits de couleurs différentes et mélangées, il nous l'est à plus forte raison de détruire la blancheur de nos cheveux, qui est une cause de respect et un signe d'autorité (1). »

On a dit (2) que le mystique Moyen Age ne se serait pas avisé de travestir les créatures de Dieu, en transformant des tresses noires en tresses blondes ; lui qui s'attendait chaque jour, en tremblant, à entendre retentir la trompette du jugement dernier, eût considéré cette profanation de l'œuvre de la nature comme un blasphème à l'égard de la Divinité.

C'est une erreur qui a trop duré.

Au Moyen Age (3), nulle n'est réputée belle, si elle n'a

la fumée qui s'en dégage avec une assiette, pour recueillir le noir.

Pour employer cette préparation, une jeune fille, assise sur un sofa, les jambes croisées suivant l'usage, fermant un de ses yeux, prend les deux cils entre le pouce et l'index de la main gauche, les tire en avant, puis introduit, par le coin extérieur, une espèce d'épingle ou de stylet, préalablement plongé dans le noir de fumée. En retirant le stylet, les parcelles de couleur qui y sont adhérentes s'arrêtent entre les cils et y demeurent.

(1) *Vie privée des Anciens*, par MÉNARD, t. II.

(2) *Les femmes blondes selon les peintres de l'Ecole de Venise*, par deux Vénitiens (BASCHET et FEUILLET DE CONCHES).

(3) Les gens du Moyen Age aimaient à se faire laver la tête avec une « lessive » analogue au shampooing (V. notamment *Gilles de*

une chevelure blonde : celle des héroïnes de tous les romans de chevalerie ; et, dans nos régions occidentales, les cheveux noirs inspiraient, comme dit Joinville (1), à propos des Sarrasins, une sainte horreur.

La couleur noire était, au contraire, très appréciée en Orient, où l'on vit apparaître, dès le vi⁰ siècle, l'artifice des teintures, qui « coloraient les cheveux, parfois la racine, d'un noir brillant et ineffaçable (2). »

Des recettes pour blondir et même pour blanchir (3) les cheveux se retrouvent au xiv⁰ (4) et jusqu'à la fin du xvi⁰ siècle (5).

Au xv⁰ siècle, les vieillards qui veulent paraître jeunes se teignent les cheveux avec des baies de sureau (6).

Une petite facétie italienne, imprimée à Florence dans les dernières années du xv⁰ siècle, gourmande le beau sexe sur la manie de se blondir.

Chin. Ed. de Reiffenberg, Bruxelles, 1847, in-4⁰, v. 4914 et suiv.)

Les femmes qui faisaient métier de « laver la tête aux hommes » ne jouissaient pas de la meilleure réputation.

(1) Edition Fr. Michel, p. 180.

(2) *Les prairies d'or*, tome II, p. 203, par Maçoudi ; cité par Gay, *Glossaire archéologique*, art. *Cheveux*.

(3) Le R. P. Gobien assure qu'aux îles Mariannes, les femmes, à l'inverse de ce qui se passe chez nous, recourent à une certaine eau acidulée qui a la propriété de *blanchir les cheveux*. (*Hist. des îles Mariannes*, du P. Gobien ; cité par F. Nicolay, *Hist. des Croyances*, t. II.)

(4) *Archives des Missions scientifiques*, t. IV, p 140.

(5) *Recueil des poètes français* (Tabourot), t. V, p. 301 ; *L'Embellissement du corps humain*, par Liebaut, l. II, p. 250-283.

(6) *Hist. des Français des divers États*, par A. A. Monteil, t. II (4⁰ éd.), p. 438.

Cette manie est générale en Italie, mais c'est particulièrement à Venise qu'elle sévit le plus

« D'ordinaire, écrit Vecellio, les toits des maisons de Venise sont couronnés de petites constructions en bois, dont la forme est celle de belvédères à jour, tout découverts.

« Sur la terre ferme, ces espèces de logettes se font en maçonnerie et se dallent comme celles qu'on appelle *terrazzi*, à Florence et à Naples, et on les recouvre d'un ciment de sable et de chaux pour les garantir de la pluie.

« C'est là que se tiennent si fréquemment les Vénitiennes et qu'on les voit autant et même plus que dans leurs chambres ; c'est là que, la tête exposée aux ardeurs du soleil (1), pendant des journées entières, elles s'évertuent à augmenter leurs charmes, comme si elles en avaient besoin, comme si l'emploi assidu de tant de procédés, connus de tous, n'exposait pas leur beauté naturelle à n'être plus taxée que d'artificielle.

« Aux heures où le soleil darde ses rayons les plus verticaux et les plus cuisants, elles montent sur les logettes de bois et se condamnent à y griller et à s'y servir elles-mêmes. Assises, elles baignent et rebaignent sans

(1) Ce n'est pas seulement le soleil qui agirait en pareil cas, c'est le grand air : l'air extérieur, et surtout l'air humide et salin, exercerait une influence marquée sur la coloration des cheveux. C'est ainsi que le D^r Le March'adour explique que, chez les femmes de Pont-l'Abbé (Finistère), qui portent une coiffe particulière, laissant une partie de la chevelure au contact de l'air, toute cette portion est décolorée et d'un blond roux, tandis que le reste de la chevelure est très noir.

cesse leurs cheveux, avec une éponge imbibée d'une eau de Jouvence, préparée de leur main ou achetée. Le soleil a-t-il séché les chevelures, vite elles les baignent de nouveau de la même mixture, pour les sécher encore au feu du ciel et renouveler sans répit le même manège.

« C'est ainsi qu'elles se rendent les cheveux blonds comme on les leur voit. Quand elles se livrent à cette occupation si importante, elles jettent par-dessus leur vêtement un peignoir de soie très blanc, d'une grande finesse et légèreté, qu'elles appellent *schiavonello*. En outre, elles se couvrent la tête d'un chapeau de paille sans fond, par l'ouverture duquel passent les cheveux, qu'elles étalent sur les bords exposés au soleil, pendant toute l'opération (1). »

La recette est peut-être un peu longue, mais nous avons jugé qu'elle méritait d'être connue dans ses moindres détails.

De l'Italie, l'usage de se blondir passa les monts et l'on revint à la mode, un moment délaissée, de se teindre les cheveux.

(1) *Les femmes blondes*, etc. Cet ouvrage, dont nous avons donné plus haut le titre entier, contient de nombreuses recettes pour rendre les cheveux blonds ou dorés. (Cf. les pages 272 et suiv.)

Un poète bien connu du xvi° siècle, Joachim du Bellay, y fait allusion, dans sa pièce *La courtisane repentie*, et les livres de *Secrets* (1) de l'époque nous révèlent plusieurs formules de teintures.

A la fin du règne de Henri IV, la mode en durait encore. « On se laissoit croître la barbe (au temps de Malherbe) et bien des gens apportoient de l'artifice pour la faire devenir noire (2). »

Sous Louis XIII, on n'y avait pas renoncé, comme on le voit dans les satires de Courval, publiées en 1627 et dédiées à Marie de Médicis (3).

« On se faisait les sourcils », non seulement avec des crayons, mais au moyen de véritables teintures ; la teinture, d'ailleurs, était employée pour la barbe et pour les cheveux. M. de La Rochefoucauld, M. d'Aumont s'en servaient. M. d'Humières y eut recours pour son fils, dont il fit teindre en noir les cheveux roux (4).

Il ne fallut rien moins que l'usage des perruques pour faire reléguer les teintures dans les boutiques des apothicaires ou les laboratoires des alchimistes.

Ce n'est guère que sous le second Empire (5) que nous verrons reparaître la mode de se teindre la chevelure.

(1) Notamment les *Secrets du sieur Alexis Piémontois* (1561), in-8 ; 2e partie, p. 48.

(2) *Segraisiana*, p. 215.

(3) V. *Le Livre des Parfums*, par RIMMEL, p. 339.

(4) D'AVENEL, *Richelieu et la Monarchie absolue*.

(5) Dans divers ordres du jour de l'époque du premier Empire, on voit que les généraux, pour se débarrasser du grand nombre de femmes qui suivaient les armées, leur faisaient raser les cheveux et

C'est la couleur *blond hardi*, comme on disait à l'hôtel de Rambouillet ; ou, comme on l'a dit depuis l'héroïne d'Eugène Sue, la couleur *Cardoville*, qui revint en vogue. C'était à qui étalerait les cheveux du plus beau roux, à qui s'ingénierait à obtenir la nuance la plus dorée.

Deux personnages, célèbres chacun dans leur genre, ont été les victimes de cette manie, pas tant inoffensive qu'on le croit généralement. D'abord Mlle Mars, qui se teignait les cheveux dans l'espoir de conserver l'éternelle jeunesse et qui succomba, en une nuit, à la suite d'accidents cérébraux que détermina une application de teinture.

La seconde victime, — mais ceci est moins prouvé, — serait le duc de Morny, qui aurait cruellement expié la coquetterie de paraître toujours, en dépit des ans, le cavalier le plus accompli, le mondain de la plus haute distinction, qui donnait le ton à la Cour et à la Ville.

*
* *

En ces dernières années, l'art de se teindre a fait des progrès considérables ; malheureusement, il faut le recon-

peind^re en noir le visage, au moyen d'une teinture mordante et durable ; « puis, au son de la musique, elles défilaient à la parade devant les troupes. » De même on tondait les cantinières coupables de larcin ou on les baignait dans des dépotoirs infects. M. Nicolay

naître, au détriment de l'hygiène et de la santé publiques.

S'il est des personnes qui n'en éprouvent aucun dommage, elles n'en courent pas moins les risques d'une véritable intoxication, d'éruptions, d'affections de diverse nature, que les annalistes scientifiques ont pris soin de relever et qu'il nous a semblé intéressant et utile de faire connaître.

D'une façon générale, tous les liquides employés en France pour teindre les cheveux, sont à base de sels de plomb, de cuivre ou d'argent.

Pour fixer la couleur ou pour la produire, on emploie soit des solutions de sulfures acalins, soit des solutions de tanin, d'acide gallique ou d'acide pyrogallique.

La réaction qui se passe est facile à saisir : se sert-on, par exemple, d'un peigne en plomb, le métal se combine, à la longue, avec le soufre qui s'exhale naturellement du cuir chevelu, soit à l'état de vapeur sulfureuse, soit mêlé à la sécrétion sébacée. Ce soufre, arrivant en contact avec le plomb, il se produit un sulfure de plomb, qui est noir ; on doit seulement s'abstenir de dégraisser la tête, comme on le fait avant l'application de certaines teintures, le décapage pouvant enlever le soufre, indispensable pour produire la réaction désirée.

Le peigne en plomb a causé des accidents qui doivent définitivement en faire rejeter l'emploi.

cite, à l'appui de cette assertion, les Décisions du 27 nivôse an II, à Mâcon, et du 8 germinal an VI, au quartier général de Villach. (*Hist. des Croyances*, t. II, p. 200, par F. Nicolay.)

On fait plus communément usage d'un sel de plomb en dissolution, le plus souvent du sous-acétate ou extrait de Saturne. La mixture dont on se sert renferme presque toujours du soufre précipité, destiné à ajouter son action à celle du soufre naturel des cheveux.

On emploie également des solutions de litharge (oxyde plombique) dans de l'eau de chaux, pour arriver au même résultat : certaine teinture, qui a joui jadis d'une grande vogue, contiendrait, d'après les analyses du Laboratoire municipal, de l'oxyde de plomb, mélangé à de l'hyposulfite de soude et de l'ammoniaque.

D'après Piesse, les sels de plomb exercent deux sortes d'action : une locale, l'autre générale. Localement, ils dessèchent, rident, flétrissent la peau.

Les effets généraux sont ceux de l'intoxication saturnine : tremblements, paralysies, etc.

Les sels de cuivre ont peut-être moins d'action que les sels de plomb sur l'économie, mais ils sont plus irritants, plus caustiques. Il se produit plus souvent, sous leur influence, des éruptions, des dermites ou inflammations de la peau.

Les sels d'étain, les sels de bismuth, qui colorent les cheveux plutôt en marron foncé qu'en noir, sont peu employés.

Par contre, on fait un emploi fréquent des teintures à base de sels d'argent, mêlés ou non à des sels de cuivre.

Le mode d'application de ces teintures est des plus

simples : on a deux fioles, l'une contenant une solution
alcaline, **avec** laquelle on dégraisse le cuir chevelu, la
seconde, une solution de nitrate d'argent ammoniacal,
dont on imbibe, mèche par mèche, les cheveux préalablement desséchés. Si le liquide vient, par mégarde, en contact avec la peau, il se produit, à ce niveau, un point ou
une tache noire, qu'on enlève soit avec de l'iodure de potassium, soit à l'aide d'une substance à base de cyanure
alcalin ; mais cette dernière solution est éminemment
toxique et on ne doit jamais y avoir recours.

Pour éviter de se noircir les mains, on recommande de
les enduire de glycérine, celle-ci ayant la propriété de
décomposer les sels d'argent et de les ramener à l'état de
métal. On termine généralement l'opération par un grand
lessivage de la chevelure avec l'acide pyrogallique, lequel,
en même temps qu'il nettoie, fixe mieux la couleur. C'est
ainsi, du reste, que procèdent les photographes pour
leurs plaques ; seulement, comme l'a spirituellement fait
remarquer le Dr C. James, on n'est pas encore parvenu
à obtenir sur la chevelure des « épreuves » aussi réussies
que celles obtenues par Nadar.

*
* *

Cette manière de teindre les cheveux, avec des prépa-
rations d'argent, donnant des résultats immédiats, on a

appelé ces teintures : teintures instantanées, par opposition aux teintures progressives obtenues avec les sels de plomb.

Nous ne citerons, que pour être complet, les pommades noires, les cires à moustaches, les bâtons de cosmétique noir, qui doivent leur couleur au charbon de liège ou noir de fumée, etc. Ces préparations noircissent bien le poil, mais la couleur n'est pas durable : le simple frottement avec du linge ou du papier suffit à la faire disparaître.

Un remède populaire, tout aussi inoffensif, consiste à enduire les cheveux avec de l'huile de jaune d'œufs, dans laquelle on a battu du soufre. On les lave ensuite avec une solution vinaigrée.

Du même ordre est la médication suivante, destinée à obtenir une nuance châtain : les cheveux sont lavés avec une solution de carbonate de potasse au dizième, puis on les frictionne avec un mélange de 10 grammes de suc exprimé d'écorce verte de noix et 90 grammes d'alcool à 60° ; ou bien avec une décoction d'écorce de chêne.

Plus encore que les teintures brunes, les teintures blondes ont des partisans.

Les teintures dites américaines, dont on ne fait guère plus usage aujourd'hui, sont à base de sulfate de cadmium et de sulfhydrate d'ammoniaque, contenus dans deux fioles différentes. C'est la combinaison des deux sels qui produit la couleur blonde. L'action en serait instantanée (Constantin James).

La base des teintures dites teintures anglaises, et l'on peut ajouter françaises, est l'eau oxygénée : cette eau a la propriété de décolorer les matières animales avec lesquelles on la met en contact, puis de les colorer d'une autre manière par l'absorption de l'oxygène de l'atmosphère. C'est cette double propriété qu'on a très ingénieusement utilisée pour la teinture des cheveux en blond.

Il y a encore *la teinture blonde momentanée*, ainsi nommée parce qu'elle peut être enlevée à volonté : c'est de la *teinture de curcuma*, qu'on trouve dans toutes les pharmacies.

Elle communique aux cheveux une couleur jaune pain d'épice.

Elle est très employée en temps de carnaval pour les travestissements.

Elle est aussi d'une grande ressource au théâtre, parce que, vue de loin et aux lumières, elle prête plus à l'illusion que les perruques. Mais elle sert aussi à ceux qui ont un intérêt à se déguiser, aux assassins et aux voleurs qui veulent dépister les recherches de la police.

Il y a enfin les teintures blanches. Parfaitement, les teintures blanches !

Pour les obtenir, on lave la portion de cheveux que l'on veut décolorer avec une solution de permanganate de potasse ; on laisse sécher ; puis on fait tremper les mêmes cheveux dans une solution concentrée d'acide oxalique, plutôt chaude que froide, afin d'activer ses propriétés dissolvantes.

*
**

De toutes les teintures que nous venons de passer en revue, nous pouvons dire que la meilleure ne vaut pas cher, au point de vue des effets sur l'organisme.

« Les teintures pour les cheveux, écrit le savant directeur du Laboratoire municipal, dans un rapport officiel, contiennent toutes des toxiques minéraux violents... Elles renferment toutes des substances telles que le nitrate d'argent, le sulfate de cuivre, l'acétate de plomb, le bichlorure de mercure... Il est inutile de continuer cette énumération : elle montre à quels dangers s'expose le public, en ayant confiance dans tous les produits qui ont la prétention d'être de véritables remèdes. »

La même note nous est donnée par un des membres les plus autorisés du Conseil d'hygiène. M. le Dr Dubrisay :

« Les teintures, dit M. Dubrisay, si elles sont bonnes pour teindre les cheveux, renferment des poisons violents. »

Aujourd'hui, écrit de son côté le Dr Fournier, « on veut obtenir instantanément des résultats et, sur la foi d'un mauvais prospectus, on emploie, sans réfléchir, les produits les plus pernicieux. C'est ainsi qu'une teinture dite « sans sels métalliques » a été récemment signalée comme susceptible de produire de sérieux accidents locaux. »

Cette teinture contenait une substance dérivée de la houille (solution de chlorhydrate de paraphénylène-diamine), dont on faisait suivre l'application sur la peau d'un lavage avec de l'eau oxygénée.

Cette teinture était si peu inoffensive, que plusieurs personnes qui en ont fait usage, au dire du Dr Cathelineau (1), ont vu apparaître des démangeaisons intenses, du gonflement des paupières et des plaques éruptives en différents endroits : au front, dans le cuir chevelu, aux joues, au menton, au cou, aux oreilles, etc. ; en un mot, une véritable *dermite*, s'accompagnant d'une réaction générale très intense.

D'autres médecins ont fait les mêmes constatations : MM. les Drs Brocq, Du Castel, etc. ont eu à soigner des eczémas, consécutifs à l'emploi de certaines teintures.

Il est bien vrai qu'étant donné le grand nombre de personnes qui se teignent, les accidents sont relativement rares.

Il est non moins exact que les éruptions de la peau, les dermites surviennent de préférence chez des prédisposés.

Mais un malheureux hasard peut vous ranger dans cette catégorie et il est souvent trop tard pour conjurer la catastrophe.

(1) Voir, pour les détails, le *Bulletin de la Société de Dermatologie*, de 1898.

***

Si ce n'est le souci de votre propre conservation qui vous retient aux bords de l'abîme, songez au moins à cette arme terrible, la seule qui tue en France, a-t-on dit : le ridicule.

A ce propos, laissez-nous vous conter, en terminant, deux ou trois anecdotes, qui nous feront peut-être pardonner le fatras scientifique dont ce chapitre est alourdi.

Un ambassadeur, du nom de Cœus, se présente un jour devant Archidamus avec des cheveux teints. — « Que peux-tu dire de vrai, lui décocha celui-ci, toi qui portes le mensonge sur ta tête ! » On devine si le diplomate fut couvert de confusion

Le sculpteur Miron s'était avisé, à soixante et onze ans, de s'éprendre follement de la belle Laïs. Voyant ses hommages repoussés, il eut l'étrange idée de se teindre les cheveux en noir et de se présenter chez Laïs sous ce nouvel aspect. — « Comment veux-tu, lui dit-elle en l'apercevant, que j'accorde aujourd'hui au fils ce que j'ai refusé hier au père ? »

Mais le mot de la fin appartient au plus enjoué, au plus spirituel de nos médecins ; comme il est mort, les autres ne réclameront pas.

Un de ses confrères, qui avait la manie de se peintururer, étant un jour en consultation avec le maître, le complimentait sur son éternelle jeunesse.

— Décidément, les années glissent sur vous sans vous atteindre.

— Et sur vous, lui répliqua le maître, sans vous dé teindre.

Le mot était cruel, mais celui qui se l'était attiré, franchement, ne l'avait pas volé.

III

LA POUDRE A POUDRER

On conte que des religieuses, remplaçant, un jour, sur
leurs têtes, les cendres de la pénitence par de la poudre
blanche et s'étant montrées de la sorte en public (1),
furent ainsi, et comme à leur insu, les initiatrices d'une
mode nouvelle (2).

D'autres, contrarieurs de légendes, nous voudraient
persuader qu'originaire d'Italie, la poudre fut apportée en
France par une troupe de comédiens, et qu'on ne s'en

(1) C'est le chroniqueur L'Estoile qui a rapporté le fait dans son
curieux journal. On y a fait souvent allusion, mais sans jamais citer
le texte que voici :

« Le mercredi 8 de ce mois (8 décembre 1593), Commolet prescha
les religieuses que les gentilshommes proumenoient par dessous les
bras tous les jours à Paris. Comme à la vérité on ne voyait autre
chose à Paris et partout que gentilshommes et religieuses accouplés,
qui se faisoient l'amour et se lichoient le morveau, portant les
dites religieuses, sous le voile qui seulement les distinguoit, vrais
habits et façon de courtisannes, estant fardées, musquées et *poul-
drées*, aussi vilaines et débordées en paroles comme en tout le
reste. »

(2) FEUILLET DE CONCHES, *Causeries d'un curieux*, t. II.

servait pas chez nous avant l'avènement d'Henri IV. A les entendre, nos aïeux n'auraient connu ni l'existence, ni l'usage de la poudre à poudrer.

Pas plus les Pères de l'Eglise que les romanciers, qui ont parlé, ceux-ci avec admiration, de la parure, ceux-là avec colère, de la coquetterie des femmes, n'auraient fait mention de la poudre.

Enfin, suprême argument, on n'en verrait point trace dans les vieux portraits, bien que les peintres d'alors représentassent toujours les femmes telles qu'elles étaient coiffées (1).

Outre que ce dernier argument n'est pas péremptoire, les assertions qui précèdent sont contredites par l'histoire (2).

Il est au moins un Père de l'Eglise qui a fulminé contre la poudre. Tertullien s'est élevé avec véhémence contre les chrétiennes qui ne craignaient pas de se charger de perles et de bijoux, de se mettre du noir pour faire paraître les yeux plus grands, de *se poudrer les cheveux de safran*, afin de ressembler aux filles des Gaules et de la Germanie.

C'est un fait bien connu que les dames romaines se poudraient les cheveux. On cite, à l'appui, les reproches que leur adressait Caton de se rendre la tête rutilante « à l'aide d'un mélange pulvérulent. »

(1) *Essai sur les modes*, t. II ; Paris, 1824.

(2) L'historien Josèphe rapporte que lorsque le roi Salomon sortait en grande cérémonie, il était accompagné de quatre cents jeunes gens de familles nobles, dont les cheveux, semés de poudre d'or, étincelaient au soleil.

Les Romains attachaient un prix extrême à l'éclat et à la netteté de la chevelure, et la souiller par de la cendre ou de la poussière était, pour eux, le grand signe de deuil et comme la manifestation du plus profond désespoir. Il est à supposer qu'ils n'auraient pas employé la poudre dans un but de coquetterie (1).

Vous voilà, sans doute, peu renseignés sur l'histoire de la poudre à poudrer chez les anciens, et cela faute de documents précis. Heureusement nous sommes mieux informés pour les époques plus rapprochées de la nôtre.

*
* *

A la Cour de France, la poudre fait son apparition sous le règne de Charles VIII (2) ; au moins avons-nous lieu

(1) *Toilette d'une Romaine au temps d'Auguste*, par le Dr **C. James**.

(2) La poudre de riz était déjà recommandée dès le xiv⁰ siècle, par Guy de Chauliac et le talc est cité par l'orta, vers la fin du xvi⁰ siècle, comme d'un usage courant. (Cf. *Revue des Deux-Mondes*, 15 mars 1902.)

Il est à présumer que les souverains faisaient usage de la poudre dès cette époque, car on trouve dans l'*Inventaire de Charles V*, au xiv⁰ siècle :

« Une boiste d'or à façon de poire pour mectre pouldre, au-dessus est ung petit lys ou fruitelet

» Une boiste de cristal garnye d'argent, dorée et grenetée, à troys piez de troys lyons et troys oiseaulx dessus le couvercle. » *Invent⁰ de Charles V*, 1380 ; et dans celui de Marguerite d'Autriche :

« Une boite d'argent toute blanche, gouderonnée avec sa couverte,

de le supposer, car ce roi avait déjà un parfumeur en titre.

Au temps de François Ier, on connaissait la poudre de violette et la poudre de Chypre, et pour les soins de la toilette, on se servait de savon muscat et d'une poudre dite de *fleur de fève*, qui avait la réputation de rafraîchir le teint.

Henri III fut probablement le premier à se couvrir les cheveux de poudre de violette musquée; et les mignons d'imiter aussitôt leur maître. « Un valet, ayant en ses mains une boiste pleine de poudre semblable à celle de Chipre, avec une grosse houppe de soye, laquelle il plongeait dans cette boiste, en saupoudrait la tête du patient (1). »

La *poudre de Chypre* était un parfum fort recherché. Elle se composait, suivant Richelet, de racine d'iris, de civette et de musc.

La recette exacte de cette poudre nous est, au surplus, donnée par *le parfumeur François, qui enseigne toutes les manières de tirer des odeurs des fleurs et à faire toutes sortes de Parfums.*

Dans ce curieux traité, publié en 1693 par Simon Barbe (1 vol. in-12), se trouve « la manière de parfumer

en laquelle se met la pouldre cordiale que Madame prend à l'yssue de ses digné (*sic*) et souppéz » *Invent. de Marguerite d'Autriche*, 1524.

Dans les deux cas précités, on peut se demander s'il ne s'agit pas plutôt d'une poudre réconfortante que de poudre à poudrer.

(1) *Description de l'Isle des Hermaphrodites.*

la poudre de Chypre comme à Montpellier ». Celle qu'on fabriquait à Montpellier passait, en effet, pour la meilleure.

Au xv° et au xvi° siècle, ce parfum était très à la mode (1).

Sous Henri IV, la mode de la poudre était déjà si répandue que les femmes de basse condition, n'osant montrer leurs cheveux dans leur état naturel, « les saupoudraient de poudre de bois pourri, qu'on trouve parmy les vieux bastiments. »

On cite encore des filles de village qui, devançant leur siècle, se poudraient de farine, mais sans entraîner la ville à leur exemple.

C'est sous le même règne qu'on a commencé à répandre sur les cheveux une poudre parfumée qu'on appelait *griserie*.

La poudre, en ce temps-là, n'était pas mise à sec sur les cheveux : on la faisait tenir au moyen d'un mélange :

(1) M. Havard a relevé, dans l'*Inventaire du prince de Condé* (1588) : « une petite boiste de verre, pleine de pouldres de Chippre. — *Item*, quatre petis vases de verre, en trois desquels y a de la pouldre de Chippre, etc. »

Dans l'*Inventaire de Catherine de Médicis* (1589) figurent : « deux petitz vases de verre peintz de Montpellier, esquelz il y a de la pouldre. »

Il faut croire qu'au xvii° siècle cette poudre, jadis si vantée, avait cessé de plaire ; car, dans une comédie de Dancourt, l'*Été des coquettes* (1690), nous voyons un abbé galant chassé parce qu'il a sur lui de ce parfum (Cf. *Dictionnaire de l'Ameublement*, par H. HAVARD, t. I, f° 820).

. Angélique s'adresse, en ces termes, à l'abbé poudré :

— « Eloignez-vous de moi, monsieur, vous avez des odeurs. » Et le petit abbé de répondre :

— « Ce n'est que de la poudre de Chypre, madame. »

on imagine combien de lavages il fallait pour remettre au net ces têtes empoissées

*
* *

Louis XIII ne portait pas de poudre, malgré ou peut-être à cause des cheveux blancs qu'il eut de bonne heure.

A l'époque de Richelieu, les gentilshommes avaient des portions de perruques, ou *coins*, qui se fixaient dans les cheveux, pour produire des chutes plus fournies, et il fut un moment où on se mit à poudrer ces faux cheveux avec de la fine fleur de farine ; mais les pourpoints et les manteaux s'en trouvèrent si mal ; il plut tant de brocards contre les *meuniers* et les *enfarinés*, que la mode ne tint pas.

Plus tard on devait se montrer plus précautionneux : quand on se remit à poudrer les perruques, pour que l'habit n'en fût pas sali, on poudra également l'habit.

Il est plusieurs fois question de la poudre dans les Mémoires du règne de Louis XIII. Toutefois la mode ne prit quelque consistance que sous le règne d'Anne d'Autriche. Parmi ceux qui la lancèrent, on cite surtout le marquis de Jauzey, un des nombreux amis de Ninon

Le journal de Dubuisson-Aubernay nous le montre, se

présentant au Palais-Royal, le 26 décembre 1649, « peigné, *poudré* et vêtu à l'avantage. »

Une estampe, sans date, qui paraît se rapporter aux environs de 1650, d'après le costume des personnages, est comme l'illustration d'une mode dont on se moquait, mais qui avait cours tout de même : au milieu d'une foule de peuple qui les raille, deux courtisans, assis et enveloppés de peignoir, sont « accommodés à la farine », l'un par Jodelet (qui jouait le rôle de notre Pierrot moderne), l'autre par un meunier (1).

.

Louis XIV ne favorisa guère cet engouement : tout ce qui lui rappelait qu'il prenait de l'âge lui était odieux et le frimas artificiel ressemblait trop à l'image de la vieillesse pour qu'il consentît à s'en parer. A peine en supporta-t-il un léger nuage, sur la fin de sa vie.

« Le plus grand des monarques qui aient jamais été sur le trône, lisons-nous dans un livre contemporain du Grand Roi, s'est plu à voir souvent le sieur Martial (un parfumeur connu de ce temps) composer dans son cabinet les odeurs qu'il portait sur sa sacrée personne. »

A cette même époque la maréchale d'Aumont se diver-

(1) L'estampe porte pour titre : *Le Capitaine des Enfarinés.*

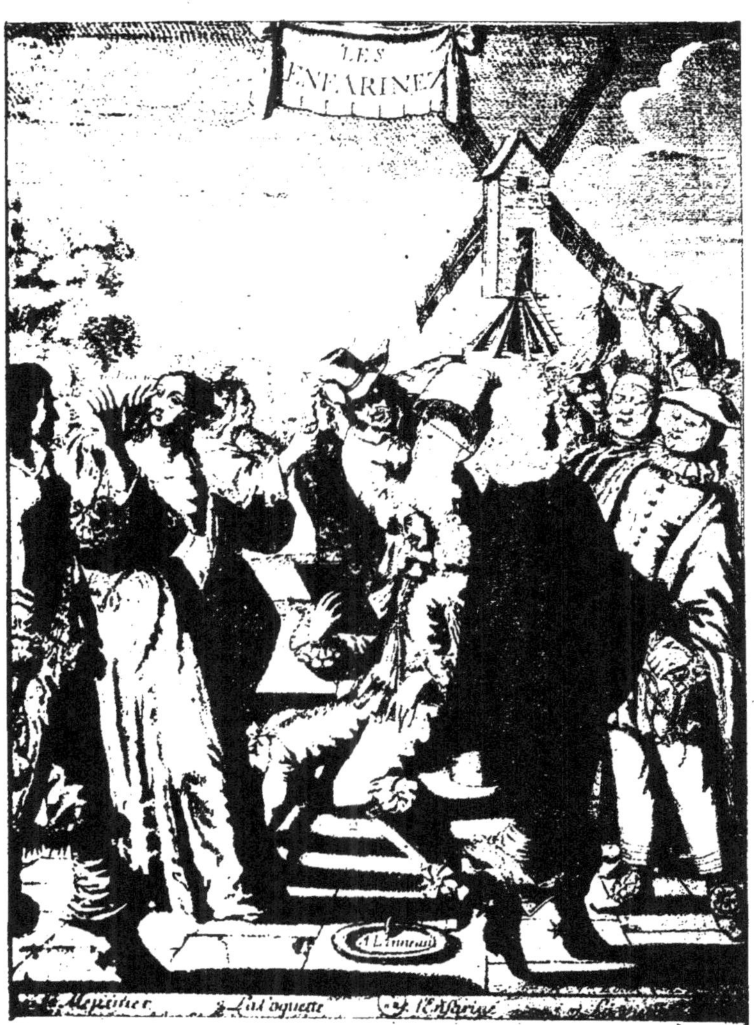
LES
ENFARINEZ
A Limeuil
A lupither   Lad'inquette   l'Enspine

tissait à faire elle-même sa poudre à poudrer : d'où le nom de *poudre à la maréchale*, qui lui est resté.

Un œil de poudre blonde relevait parfois les perruques des jeunes courtisans et, comme le dit Scarron,

> Maint poudré qui n'a pas d'argent

se donnait des airs de cour et de conquête, car la poudre était portée surtout par les petits-maîtres à bonne fortune.

La fureur de déguiser la couleur de ses cheveux introduisit par degré cet usage, et vers la fin du règne de Louis XIV, le duc de Bourgogne, l'austère élève de Fénelon, se mettait de la poudre.

Mme de Sévigné, décrivant (1) *de visu*, nous fait assister à l'amusant spectacle de la toilette de la duchesse de

Plus bas, sur une banderole, ces trois quatrains se détachent :

JODELET

Je vous rendrai si blanc que tous les courtisans,
Voyant sur votre chef tant de farine éparse,
Au lieu de vous nommer la fleur des courtisans,
Vous prendront comme moi pour valet de la farce.

LE MEUNIER

Vous en aurez, muguet, et de la plus subtile.
Les enfants, vous voyant, riront comme des fous,
Et je suis assuré que, par toute la ville,
Chacun nous laissera pour courir après vous.

PLAINTE DES FEMMES

Que tu seras bluté, beau miracle d'amour !
Pour embellir ta hure il faut tant de farine
Qu'avec juste raison l'on doit craindre qu'un jour
Ta tête dans Paris ne cause la famine.

(1) *Lettres*, t. IX. p. 375.

Bourbon. « Elle se frise et se poudre elle-même, écrit-elle
à sa fille, elle mange en même temps ; les mesmes doigts
tiennent alternativement la houppe et le pain au pot ; elle
mange sa poudre et graisse ses cheveux ; le tout ensemble
fait un fort bon déjeuner et une charmante coëffure... »

Jusqu'alors la poudre était restée l'apanage des personnes de condition ; ce n'était encore qu'un usage acci-
dentel et de caprice. C'est seulement sous le règne suivant
qu'il devint général.

« On y avait longtemps répugné comme à l'émétique,
dit le sexagénaire Arnaud dans ses *Souvenirs ;* on avait
repoussé cette invention frivole avec autant d'opiniâtreté
que si c'eût été une découverte utile. » Et il ajoute :
« Quoique Louis XIV ne l'ait pas adoptée dans sa vieillesse,
je gagerais que l'adoption de cette mode qui blanchissait
toutes les têtes fut favorisée par plus d'un ci-devant jeune
homme. » Cela est possible et cependant le succès n'en
fut assuré que sous la Régence, par l'exemple du jeune
Fronsac qui donnait alors le ton (1).

La chronique rapporte que le duc de Fronsac, le futur
maréchal de Richelieu, tout jeune encore, et déjà le
point de mire de toutes les beautés de la cour, parut à
l'Opéra dans un costume des plus élégants, et les cheveux entièrement poudrés. Cela suffit pour remettre la
poudre à la mode.

Un traité de civilité du XVIIIᵉ siècle (2) prescrit de ne

---

(1) *Causeries d'un curieux,* par Feuillet de Conches, t. II.

(2) *Règles de la bienséance et de la civilité chrétienne,* par de La
Salle.

jamais « sortir du logis qu'après avoir peigné et arrangé proprement ses cheveux. On y peut mettre de la pommade et de la poudre en très petite quantité. »

Le 21 septembre 1740, un arrêt du Parlement de Paris défendit aux amidonniers de fabriquer de l'amidon, tant était grande la disette des céréales.

Comme la *poudre à poudrer* se faisait avec de l'amidon, elle ne valait, avant l'augmentation du prix du blé et de la farine, que 3 sous la livre ; elle augmenta alors jusqu'à 8 sous ; mais aussitôt que l'arrêt qui faisait défense de fabriquer de l'amidon eut été publié, en deux jours de temps la poudre monta à 24 sous la livre.

Ce fut presque une révolution dans le monde des marquises et des petits-maîtres.

*
* *

Les femmes n'avaient pas — le croirait-on ? — adopté la mode de se poudrer avec autant d'enthousiasme que les hommes.

La première tête poudrée qui apparaît dans l'histoire est celle de Mlle Cécile de Lisoris, en 1704.

Ce ne fut que beaucoup plus tard que la mode s'en répandit. Lady Montague, visitant la France vers la fin du xviiie siècle, écrit des femmes du grand monde, que « leurs cheveux ressemblent à de la laine blanche, et avec leur visage couleur de feu, elles n'ont pas même figure humaine ; on les prendrait pour des moutons écorchés. »

L'armée fut asservie à la mode de la poudre, tout comme les femmes du monde : nos officiers et même nos soldats portaient la perruque poudrée.

On poudrait les cheveux des soldats « à la colle ou à l'eau. » L'avantage de ces méthodes, disent les auteurs d'instructions concernant les troupes, est « qu'un régiment, faisant des exercices pénibles, par un temps chaud, est moins délabré dans sa frisure que s'il était poudré tout uniment (1). »

Les dragons devaient avoir dans leur besace un sac à poudre, une houppe et des peignes, sans compter les fers à friser.

Le ministre de la guerre Monteynard eut beau défendre l'usage de la colle, comme dangereux pour la santé et « incompatible avec l'attention que le soldat doit avoir de se peigner », il ne réussit pas plus que le marquis de Boufflers, en portant ses cheveux courts, et le comte de Saint-Germain, en décrétant la suppression de la perruque poudrée, à faire disparaître la manie du poudrage.

Sous Louis XVI, les boutiques, où le plus grand nombre allaient se faire poudrer, ressemblaient à l'intérieur des moulins, et comme les industriels qui distribuaient si généreusement la farine à leurs pratiques en prenaient leur bonne part pour eux-mêmes, ils justifièrent le nom

____

(1) V. *La vie militaire sous l'ancien régime*, par **A. Babbau**, t. I, p. 102 et suiv.

de *merlans* qui leur fut donné par le peuple. Dans l'exercice de leur fonction, ils ressemblaient effectivement à des merlans qu'on va mettre à la poêle (1).

Des villes, la poudre passa dans les villages (2). Un poète s'en plaint amèrement dans une églogue, qui fut mentionnée honorablement par l'Académie française :

> De nos jours on étage, on plisse ses cheveux,
> Par le ciel destinés à de meilleurs usages ;
> Une poussière utile affadit les visages :
> Comme de nos besoins la vanité se rit !
> La farine vous poudre et le son vous nourrit.

A la veille de la Révolution, on faisait une consommation prodigieuse de poudre et de farine pour la toilette. Avec la poudre employée dans un jour, on eût, dit un écrivain de l'époque, « nourri dix mille infortunés. »

Il n'eût pas été bien porté, pour une jeune fille, de paraître dans le monde sans poudre. A cet effet, elle mettait le soir un bonnet de taffetas blanc, qui protégeait et conservait la poudre des cheveux. Quand celle-ci était tombée, le coiffeur recommençait l'*accommodage*; la fillette tenait sur son visage un grand cornet de carton pour n'être pas aveuglée, et l'opérateur, Frison, Dagé, Larseneur ou Legros, saupoudrait la tête d'un nuage blanc dont il était bientôt tout couvert lui-même

---

(1) *Le Parfumeur françois* (Amsterdam, s. d., mais paru vers 1680.)

(2) V. *La vie rurale dans l'ancienne France*, par Alb. BABEAU 2ᵉ édition), p. 348 (inventaire d'un marchand).

II   22

« Que les femmes, écrit Sébastien Mercier, l'inimitable
peintre des mœurs parisiennes, consomment à colorer
l'édifice de leurs cheveux, à brillanter leur teint, à donner
à leurs mains tout l'éclat de la blancheur, consomment,
dis-je, à orner leur corps une matière propre à les nour-
rir, c'est une de ces erreurs du luxe qu'on ne peut guère
détruire, parce que le luxe lui-même, hélas, est devenu
si puissant qu'il est presque un besoin (1). »

On se servait, en général, de « farine de froment bien
sassée », mais on sophistiquait déjà la poudre avec de
l'amidon, de la craie ou du sulfate de chaux.

« Sur la fin du siècle passé — c'est du XVIIe siècle dont
entend parler Mercier, — il n'y avait que les comédiens qui
s'en servaient pour paraître sur le théâtre. Ils avaient soin
de se peigner et de se dépoudrer quand le spectacle était
fini. Actuellement toutes les têtes sont poudrées ; on pommade déjà celles des chevaux ; leur toilette est aussi longue que celle d'une petite-maîtresse ; et je ne serais pas
étonné de les voir bientôt poudrés : on propose bien des
prix, on fait de belles découvertes, mais on ne s'est pas
encore occupé des moyens de faire de la poudre pour les
cheveux sans y employer de farine. »

(1) *L'Observateur de Paris et du royaume ou Mémoires historiques et politiques*, par MERCIER.

*
* *

Peu avant la Révolution, les hommes portaient leurs
cheveux tressés, bouclés, mis en queue ou nattés *à la
Panurge*, et surchargés de poudre et de pommade.

C'était, du reste, à qui se poudrerait le plus : le moindre clerc de procureur, les domestiques, les cuisiniers,
les marmitons étageaient leurs boucles, dressaient en
pyramide leur toupet poudré, ce qui faisait dire à un auteur du temps, approuvant pleinement la nouvelle mode :
« L'usage de la poudre dans la chevelure tient autant à
la bienséance qu'à la commodité, et il a été regardé
comme de *première nécessité* chez tous les peuples po-
licés. »

En 1792, peu ou point de poudre, tel est le mot
d'ordre. « La coiffure la plus fraîche et de meilleur goût,
inventée par des femmes d'abord et qui vient d'être
adoptée par nos jolis hommes, est formée par des boucles
marronnées toutes égales ; point de poudre sur les cheveux (1). »

C'était un symptôme.

Bientôt un cri de réprobation s'élève contre la poudre.
N'est-il pas absurde, odieux même, qu'une partie de l'ali-

____

(1) *Cabinet des Modes*, septembre 1792.

mentation du peuple aille se perdre sur la tête des hommes et des femmes, sans profit pour la beauté et au préjudice de la propreté ?

Le district de Saint-Eustache renonce en masse à ce gothique usage. Brissot, le publiciste populaire, non seulement cesse de se faire poudrer, mais encore abat ses cheveux, pour ressembler aux anciennes têtes rondes de la Révolution d'Angleterre.

Des jeunes gens d'opinion avancée commencent à se parer de leur chevelure, sans y rien mettre pour en modifier la couleur ; d'autres se contentent de la *poudrure à frimas*, qui ne dépose sur la tête qu'une couche de blanc transparente.

Les partisans de l'ancien régime tiennent pour la perruque à catogan poudrée ; c'est leur signe distinctif.

Cependant il en est qui, sans avoir des opinions affichées, la portent en souvenir de la tradition : tels les gardes nationaux, tout fiers de ressembler aux soldats de l'ancienne armée.

Parmi les révolutionnaires de marque, il n'y a guère que Robespierre qui ne craint pas de se montrer à ses collègues fraîchement poudré, en cravate blanche, frac et culotte de la dernière coupe

Qui se douterait qu'après la chute du dictateur il y eût encore nombre de consommateurs de poudre ? Un rapport de police de 1794 (1) est des plus concluants à cet égard.

(1) Plusieurs sections se proposent de faire une pétition à la Con-

A dater de ce moment, la poudre disparaît à peu près complètement.

On la voit reparaître un moment pendant l'expédition d'Egypte, au cours de laquelle les vétérans se mirent à reporter la queue et les cadenettes, comme sous le règne de Louis XV, légèrement poudrées.

Bonaparte, pendant la campagne d'Italie, avait eu la queue et les cadenettes accommodées d'un œil de poudre, mais il en avait fait bientôt le sacrifice et s'était fait gloire, seul de tous les généraux, d'avoir le crâne tondu.

Ce trait de physionomie, qui le distinguait entre tous ses compagnons d'armes, marquait son désir de n'être plus qu'un soldat à la retraite, soucieux désormais de consacrer ses loisirs à l'étude des sciences.

Il est possible aussi que l'idée d'une ressemblance avec Titus ait éveillé dans l'âme de Bonaparte des pressentiments flatteurs pour son ambition. Pour **qui** connaît son esprit superstitieux (1), l'hypothèse n'a rien d'invraisemblable.

vention nationale, notamment celle de la Montagne, tendant à obtenir d'elle :

« 1º Que les pâtissiers de Paris ne puissent plus faire de gâteaux où ils emploient beaucoup de beurre et d'œufs, tant que durera la rareté ;

« 2º Les parfumeurs emploient beaucoup de pommes de terre pour faire de la poudre à poudrer, il seroit très à propos de faire cesser ce commerce ; il seroit bon que le Comité de salut public (*sic*) s'occupe de ces objets, et de prévenir les désirs de tous les citoyens à ce sujet. Il en sera question le 20, jour de la décade prochaine (DAUBAN. *Paris en 1794 et 1795.* Plon, éditeur).

(1) Cf. dans notre *Cabinet secret*, le chapitre consacré aux *Superstitions de Napoléon*.

*
* *

A l'heure actuelle, après des éclipses passagères, la poudre a repris tout son empire.

Les statisticiens ont renoncé à évaluer la quantité qui s'en consomme : c'est par quintaux, c'est par tonnes qu'il faudrait compter.

Bien qu'on appelle communément la poudre à poudrer, *poudre de riz*, c'est encore le riz qui entre pour la plus faible part, quand elle en contient, dans sa composition.

Ces poudres ont généralement pour base des fécules extraites du froment, des pommes de terre, de différentes amandes, mêlées en proportion plus ou moins grande avec du talc en poudre ou stéatite (pierre de savon), de la magnésie (silicate de magnésie), de la craie de Briançon, de l'oxyde de bismuth, de l'oxyde de zinc, etc. (1).

On substitue souvent la poudre d'amidon à la fécule de riz : la fleur d'amidon a, en effet, un brillant plus prononcé et plus vif que la poudre de riz. Elle donne à distance certains reflets azurés, fort agréables à l'œil, que ne

(1) Piesse, *op. cit.*

produit pas la poudre de riz ; enfin elle adhère mieux à la peau.

On ajoute parfois du sous-nitrate de bismuth et de l'oxyde de zinc à l'amidon ; ces deux agents métalliques présentent l'avantage d'être très blancs, opaques et astringents.

On parfume le mélange avec de la poudre d'iris, qui a une senteur très fine et très délicate, rappelant celle de la violette, mais atténuée.

Le bismuth a le grave inconvénient de communiquer à la peau une teinte noire, pour peu qu'il y ait dans l'atmosphère ambiante des émanations sulfureuses. C'est pourquoi on doit se garder d'aller prendre un bain sulfureux, le visage couvert d'une poudre dont on ignore la composition.

*
* *

Il serait souhaitable que chacun préparât lui-même sa poudre : on éviterait au moins de la sorte qu'elle soit adultérée, et le cas est loin d'être rare.

Combien de poudres qui contiennent de la céruse, laquelle donne beaucoup de brillant, mais expose au saturnisme ; de l'albâtre, ingrédient inoffensif peut-être, mais beaucoup plus pesant que la farine de riz ou d'amidon, ce qui constitue une tromperie sur la qualité et la quantité tout à la fois !

« Avoir un teint d'albâtre » n'est pas, comme on le voit, une expression purement métaphorique.

L'albâtre a le défaut d'être imperméable, tandis que la poudre d'amidon ou de riz est une substance éminemment poreuse et, par suite, absorbe l'humidité de la peau.

Une poudre à base végétale est, au dire de notre confrère Monin, fort expert en la matière, précieuse pour protéger la peau contre les températures extrêmes et contre les variations brusques du thermomètre, très utile pour calmer les légères irritations et refouler les efflorescences du tégument externe ; indispensable dans les grandes réunions nocturnes (soirées, bals, théâtres), où le visage, la gorge et les épaules des invités sont plongés dans une atmosphère ardente et viciée, éminemment nuisible au teint.

On ne devrait employer même la poudre d'iris qu'en minimes proportions, car elle est très irritante pour la peau.

Les poudres destinées au visage ne doivent pas, d'ailleurs, être trop parfumées, sinon, elles causent des maux de tête et des accidents nerveux, surtout quand elles sont additionnées d'une de ces essences artificielles qui, avec les progrès de la chimie, tendent à se substituer de jour en jour aux produits tirés des fleurs naturelles.

Ayez soin, Mesdames, d'étendre la poudre de riz sur le

visage avec une patte de lièvre préparée et emmanchée à cet effet.

On recommandait autrefois de se servir de la patte d'une hase (femelle du lièvre) et plus spécialement de la patte de devant; c'est une tradition qui remonte loin, puisque Pline assurait déjà que la chair de lièvre embellit les femmes.

Ne croyait-on pas, du reste, au temps jadis, que si une femme absorbait, à certains jours, neuf... crottes de lièvre, sa gorge conserverait toujours la même fermeté?

Le remède vous semble quelque peu répugnant, et pourtant quel martyre ne consentiraient à subir beaucoup de coquettes de notre connaissance, pour paraître ou pour rester belles!...

IV

Les Mouches

D'où vint l'idée aux femmes d'appliquer sur leur visage ces découpures de taffetas noir, qui simulaient au début les ramifications des veines des tempes? Quelle fut, en un mot, l'origine des *mouches?*

Une ordonnance de médecin (1) : l'effet produit par certain emplâtre pour calmer le mal de tête, sur la figure d'une femme aux pâles couleurs, encouragea ses amies à en essayer.

Ce n'est pas la seule fois, d'ailleurs, où nous aurons à constater les liens étroits qui unissent la mode et ses caprices aux prescriptions d'Esculape.

D'autres prétendent que c'est la duchesse de Newcastle, sous le règne de Charles II, qui aurait imaginé de recouvrir d'un bout d'étoffe noire des boutons qu'elle avait autour de la bouche. Une rivale, s'étant aperçue que la

(1) N'a-t-on pas dit que l'usage de la poudre venait de la Pologne, où l'on s'en servait pour cacher les effets d'une maladie, qui s'attache aux cheveux, maladie connue sous le nom de *plique polonaise?*

blancheur de son teint en était relevée, et qu'elle y ga-
gnait je ne sais quel piquant, se mit en devoir d'en faire
autant : d'où les mouches, qui régnèrent en despotes
pendant plus d'un siècle.

Comme il fallait s'y attendre, les érudits ont fait une
incursion dans le passé pour y retrouver cet accessoire de la
beauté féminine et comme ils ne se résignent pas aisément
à faire buisson creux, ils ont, une fois de plus, triomphé.

L'usage des mouches était, à en croire l'un d'eux (1),
connu même à Rome (2). Les patriciennes de la Ville éternelle avaient dans leur arsenal de petits emplâtres noirs et
arrondis, nommés *splenia*, qu'elles appliquaient, comme
une sorte de semis, sur la peau. Martial les désigne clairement dans ce vers :

> *Et numerosa linunt stellantem splenia frontem.*

« Des mouches nombreuses constellent son front superbe. »

Ces mouches devaient simuler les petites taches appelées communément « grains de beauté (3). »

(1) Constantin JAMES, *Toilette d'une Romaine.*

(2 D'après le savant BŒTTIGER (*Sabine ou matinée d'une dame romaine*), les anciens eurent recours aux mouches. Ils étaient très
sujets aux boutons : on peut compter, dans les ouvrages des médecins grecs, jusqu'à vingt-trois dénominations différentes de boutons.
Il était donc naturel qu'ils songeassent, comme plus tard les coquettes du xviiie siècle, à les dissimuler. Ils se servirent donc de
petits emplâtres noirs découpés en croissant. Le *calliblépharon* de
Pétrone et les petits emplâtres de cuir mince (*alula*), dont parle
Ovide dans l'*Art d'aimer*, servaient plus spécialement pour les maux
d'yeux. (Cf. le livre de Bœttiger, édit. de 1813, aux p. 361-2.)

(3, Les Perses et les Arabes auraient été des premiers à faire usage

Parfois, au lieu d'emplâtres, on figurait de petits ronds noirs avec un pinceau, en leur donnant la forme d'un croissant (*lunata splenia*).

*
* *

Mais, objectera-t-on, on ne lit pas Martial et Ovide dans les boudoirs ; nos élégantes ont d'autres chats à fouetter.

Il est présumable, en effet, que ce n'est pas à l'imitation des Romains que les jeunes seigneurs du temps de Louis XIII eurent tout à coup la fantaisie de se mettre des mouches.

Car ce ne sont pas seulement les femmes (1) qui s'en parèrent : les hommes eux-mêmes se mirent à en porter.

« Il sera encore permis à nos galands de la meilleure

des mouches. En réalité, il s'agit plutôt de tatouages, en l'espèce, que de mouches, au sens où les modernes entendent ce mot (*Le Livre des collectionneurs*, par A. MAZE-SENCIER.)

(1) Nous avons un témoignage formel de l'habitude qu'avaient déjà les femmes, du temps de Henri IV, de s'appliquer des mouches sur le visage, et ce témoignage, c'est celui du dauphin lui-même (le futur roi Louis XIII).

Ce passage du *Journal d'Héroard* ne laisse aucun doute à ce sujet :

« Le 26 janvier, lundi. Il avoit une petite enlevure au coin de la lèvre droite ; je lui fis mettre un petit emplâtre, lui disant s'il lui plaisoit pas que je lui fisse mettre une petite mouche : *Une mouche,* dit il, en raillant, *ho ! Je veux pas être beau ; c'est madame la prin-*

mine, disent les *Loix de la galanterie française* (1644), de porter des mouches rondes et longues, ou bien l'emplastre noire assez grande sur la temple, ce que l'on appelle l'*enseigne du mal de dents* (1) ; mais pour ce que les cheveux la peuvent cacher, plusieurs ayant commencé depuis peu de la porter au-dessous de l'os de la jouë, nous y avons trouvé beaucoup de bien-seance et d'agrement. Que si les critiques nous pensent reprocher que c'est imiter les femmes, nous les estonnerons bien lorsque nous leur respondrons que nous ne sçaurions faire autrement que de suivre l'exemple de celles que nous admirons et que nous adorons (2). »

cesse de Conty qui met à son visage des petites mouches pour se faire belle. » *Journal d'Héroard*, t. I, p. 380.

Un couplet satirique, reproduit par Tallemant des Réaux (t. IV, p. 335), atteste que les dames se rendaient à l'église, ainsi « mouchées » :

> Portez-en à l'œil, à la temple,
> Ayez-en le front chamarré,
> Et, sans craindre votre curé,
> *Portez-en jusque dans le temple.*

(1) A la fin du xvıᵉ siècle, on soignait ies maux de dents en appliquant sur les tempes de mignons emplâtres étendus sur du taffetas ou du velours. Il ne fallut pas longtemps à une coquette pour remarquer que ces taches noires faisaient ressortir la blancheur de sa peau, et que si le remède était inefficace contre l'odontalgie, il jouissait d'une vertu bien autrement précieuse, celle de donner de l'éclat au visage le plus fané. Les *mouches* firent ainsi leur entrée dans le monde (*La Vie privée d'autrefois* : Les soins de toilette, par Alf. FRANKLIN.)

(2) *Les Loix de la Galanterie*, Paris, Aubry, MDCCCIV, p. 18-19. Le dernier trait du galant, dépeint dans le *Banquet des Muses*, fait

Cinq ans après, on voyait encore « des abbés frisés, poudrés, le visage couvert de mouches, tous les jours. dans un habit libertin, parmi les cajoleries des Cours et des Tuileries. »

On portait des mouches même dans les couvents. Mme de Mazarin, plaidant en séparation, s'était réfugiée chez les religieuses de Sainte-Marie, dans la rue Saint-Antoine. Son mari étant venu lui rendre visite, elle le reçut avec le visage couvert de mouches.

Le taffetas qui servait à faire ces petits emplâtres était découpé le plus bizarrement du monde : **en croissants de lune**, en étoiles, en figures de fleurs ou même de bêtes et de personnages, de sorte que le visage donnait une véritable représentation d'ombres chinoises (1).

La place qu'elles occupaient était variable (2) ; il y avait cependant des lieux d'élection.

On en comptait sept principaux : au coin de l'œil, se plaçait la *passionnée* ; la *galante*, au milieu de la joue ; la *baiseuse*, au coin de la bouche ; sur un bou-

---

voir que les jeunes gens de ce temps-là le disputaient aux belles dans l'art de se mettre des mouches :

> La mouche à la tempe appliquée,
> L'ombrageant d'un peu de noirceur,
> Donnait du lustre à sa blancheur.

(1 QUICHERAT. *op. cit.*

(2) Parmi les lots de la *Loterie d'amour*, publiée vers 1654, figure un traité excellent de la situation des mouches sur le visage des dames, avec des observations exactes de leur grandeur et de leur figure, selon les lieux où elles sont placées.

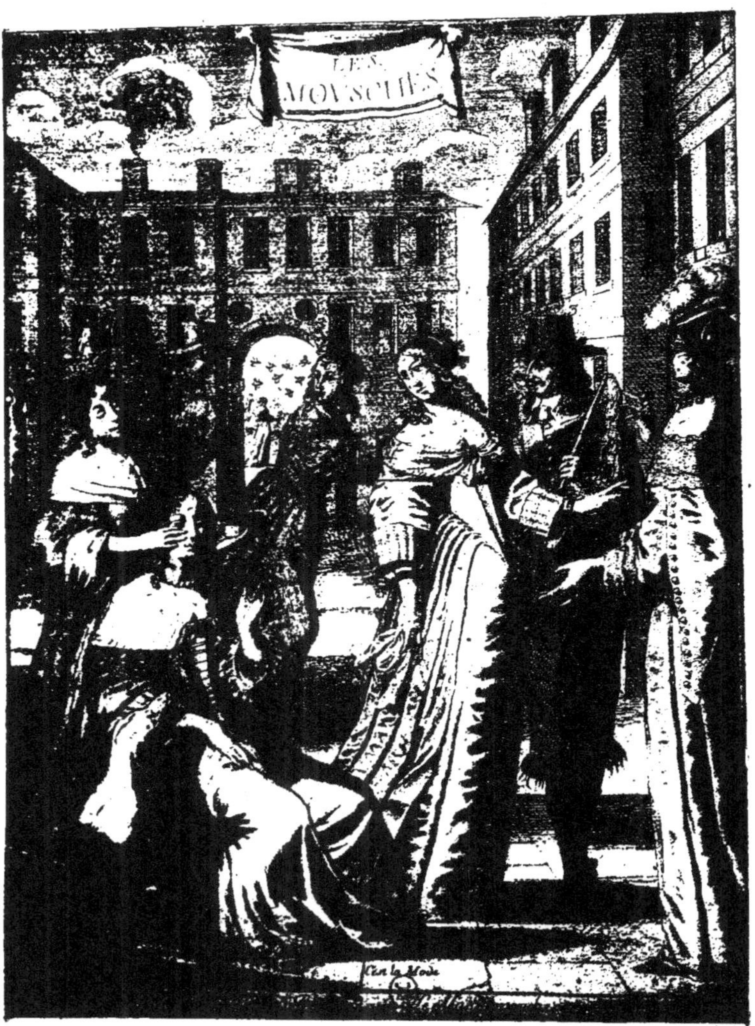

LES
MOVSCHES
A la Mode

ton, la *recéleuse* ; sur le nez, l'*effrontée* ; la *coquette*, sur les lèvres.

Une mouche ronde était nommée l'*assassine*.

Un moment, les femmes portèrent à la tempe droite des mouches de velours de la grandeur d'un petit emplâtre : l'on vit un jour sur la tempe d'une jolie femme ce singulier emplâtre entouré de diamants (1).

> Etre fort *mouchée* était du meilleur ton.
> Le plus parfait ajustement
> Sans elles n'aurait point de grâce.

La grande Mademoiselle, parlant du mariage de Louis XIV, nous révèle qu'elle accommoda une cassette, que M. de Créqui devait remettre à la jeune Reine, de la part du Roi.

« C'était un assez grand coffre de calambour, garni d'or, où il y avait tout ce que l'on peut imaginer de bijoux d'or et de diamants, comme des montres, des heures, des gants, des miroirs, des *boîtes à mouches*, à mettre des pastilles, petits flacons de toutes sortes, d'étuis à mettre des ciseaux, couteaux, cure-dents, de petits tableaux de miniature à mettre dans un lit, des croix, des chapelets (2)... » La dévotion faisait alors bon ménage avec la coquetterie.

Les rigoristes voyaient cependant d'un assez mauvais œil cette singulière mode.

(1) *Souvenirs de Félicie,* par Mme de Genlis.
(2) *Mémoires de Mlle de Montpensier*, t. III, p. 456.

II

Massillon, prêchant à Versailles devant un auditoire d'élégantes pécheresses, ne craignit pas de prendre un jour pour texte de son sermon les mouches dont elles paraient leur visage pour en rehausser la blancheur.

Il crut tuer la mode en s'écriant sur un ton ironique : « Pourquoi n'en mettez-vous pas partout? » Le conseil fut suivi sur l'heure : les coquettes en mirent en tous les endroits où elles n'avaient pas encore songé d'en mettre (1), et ce fut ainsi que naquirent les *mouches à la Massillon*.

** * **

Les mouches, que Scarron ne manque pas de mentionner dans son *Épître burlesque*, ont joui de toute leur vogue surtout dans la seconde moitié du xviie siècle.

Une lettre en prose mêlée de vers, datée de 1661, nous donne la plus curieuse information sur leur usage à cette époque.

C'est la *Faiseuse de mouches* qui vante sa marchandise.

Écoutons son spirituel boniment ; on ne saurait mieux s'employer à gagner les bonnes grâces du client :

----

(1) Rimmel rapporte, dans son *Livre des Parfums* — et nous lui laissons la responsabilité de son assertion — qu'une duchesse de Newcastle portait au front une mouche figurant une voiture attelée de quatre chevaux !

« Nous en avons à tout prix et pour toute sorte de
gens.

« J'en ai en mon particulier de toutes les façons :

> Pour adoucir les yeux, pour parer le visage,
> Pour mettre sur le front, pour placer sur le sein,
>   Et pourvu qu'une adroite main
>   Les sçache bien mettre en usage,
>   On ne les met jama:s en vain.
>   Si la mouche est mise en pratique,
>   Tel galant qui nous fait la nique,
> S'il n'est aujourd'hui pris, il le sera demain,
> Qu'il soit indifférent ou qu'il fasse le vain,
>   A la fin la mouche le pique.

« Au reste, mademoiselle, ne vous imaginez pas que
mes mouches ne soient différentes que par la taille ou par
la figure ; elles ont en particulier des qualités qui les font
distinguer les unes des autres ; et je vous adverty que
parmi celles-ci on trouve de fines mouches et que toutes
ensemble ont l'inclination des abeilles qui ne se posent
d'ordinaire que sur des fleurs (1)... »

Oh ! qu'en termes galants ces choses-là sont dites !

La bonne faiseuse de mouches, en 1691, demeurait rue
Saint-Denis, à *la Perle des mouches* (2). C'était se disqua-
lifier que d'aller ailleurs.

Une chanson, citée par Tallemant des Réaux, bien

(1) *Manuscrits de Conrart* (Bibl. de l'Arsenal) cités par MAZE-
SENCIER, *op. cit.*

(2) *Le Livre commode des Adresses* par A. DU PRADEL de Blégny).

avant la date précitée, recommandait déjà d'aller à la
bonne adresse, celle qui n'est pas au coin du quai :

> Mais surtout soyez curieuse
> Et difficile au dernier point,
> Et gardez de n'en porter point,
> Que de chez la bonne faiseuse.

Un autre couplet de la même chanson nous révèle que
les mouches rondes, dites *assassines*, étaient les plus re-
cherchées :

> Vous auriez beau être frisée.
> Par anneaux tombant sur le sein,
> Sans une amoureuse *assassine*
> Vous ne serez guère prisée.

Les plus grandes dames sacrifiaient à cette mode absurde.

Le portrait de Marie-Anne-Christine-Victoire de Bavière, fiancée au Dauphin en 1680, nous la représente
avec trois mouches, l'une au front, l'autre au milieu de la
joue, la troisième près du nez !

Il n'est pas une femme élégante, du reste, qui ne pos-
sédât un de ces petits coffrets, dont le couvercle était doublé
à l'intérieur d'un petit miroir, et qui contenait tous les
accessoires de la toilette nocturne et matinale.

Les mouches y tenaient naturellement leur place.

> Mais, en sortant du lit, il lui fallait des eaux,
> Des pommades, du blanc, du vermillon, des peaux ;
> Elle avait, malgré moi, dedans une cassette.
> Poudre, pâte, leurs blonds, gomme, *mouches*, pincettes,

Racines, opiat, essences et parfums,
De l'eau d'ange, du lait virginal, de l'alun,
Et mille ingrédiens à peu près de la sorte,
Que le diable a sans doute inventés (1) ...

*
* *

Ce n'était pas une petite affaire que de savoir bien placer les mouches.

Tantôt c'était un bouton ou une tumeur qu'il fallait adroitement dissimuler ; tantôt un signal qu'on plaçait tout près de ces petits trous qui, au dire du cardinal de Bernis, donnaient tant de grâce au sourire de la favorite royale :

> La Jeune Pompadour
> A deux jolis trous sur la joue,
> Où le plaisir se joue.

On sait que Mme de Pompadour usa des mouches dans une singulière circonstance. La femme qui dictait au Roi ses volontés ne s'imagina-t-elle pas d'envoyer à un chef d'armée des instructions stratégiques ? Elle écrivit au maréchal d'Estrées une lettre renfermant tout le plan de la

(1) *La femme juge et partie*, acte IV, scène III, cité par HAVARD, *Dict. de l'Ameublement*, art. *Cassette* (t. I, f° 600.)

campagne et où les différents points qu'il devait attaquer ou défendre étaient indiqués par des mouches (1).

Le maréchal se contenta de rire de la fantaisie de la maîtresse royale.

Le malheur fut qu'il n'en rit pas seul et qu'on s'en divertit beaucoup dans son entourage. Le bruit en étant venu aux oreilles de la marquise, celle-ci ne pardonna jamais an brave homme de guerrede s'être moqué d'elle en compagnie.

Mme de Genlis, qui rapporte cette histoire, ne fut pas la dernière à recourir à un artifice qui pouvait donner l'illusion du rajeunissement. Elle a, du reste, elle-même conté avoir dit un jour à un homme de lettres, qu'elle avait admis à l'honneur de lui voir appliquer deux ou trois mouches sur ses joues et sur son menton :

«Eh bien, qu'en dites-vous ? ne me prendriez-vous pas pour une jeune personne de vingt ans ? » C'était pro-

---

(1) *Dictionnaire des étiquettes de la Cour*, par Mme de Genlis. Nous reproduisons ci-après le passage textuel, extrait de l'ouvrage de Mme de Genlis :

« Voici, sur les mouches, une anecdote que l'on a entendu conter à feu M. le maréchal d'Estrées. Ce grand général, étant à l'armée, reçut une lettre de Mme de Pompadour qui lui conseillait un plan de campagne ; et pour désigner les lieux où elle proposait de se porter successivement, elle les avoit marqués avec des mouches collées sur le papier *a rignettes* de sa lettre. Le maréchal se dispensa de suivre ce galant plan de campagne, mais il ne put s'empêcher de le montrer et par conséquent de s'en moquer. Ce qui fut cause de la haine que Mme de Pompadour conçut contre lui et qu'elle garda jusqu'à sa mort. »

bablement exagéré, mais quelle femme, en telle situation,
ne prendrait son désir pour la réalité ?

*
* *

C'est dans les premières années du xviii° siècle que
l'usage des mouches s'était un peu partout (1) généralisé.

Toutes les dames possédèrent alors leur boîte à mouches,
plus ou moins riche comme décor et comme attributs, selon la position de celle qui s'en servait.

Nous avons eu la bonne fortune — grâce à la parfaite
obligeance de M. de Montesquiou — d'avoir sous les yeux
toute une collection de ces exquis bibelots (2) : boîtes à
fard des époques Louis XIII, Louis XIV, Louis XV
et Louis XVI ; boîtes à poudre, poires à poudre, souff'ets
à poudre, tampons à fards, plaques à fards, de Louis XV
au premier Empire ; boîtes à mouches de différentes formes
et d'ornements variés.

Ces boîtes, généralement plates, parfois ovales, le plus

(1) Knight dit qu'en Angleterre les mouches avaient une significa-
tion politique (Cf. Molmenti, *La Vie privée à Venise*, p. 404, n. 1).

(2) Cette collection est la propriété de M. Klotz, le grand parfumeur.

On nous dit que M. Osiris, le généreux philanthrope, en possède une
non moins riche. Nous n'avons pas été admis à l'honneur de la visi-
ter ; nous n'en avons pas, il est vrai, sollicité l'autorisation, qui nous
eût été, nous en sommes assuré, accordée avec la meilleure grâce du
monde.

souvent rectangulaires, sont en or ciselé, en argent, en écaille ciselée à relief, en ivoire sculpté, en émail de Saxe ou en laque noir.

Sous Louis XIV, les artistes y représentaient des scènes mythologiques.

Sous Louis XV, des sujets gracieux, entourés d'ornements rocaille ; sous Louis XVI, apparurent Vénus et les Amours, pourvus de leurs attributs. On les fabriquait alors en vernis Martin incrusté d'or et d'argent.

Closes, on dirait des tabatières. L'intérieur se divise en trois compartiments, dont deux sont fermés d'un couvercle à charnières ; le troisième, où l'on retrouve, encore assez souvent, des parcelles de rouge, contient le pinceau qui servait à l'étendre.

Il en est qui n'ont que deux compartiments ; d'autres n'en ont qu'un seul. Elles sont parfois enfermées dans des écrins de cuir vert et or.

Une des plus curieuses qu'il nous ait été donné de voir est en ivoire, légèrement colorié, et décorée de deux profils entre des palmes et des fleurettes.

Elle s'ouvre en deux parties : l'une doublée d'un miroir, l'autre ornée d'une peinture galante.

Un papier jauni, replié à l'intérieur, porte cette indication : « Cette boîte fut exposée au Mans, en 1842, dans une exposition d'objets d'art et d'antiquité, avec cette mention : une boëte à mouches, en ivoire, à deux compartiments, avec les deux portraits de Louis XIV et de Marie Thérèse. »

La boîte à mouches a fait longtemps partie de la corbeille de noces ; elle était au nombre des bijoux qu'on
distribuait à la Cour dans certaines circonstances. Par les
gazettes mondaines (1) du temps, nous savons qu'il s'en
rencontrait plusieurs dans la cassette que M. de Bécha-
meil envoya, la veille de son mariage, à sa fiancée, Mlle Le
Ragois de Bretonvilliers.

La description de la garniture de toilette offerte, en
1680, par Louis XIV à la Dauphine, mentionne trois
boîtes à mouches en vermeil (2).

Berain et Marot en dessinèrent un certain nombre.

Parfois, ces sortes de boîtes affectaient la forme d'un
quadruple louis, évidé à l'intérieur : cette dernière révélation nous est faite par le *Mercure galant* de Boursault.

(1) *Mercure*, mars 1679.

(2) La duchesse de Berry se couvrait la figure de mouches. Madame avait beau la chapitrer, elle entendait ne pas renoncer à cet
artifice, en dépit de toutes les remontrances.

« Notre duchesse de Berry, écrivait La Palatine, le 1er octobre 1712,
est plus folle et plus impertinente que jamais. Hier elle voulait me
rabrouer, mais je lui ai dit ma façon de penser. Elle venait très parée, en grand habit, avec quatorze poinçons des plus beaux diamants
du monde : tout était bien, sauf qu'elle avait sur la figure douze
mouches qui lui allaient horriblement mal. Quand elle arriva devant
moi, je lui dis : « Madame, vous voilà à merveille, mais il me
semble que vous avez trop de mouches, cela n'a pas l'air assez haut.
Vous estes la première personne de ce pays-ci : cela demande un
peu plus de gravité que d'être mouchetée comme les comédiens sur
le théâtre. » Elle fit la moue et dit : « Je sçays que vous n'aimez pas
les mouches et que vous les trouvez mal, mais comme je les trouve
fort bien et que je ne veux plaire qu'à moy... »

Au xviiie siècle, les boîtes à mouches sont d'une ri-chesse peu ordinaire.

Au mariage du dauphin, fils de Louis XV (1745), la fille de Philippe V trouva dans sa corbeille une boîte à mouches, en laque, de 340 livres, et une autre « assortissant l'étui de pierre bleue », d'une valeur de 600 livres.

Au second mariage du dauphin, deux ans plus tard, figurent « quatre boîtes d'or à mouches », valant ensemble près de 4000 livres.

Dans la liste concernant la répartition des présents, les quatre boîtes à mouches viennent après les quatre femmes de chambre, dans le même compte ; et, un peu plus bas, un autre article concerne Mme de Pompadour, qui reçoit, à cette occasion, une boîte à mouches émaillée et une boîte de laque. Mme de Pompadour, nous l'avons dit plus haut, en fit d'ailleurs un constant usage, ainsi que l'attestent les comptes de son fournisseur habituel (1).

Parmi les bijoux envoyés à la Reine d'Espagne, le 8 novembre 1714, et présentés par le duc de Saint-Aignan, se trouvaient, entre autres présents : « trois *boîtes d'or* à mettre des mouches », ne valant pas moins de 1040 livres.

Quand il fut de bon ton de mettre du rouge, les

____

(1) Par le *Livre-Journal* de Lazare Duvaux, nous apprenons, que Mme de Pompadour avait, sur sa toilette, « un cygne émaillé formant une boëte à mouches », et qu'elle avait payé ce bijou 575 livres.

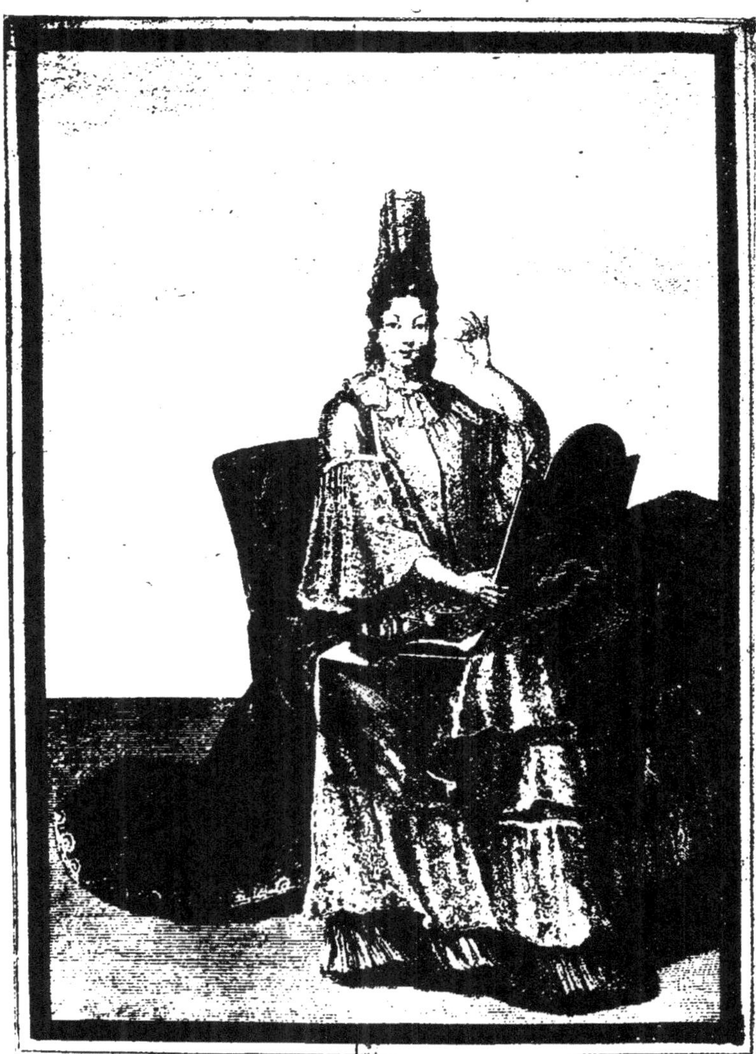

Madame la Marquise dangeau
à sa Toillette.

femmes à la mode se servirent de boîtes à double compartiment : l'un destiné à recevoir les mouches et l'autre, le fard.

Elles pouvaient ainsi, étant en visite ou à la ville, remettre du rouge ou remplacer une mouche mal mise, sans recourir à leur coiffeur ou à leur soubrette.

Ces boîtes, d'un petit volume, renfermaient, comme nous l'avons dit, une glace afin de pouvoir se mirer.

En 1747, la corbeille de la dauphine Marie-Josèphe de Saxe renfermait deux boîtes d'or à rouge et à mouches, valant, l'une 840 livres, et l'autre, 744 livres. Une autre, de laque carrée, avait coûté 192 livres. Toutes ces boîtes provenaient de chez l'orfèvre-bijoutier du Roi, le sieur Hébert.

La boîte à rouge et à mouches, offerte à la jeune archiduchesse Marie-Antoinette, surpassait en beauté tout ce qu'on avait vu jusqu'alors : elle était en or « émaillé bleu transparent, avec un cartel émaillé peint dessus. » Elle était facturée 1200 livres !

Les mouches ne devaient pas survivre à la Révolution (1).

Il semble bien que, depuis lors, elles aient complètement disparu (2), à moins qu'on ne veuille regarder comme une

---

(1) Sous la Révolution et principalement sous le Directoire, on dut faire vraisemblablement usage des mouches ; en tout cas, on se fardait. Dans la collection décrite plus haut, nous avons vu un pot à rouge avec sa houppette, avec l'étiquette de « La Citoyenne Vaillant, fabriquante (*sic*) de rouge et blanc végétal superfin, rue de la Loi, en face de la Fontaine, n° 1254, à Paris »

(2) D'après le récit de certains voyageurs, les Tunisiennes se fe-

résurrection cette habitude qu'ont certaines coquettes de se poser plus ou moins adroitement des points noirs sur la figure à l'aide du crayon d'argent.

Après tout, l'application en est plus aisée et c'est autrement gracieux; à ce double point de vue, c'est assurément un progrès.

raient peindre sur les joues, avec une décoction de noix de galle ou de safran, de toutes petites feuilles d'arbre, légèrement dentelées, qui donnent à leur physionomie quelque chose de très piquant et de tout-à fait original. Mais cela ressemble plutôt au tatouage qu'à des mouches.

COMMENT UNE MODE NAIT D'UNE INFIRMITÉ

Les esprits superficiels ont vite fait de railler ce qu'ils nomment, dans leur dédain ou leur paresse de penser, les « caprices » de la mode.

Ils ne cherchent aucun autre prétexte aux développements successifs de cette forme de l'activité humaine, que la fantaisie de ceux ou celles qui la régissent.

Il y a cependant plusieurs autres raisons à ces transformations.

Et d'abord, la mode est liée aux *circonstances clématériques* : la garde-robe des hommes du Nord doit sensiblement différer de celle des méridionaux. Sous des cieux plus ou moins cléments, on ne portera pas le même vêtement que dans les steppes embrumés.

L'influence du peuple conquérant sur le peuple conquis apparaît jusque dans le costume. Le manteau, la tunique et la culotte ont formé le costume du Gaulois et du Breton, après que leur pays eut été conquis par les Romains.

Le costume de l'ancien Romain et celui de la Gaule romanisée se retrouvent, combinés, dans le vêtement du moderne highlander.

Quelles que soient les variations du costume dans la forme ou dans la disposition des couleurs, pendant plusieurs siècles, elles se rapportent toutes à un type primitif : le manteau ou la tunique ; ressouvenir évident de la conquête romaine.

En dépit de la difficulté et de la lenteur des communications, il s'est produit, bien avant notre époque d'échanges rapides, des importations de peuple à peuple. La mode a toujours trouvé le moyen de passer les détroits, malgré la barrière des édits somptuaires qu'on lui a parfois opposée.

Le costume français du temps des Valois fut adopté par l'Angleterre, où il est resté en vogue depuis l'avènement de Henry VIII, jusque fort avant sous le règne d'Elisabeth.

A la cour efféminée de Henri III, on s'engoua pour les modes italiennes dues aux Médicis.

Les efforts de Richelieu faillirent se briser devant ce flot d'importation étrangère. Le grand cardinal n'eut pas trop de toute son autorité, pour arrêter le débordement d'un luxe qu'il jugeait excessif.

Durant la minorité de Louis XIV, Mazarin, comme son prédécesseur, tenta d'endiguer le courant. Mais devenu roi, l'élève oublia bien vite les leçons du maître. Le monarque avait hâte de montrer qu'il tenait en main les rênes de la mode, comme celles du pouvoir. Il s'ingénia même à donner le dessein d'un costume entièrement inédit, dont il accorda le privilège à certains membres de la noblesse, par lettres patentes : ainsi naquit le « justaucorps à brevet. »

Les *événements*, politiques ou autres, ont eu leur réper-
cussion sur l'évolution de la mode.

En mémoire du combat naval, soutenu victorieusement
par la frégate française, la *Belle-Poule*, contre l'*Aréthuse*,
en 1778, on inventa une coiffure de circonstance, où les
cheveux représentaient les vagues en courroux ; sur le
sommet de la tête était perché un navire, toutes voiles dé-
ployées, avec son attirail de mâts, de vergues, de canons,
et jusqu'à l'équipage. Les femmes qui en étaient affublées
ne pouvaient circuler que dans des chaises sans plafond.
Comme les artistes chargés d'exécuter ces chefs-d'œuvre
n'étaient pas toujours disponibles, la victime était souvent
condamnée à rester plusieurs semaines quelquefois, sans
qu'on pût « lui ouvrir la tête », comme on disait alors.

On devine quel était son supplice !...

En 1789, l'esprit nouveau pénètre partout ; une affectation de simplicité gagne de proche en proche, s'élevant
du bas peuple jusqu'aux marches du trône.

Marie-Antoinette joue à la bergère, pendant qu'éclosent
les modes révolutionnaires.

C'est l'époque de la coiffure *à la Titus*, des boucles
d'oreilles au *Tiers-État* et à la *Constitution*, des bonnets
à la *Charlotte Corday*.

II   24

Les *Merveilleuses* et les *Incroyables* se rapprochent davantage encore de l'état de nature, idéal du régime d'égalité et de fraternité, et surtout de grande liberté.

Les femmes paraissent dans la rue presque dans le costume de leur mère Eve.

Comme l'a dit un homme d'esprit, la merveilleuse du Directoire se promène aux Champs-Elysées, vêtue tout au plus d'un chapeau et d'une ceinture.

Une jeune dame habitant la ville écrivait alors à une de ses amies de province : « Les robes sont telles, qu'il faut être très à la mode pour ne pas les trouver indécentes. »

*
* *

Si les coquettes s'en réjouissaient, les hygiénistes protestaient.

L'hygiène et la mode, a-t-on dit, ont été, de tout temps, des sœurs ennemies (1). Il serait peut-être excessif de poser cette vérité en axiome.

La mode, certes, a été souvent meurtrière, et les médecins ont eu quelque raison de s'élever contre ses écarts, quand la santé de ceux dont ils avaient la garde s'en trouvait compromise.

(1) En attendant que nous traitions le sujet plus complètement, indiquons deux références, que nous utiliserons plus tard : *Chronique médicale*, 1898, p. 612, et 1902, p. 77.

Il faut bien convenir, d'ailleurs, qu'ils ont le plus souvent prêché dans le désert et que leurs sages avertissements n'ont empêché en aucune façon la mode des « nudités gazées » de continuer à faire des victimes.

Ecoutez les paternelles exhortations d'un brave praticien, à qui son âge et sa situation donnaient le droit de dicter de pareils avis. Malgré leur naïve emphase, ses objurgations nous touchent par leur accent de sincérité.

« Par quel fatal prestige, s'écrie le Dr Desessartz, les femmes, celles surtout qui prétendent à un empire égal, sur l'un et l'autre sexe, ont-elles conspiré, avec l'atmosphère, la ruine de leurs appas et la perte de leur santé, en foulant aux pieds toutes les lois de la prudence, en bravant les impressions du froid, en affectant une force que leur organisation et leur éducation ne comportent pas ; en un mot, en bannissant de leur toilette presque tous les vêtements dont la raison aurait dû les couvrir !...

« Ainsi, presque nues, exposées au gré des vents, portées sur des chars découverts, elles se rendent dans de vastes jardins où elles restent, jusqu'à ce que les ténèbres les dérobent aux regards, et de là se rassemblent dans des salles de spectacle, dans des appartements où l'air est surchargé d'évaporations, de miasmes, dont le danger n'est plus un problème pour personne, où elles éprouvent une chaleur de plus de vingt degrés au-dessus de celle de l'air qu'elles viennent de quitter ; où les unes se livrent à des danses d'autant plus vives et plus répétées que le froid les saisit dans le repos.

« Au milieu de ces désordres, la nuit s'avance ; il faut regagner sa demeure... le froid plus vif en ce moment crispe la surface du corps dont les pores sont ouverts ; il serre la poitrine et trouble ainsi deux fonctions bien importantes, la circulation et la respiration.

« Quelles précautions la prudence a-t-elle fait prendre?... Un simple voile de mousseline est jeté sur les épaules et ramené sur la poitrine...

Le D\ Desessartz écrivait ces lignes en l'an VI ; quatre ans plus tard, un autre médecin (1) dressait un véritable martyrologe de la coquetterie.

Ici, c'est M\ de Noailles, « morte à dix-neuf ans, en sortant d'un bal, après quinze jours de couches, laissant un jeune époux inconsolable, et une illustre famille sans rejeton ; là, c'est une M\ de la Ch..., mourant au moment où un nœud cher et sacré allait l'unir à un amant adoré.

« Dans le même temps, M\ de Juigné, âgée de dix-huit ans, et M\ Chaptal, âgée de seize, sont enlevées à la tendresse de parents éplorés.

« Plus loin, la princesse russe Tufaikin, âgée de dix-sept ans, meurt à Saint-Pétersbourg, de l'épidémie des modes françaises, et pour avoir offert ses jeunes charmes à l'inclémence de la saison, sous le costume qui dépeuplera Paris de jeunes femmes, si la réflexion et l'exemple ne les corrigent pas. »

(1) *L'Ami des Femmes*, par P.-J.-M. DE SAINT-URSIN, p. 39 et suiv.

Cette épitaphe, inscrite sur une tombe dans le cimetière des Quatre-Sections, rue de Vaugirard, à la barrière de Sèvres, est plus éloquente que tout ce que nous pourrions ajouter :

1ᵉʳ nivôse an XI, 6 heures du matin, 21 décembre 1802.
Louise Le Febvre
Agée de 23 ans,

Victime de la mode meurtrière (1).

Avant les médecins, les sermonnaires avaient tonné en vain contre les costumes plus ou moins découverts, source de tant de maladies mortelles. « Si vous allez à la foire de Lyon, clame le prédicateur Menot, vous y trouverez des Flamands, des Lombards, des Allemands, des Anglais, des Vénitiens, des Espagnols, etc., lesquels vous reconnaîtrez à l'instant à leurs habits.

« Il n'en sera pas ainsi des Français qui changent toujours leur façon de se vêtir : aujourd'hui ils portent des vêtements longs, demain des courts ; ils étaient amples, les voici étroits ; l'habit couvrait le cou, il le découvre à présent Etonnez-vous si dans cette année on voit courir tant de catarrhes.. »

(1 Qui ne se souvient des vers du poète :

Elle aimait trop le bal, c'est ce qui l'a tuée !

. . . .

Elle est morte à quinze ans, belle, heureuse, adorée,
Morte au sortir d'un bal qui nous mit tous en deuil.

(*Les Orientales.*)

Un autre orateur au verbe véhément, Guillaume Pépin, parlant du costume des femmes, « dont la variété est si grande, dit-il, qu'elles semblent en avoir pour chaque jour de l'année », attribue également les catarrhes au brusque changement des modes, qu'il rend responsables de bien d'autres incommodités. « Voyez ces manches de femmes qui sont tantôt si étroites, que les bras peuvent à peine entrer, tantôt si follement larges, qu'elles pendent jusqu'à terre ; et étonnez-vous si ces vaines femmelettes sont remplies, en vieillissant, de douleurs de tête, de maux de dents, de catarrhes et autres misères (1). »

*
* *

La mode a résisté à bien d'autres assauts et le bon sens n'a pas toujours triomphé des habitudes.

Philipe de Mézières, jurisconsulte et philosophe du XVIᵉ siècle, reprochait à l'habit court de troubler la digestion, tant il comprimait l'estomac ; de ne pas suffisamment préserver du froid et par là d'occasionner des maladies mortelles ; de n'avoir pas même le mérite de l'économie, car, depuis que les chausses étaient en vue, elles étaient devenues un objet de luxe aussi coûteux que les lés d'étoffe employés auparavant dans la façon des robes.

(1) *La Vie au temps des Libres Prêcheurs*, par Antony Méray (2ᵉ édition), t. II, p. 218-219.

En dépit des critiques, la nouvelle mode prit faveur : étant essentiellement propre à l'action, elle convenait parfaitement à une génération à qui les événements ne laissaient pas le loisir de se reposer.

A une autre époque, ce fut la mode des longues chevelures,

Les plus illustres prélats de France et d'Angleterre décrétèrent le refus des sacrements à ceux de leurs diocésains qui n'abattraient point leurs cheveux. Le concile de Rouen, en 1096, étendit la même interdiction à toute la province de Normandie.

L'évêque de Noyon, ayant persuadé aux Tournaisiens, dont il était aussi le pasteur, qu'une épidémie alors régnante avait pour cause l'abondance des chevelures masculines, plus de mille jeunes gens vinrent se faire exécuter par lui. L'avisé prélat profita de ce qu'il avait les ciseaux à la main, pour écourter les tuniques de ceux qui les avaient trop longues.

Par contre, en 1461, Philippe le Bon fit une forte maladie, pour laquelle les médecins ordonnèrent qu'on lui rasât le chef.

Revenu en santé, le vieux duc, qui avait jusque-là conservé une très belle chevelure, fut tout honteux de se voir tondu de la sorte, et, dans la crainte qu'on ne se moquât de lui, il rendit un édit portant que tous les nobles de ses États eussent à se faire raser à son exemple.

Plus de cinq cents personnes firent, au vu de l'ordonnance, le sacrifice de leurs cheveux ; mais c'était peu, en comparaison de ceux qui ne se soumirent pas.

Cette désobéissance affecta d'autant plus le prince, qu'elle semblait lui donner à entendre que son règne était fini. Il se fâcha. Des commissaires furent chargés d'appréhender au corps les récalcitrants, partout où ils les rencontreraient, et de leur passer, bon gré, mal gré, les ciseaux sur la tête (1).

Ce n'est pas la seule fois où le caprice du monarque, ou de ceux qui l'approchaient, a eu force de loi.

Les filles de Louis IX. avaient des pieds énormes : elles inventèrent les *robes à traîne*.

La femme de Philippe III était affligée d'un cou démesurément long, « long à humilier une cigogne » : elle imagina la mode des *guimpes montantes* (2).

Combien d'autres modes qui n'eurent, en naissant, d'autre but que de cacher une difformité physique (3) : tels

-----

(1) *Hist. du Costume en France*, par QUICHERAT.

(2) *Hist. des Croyances*, etc., par F. NICOLAY, t. II.

(3) Notre confrère, le Dr MASSON (de Lyon) a fait une remarque dont nous lui laissons la responsabilité :

«... Notre défaite était à prévoir, écrit-il, dès le jour où, pour dissimuler une infirmité, au lieu d'abdiquer franchement les prérogatives incompatibles avec son état de santé, Napoléon III avait imposé à ses généraux, comme uniforme, la tunique aux longs pans tombant par devant.

« Cette tenue, qui rompait avec la tradition des grenadiers du premier Bonaparte — qui, eux, portaient les pans relevés — n'était pas affaire de mode ou de goût.

« C'était le seul vêtement susceptible de masquer l'infirmité qui rend certain instrument indispensable aux malades atteints d'inflammation de la vessie, surtout quand ils sont tenus par les exigences de leur situation à dissimuler la fréquence gênante de

les *souliers à la poulaine*, inventés par Henri Plantagenet,
pour dissimuler une excroissance du pied ; les *perruques*
in-folio, adoptées par Louis XIV, pour y enfouir ses
nobles loupes ; tandis que nous ne savons quelle infante
d'Espagne imaginait les *paniers,* pour rétablir l'équilibre
entre ses hanches déjetées.

Vers 1385, quelques hommes de la Cour s'étaient
montrés ornés de *maheutres* ou fausses épaules, destinées
à dissimuler la difformité de leur buste (1) ; et, pour cacher
leurs pieds plats, les mêmes imaginèrent de porter des
bottes à bouts larges et arrondis.

La belle Féronnière avait une brûlure juste au milieu
du front (2) ; pour la masquer, elle fixa sur la cicatrice
un bijou retenu par un fin lacet de soie.

besoins naturels. » Dr A. MASSON, *La Sorcellerie et la Science des
Poisons au* xviie *siècle,* édition de 1904, p. 5.

C'est peut-être un tantinet paradoxal, mais le paradoxe n'a-t-il
pas toutes les apparences de la vérité, le plus généralement ?

(1) Dans une autre circonstance, les hommes, en voulant sacrifier
à la mode, furent victimes de leur coquetterie.

« M. Monto, lisons-nous dans les *Anecdotes historiques sur la
médecine* (t. II, p 183), parle, dans son *Traité d'hydropisie,* d'un
capitaine anglois, qui exigeoit de ses soldats qu'ils serrassent fort
leurs jarretières, afin d'offrir aux yeux une jambe mieux faite ;
mais ce caprice fut funeste au plus grand nombre ; car ces ligatures
furent cause que plusieurs devinrent hydropiques, et obligés d'aller
à l'hôpital pour y être traités ; plusieurs même en moururent. J'ai
entendu dire à M. de Senac qu'il avoit vu périr à l'armée une mul-
titude de soldats par la même cause. »

(2. On a donné une autre version pour expliquer cette mode. La
bourgeoise que François Ier avait voulu débaucher, en conçut, dit-
on, une indignation telle, qu'une mignonne veine bleue qu'elle avait
au front se rompit ; cruel dommage réparé dès le lendemain, grâce

Sous Henri II, les princesses atteintes de goître (1) couvrirent de hautes fraises tuyautées leur infirmité repoussante (2).

à l'invention du gentil bandeau à « la Ferronnière » (Cf. *Revue des Deux-Mondes*, 1883, p. 160.)

(1) On prétend que si la reine douairière d'Italie, la veuve du roi Humbert, a une prédilection marquée pour les colliers de perles à plusieurs rangées, c'est qu'ils lui servent à cacher un commencement de goître, dont elle serait affectée comme la plupart des princes et princesses de la maison de Savoie.

N'a-t-on pas dit également que nous devions à la princesse de Galles, la reine d'Angleterre actuelle, la mode de la poignée de mains à la hauteur du nez, comme on la pratique dans le monde ? La princesse ayant un furoncle dans l'aisselle, dut élever le bras, pour donner le *shake hand* : à son imitation, gentlemen et ladies en firent autant. Cet acte d'adulation doit moins coûter, après tout, à l'amour-propre de ceux qui l'accomplissent, que celui auquel s'abaissèrent les courtisans de Louis XIV. On sait que le roi ayant consenti à la « grande opération », ce fut à qui présenterait son inexpressible à l'opérateur. Jamais les chirurgiens n'eurent tant de besogne (V. dans notre *Cabinet secret de l'histoire*, le chapitre : *La Fistule d'un grand Roi*.)

(2) On a écrit que Saint-Just n'avait adopté la cravate que pour dissimuler une infirmité dont il était atteint : il souffrait des écrouelles et il n'enlevait sa cravate que lorsqu'il était seul ; mais il ne voulait pas être surpris dans ce déshabillé (Cf. *Les Curiosités révolutionnaires*, par Camille LAURENT).

« Saint-Just habite une cravate », fait dire Victor Hugo à un de ses personnages (*Quatre-vingt-treize : Le Cabaret de la rue du Paon*).

Saint-Just était, du reste, très soigneux de sa personne. Charles Nodier a conté, qu'étant de passage à Strasbourg, il alla rendre visite à Saint-Just, ce terrible Saint-Just dont le nom n'avait jamais frappé son oreille qu'entouré d'épithètes menaçantes. « Mon cœur battait violemment, et je sentais mes jambes défaillir quand j'entrai dans son cabinet. J'essayai alors de maîtriser mon émotion. Saint-Just ne prit garde à moi. Il me tournait le dos et se mirait dans la glace de sa cheminée, en ajustant avec un soin précieux,

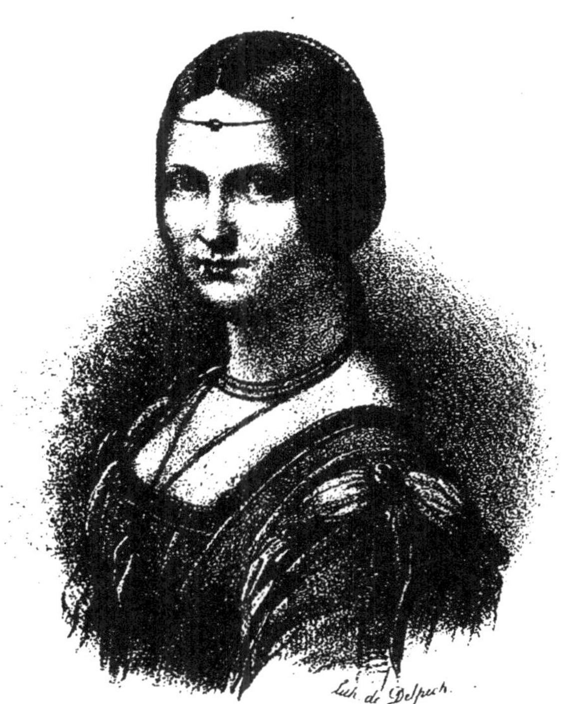

Lith. de Delpech.

Sous François II, les hommes trouvèrent qu'un gros ventre donnait un air de majesté et les femmes s'avisèrent aussitôt qu'il en était de même d'un gros derrière; on eut de gros ventres et de gros derrières postiches, et cette ridicule mode dura trois ou quatre ans (1).

Les *manches bouffantes* furent imaginées de même pour atténuer la déviation des épaules; la reine Anne d'Autriche en voulut de courtes, pour laisser voir ses bras, qui étaient d'un modelé remarquable.

entre deux girandoles chargées de bougies, les plis de cette haute et large cravate, dans laquelle sa tête immobile était exhaussée comme un ostensoir, suivant l'expression cynique de Camille Desmoulins, et que l'instinct d'imitation des petits-maîtres du temps commençait à mettre à la mode. » N'oublions pas que Saint-Just avait dit : « L'opulence est une infamie ».

Puisque nous en sommes au chapitre de la cravate, consignons ici un détail ignoré : il se rattache à l'origine des cravates, désormais fameuses, d'un des plus brillants sociétaires de notre première scène.

L'acteur en question se rencontrait tous les jours sur la plateforme d'un omnibus, avec un de nos hommes de lettres des plus sympathiques, de qui nous tenons l'historiette. Celui-ci était alors atteint de clous dans le cou, qu'il dissimulait de son mieux avec une cravate plus ou moins coquettement enroulée; quelle ne fut pas sa surprise quand il revit, quelques jours après, M. ..... (j'allais imprimer son nom) portant sur la scène une cravate absolument analogue à celle qu'il portait lui-même.

Une incommodité passagère avait, une fois de plus, donné naissance à une mode nouvelle.

(1) *Essais historiques sur Paris*, par SAINT-FOIX.

*
* *

Le R. P. Duguet disait que « les paniers avaient une origine vicieuse, en ce qu'on les avait portés pour la première fois afin de déguiser des grossesses criminelles. »

L'ingéniosité des femmes à dissimuler la grossesse alla plus loin ; à certaines époques, elles adoptèrent un ajustement qui les faisait paraître toutes enceintes ; de la sorte, celles qui l'étaient réellement avaient un excellent moyen de cacher leur état.

C'est sous Charles le Bel que cette mode apparut pour la première fois ; elle devait durer (1).

Vers l'année 1320, les femmes ne portaient de ceintures que comme ornement d'étoffe ou d'orfèvrerie, mais non pas serrées à la taille. Ces ceintures, amples, lâches, étaient posées à la hauteur des hanches, comme le serait une écharpe tordue. Il était de mode, alors, chez les dames qui prétendaient être bien mises, de faire saillir le ventre et la ceinture tombait au-dessous du nombril.

D'extravagances en extravagances, dit l'auteur des *Mémoires du peuple français,* sous Charles VI, où la houppelande fut la toilette fondamentale des femmes, celles-ci en arrivèrent au point d'adopter la fantaisie la

(1) *Curiosités historiques sur les accouchements,* par le Dr Witkowski.

plus bizarre : elles faisaient valoir leur ventre et semblaient toutes enceintes.

Cette mode eut une durée de quarante ans. Elle reparut avec le *surcot*, à la fin du xv° siècle.

« Le surcot de Bethsabée, dit Racinet, est la robe sans ceinture, au corsage lacé, dont la large et longue ouverture, laissant voir la chemise transparente, se prolongeait jusqu'à la naissance du ventre, auquel il donnait le volume d'une grossesse de quelques mois, comme un encouragement à la propagation de l'espèce. » Après la guerre de cent ans, il s'agissait de repeupler la France.

Au xvı° siècle, la même mode (1) se retrouve à Bâle, comme en témoignent les dessins de Holbein, conservés au Musée de Bâle et qui représentent la grande dame, la

(1) Voici une pièce du xvı° siècle, qui atteste que cette mode sévissait aussi en France. Elle est extraite des *Variétés historiques et littéraires*, d'Ed. Fournier, t. III, p. 248-9 :

> Deçà des dames plus fines
> Pour leur grossesse cacher
> On voit la rue empescher
> Portant de larges vasquines ;
> Là marchent à graves pas,
> Renforcées par le bas,
> Celles qui deux culs supportent
> Sous les robes quelles portent,
> Desquels l'un, de chair, la nuit
> Leur sert à prendre deduict ;
> L'autre de crins et de bourre
> Autour leurs fesses embourre.

(P. Le Loyer, *La Néphélococugie*, ou *L'Année des Cocus*, comédie ; Abel Langelier, 1579, ıı 12.)

dame de noblesse, la bourgeoise et la cabaretière, dans un costume qui accuse fortement la saillie du ventre.

*
* *

La Palatine, dans sa *Correspondance*, parle des *robes ballantes*, imaginées par Mme de Montespan pour dissimuler ses grossesses.

C'était aller à l'encontre du but : quand elle les revêtait, la maîtresse du roi accusait mieux encore l'état où elle se trouvait, et les courtisans ne s'y trompaient pas.

L'usage de ces robes, dénuées de ceinture et flottant sur le corps, se conserva à la ville. Boursault, qui les raille agréablement, mit les rieurs de son côté en les baptisant des *innocentes* (1).

En 1716, peu après la mort de Louis XIV, deux dames, « sous le prétexte qu'elles étoient très grasses, et par conséquent très suantes, risquèrent les premières à porter des *paniers* dans leurs chambres, et comme elles n'osaient pas s'en servir le jour, elles se résolurent à attendre le soir, pour aller à la promenade des Thuilleries ; et pour

---

(1)   Une robe de chambre étalée amplement
     Qui n'a point de ceinture et va nonchalamment,
     Pour certain air d'enfant qu'elle donne au visage,
     Est nommée *innocente*, et c'est du bel usage.

           (*Les Mots à la mode.*)

éviter l'entrée des portes ordinaires, où il y a toujours
beaucoup de livrée, elles entrèrent par l'Orangerie.

« Comme ces deux dames étoient très connues à Paris,
on s'accoutuma peu à peu à leurs paniers, et lorsqu'on
eur en parloit, elles répondoient que rien n'estoit plus
commode à des femmes grasses et replettes pour avoir de
l'air, surtout en cet été où il faisoit extraordinairement
chaud (1). »

Les belles dames croyaient avoir fait scandale ; loin de
là. L'innovation fut trouvée charmante, et bientôt toutes
les femmes, « jusqu'aux femmes de chambre et aux cuisi-
nières », eurent adopté la mode dont nos deux extrava-
gantes s'étaient faites inconsciemment les marraines.

Les *paniers* n'étaient, au reste, qu'une réédition des
vertugadins, qui n'avaient jamais complétement disparu
des pays voisins du nôtre (2).

A peu près de la même époque datent les tournures,
nommées des *criardes*, qu'on mettait sous le manteau
pour le faire bouffer davantage. Comme elles étaient en
toile gommée, elles faisaient du bruit au moindre frôle-
ment : de là leur nom.

Il y eut un singulier préjugé au sujet de l'amas d'étoffe

(1) *Recueil des différentes modes du temps*. A Paris, chez Héris-
set, 1729. Cité par Ab. d'Avrecour, *Revue rétrospective*, pages 82
et 118.

(2) On lit, en effet, dans le *Journal de Verdun*, à la date d'octobre 1724 : « Présentement les vertugadins d'Espagne et d'Italie se
sont introduits en France sous le nom de paniers ; c'est une mode
venue au secours de la fausse pudeur. »

II   25

qui chargeait les hanches. On pensait qu'il produisait un échauffement capable de gâter le teint. C'est pour ce motif que Mme de Soubise, qui eut, jusqu'à la fin de sa vie, un soin extrême de sa beauté, ne fut jamais troussée, comme les autres femmes, « de peur, dit Saint-Simon, de s'échauffer les reins et de se rougir le nez. »

*
* *

La première grossesse de Marie-Antoinette (1778) avait opéré une révolution assez heureuse dans la mode : la reine, devenant mère, avait abandonné la soie et les étoffes brochées, pour porter de la batiste et des linons ; la cour et la ville se modelèrent sur elle.

Plus tard, en 1781, lors d'une nouvelle grossesse de Marie-Antoinette, les sympathies féminines pour la reine se manifestèrent par l'adoption d'une robe qui faisait paraître enceinte celle qui la portait : l'ajustement à la *Jeanne d'Arc.*

Avec un pareil costume, on avait les seins à peu près nus et la jambe dégagée.

Le costume s'appela le *quart de terme*, le *demi-terme*, etc., selon la période de la grossesse de Marie-Antoinette (1).

(1) *Curiosités historiques sur les accouchements*, de **Witkowski.**

C'est également au cours d'une de ses grossesses, que la reine avait perdu une partie de ses cheveux. Cet accident lui fit adopter une coiffure basse, que ses suivantes baptisèrent du nom de *coiffure à l'enfant* (1).

Cette coiffure consistait en frisures sur le devant, accompagnées d'un chignon qui retombait sur la nuque (2).

Toutes les têtes s'y accommodèrent à l'envi ; elle devint le type des inventions ultérieures qui se succédèrent, sous divers noms, jusqu'au Directoire.

(1) A la naissance du duc de Normandie, autrement dit Louis XVII, on porta les *bagues à l'enfantement*, composées de l'enchâssement d'une pierre centrale dans d'autres pierres formant chaton.

(2) Nous lisons, à ce sujet, dans les *Mémoires de Fleury*, t. II : « la reine était à la première époque de sa grossesse de madame la Dauphine, et, malgré ce qu'on a dit et écrit, bien loin de commettre des imprudences, elle poussa l'excès de précaution si loin, qu'elle faillit tomber malade de la peur de nuire à son état. On s'en convaincra par ce trait : la mode était alors de surcharger la tête des femmes de plumes tellement élevées que, lorsqu'elles allaient en carrosse, à peine pouvaient-elles s'asseoir ; il leur fallait se courber beaucoup et même celles qui ne voulaient pas gâter l'édifice du coiffeur devaient se tenir à genoux.

« En adoptant ce panache exubérant, la reine contracta peu à peu l'habitude de porter la main aux plumes dont il était composé, soit pour jouer avec, soit pour le faire jouer ; mais aussitôt qu'elle fut convaincue qu'elle était mère, afin d'éviter ce tic qui lui faisait faire au dessus de la tête des mouvements qu'elle crut dangereux, elle supprima sans miséricorde une parure qu'elle aimait : cette circonstance connue fit même changer la mode des plumes. »

*
* *

On sait quelle influence exerça Rousseau sur son siècle. La redingote dite anglaise, c'est-à-dire une redingote très ouverte, fut adoptée tout d'abord par les jeunes femmes, pour se conformer aux préceptes de Jean-Jacques, qui recommandait aux mères d'allaiter elles-mêmes leurs enfants.

Plus tard, on s'habilla à l'anglaise, sans être nourrice. C'est la robe qu'on mettait pour « tronchiner », c'est-à-dire pour faire les longues promenades à pied, recommandées par le docteur Tronchin, un des premiers, sinon le premier qui fit consister presque tout l'art de guérir en des préceptes d'hygiène.

Le grand air, l'exercice, l'occupation, voilà quelles étaient les trois panacées (1) du médecin génevois, « savant comme Esculape et beau comme Apollon. »

Pendant plusieurs semaines, Tronchin fut l'homme de France le plus couru. C'était de la fureur, du fanatisme. Les carrosses encombraient à ce point la rue où il demeurait, que la circulation en était interrompue.

(1) « Il n'y a jusqu'à présent, écrivait Diderot, que quelques remèdes généraux auxquels on puisse avoir confiance, comme le régime les exercices, la distraction, le temps et la nature. »

Les marchandes de modes inventèrent, en son honneur, une coiffure qu'elles appelèrent le *bonnet à l'inoculation*, on voyait, sur les rubans qui l'ornaient, un semis de pois, imitant les boutons de la petite vérole.

Tronchin eut la rare fortune d'arriver à son heure. L'abus des drogues avait multiplié les désordres nerveux ; la femme, au sortir du maillot, avait la poitrine enfermée dans une cuirasse qui lui comprimait les organes : il en résultait des malaises, des souffrances que, dans leur impuissance à en deviner la cause, les médecins du temps qualifiaient d'imaginaires. Le mérite de Tronchin fut de supprimer absolument tout médicament et de substituer à l'arsenal des apothicaires des agents physiques et naturels.

La révolution que la *Nouvelle Héloïse* fit dans le cœur de la femme, les ordonnances de Tronchin l'accomplirent dans ses habitudes, dans sa vie journalière.

Tronchin, a écrit Goncourt, fait sortir la femme de sa paresse et de ses langueurs, presque de sa constitution. Il la force au mouvement, aux fatigues fortifiantes ; il lui impose de gros ouvrages ; il lui fait frotter ses salons, bêcher au jardin, se promener, courir, *s'exténuer*. Il rend ses membres à l'exercice, son corps à la liberté, avec ses robes nouvelles baptisées de son nom, portées bientôt dans tout Paris, par les promeneuses appuyées sur de longues cannes, « tronchinant », comme dit le temps.

La névrose fut-elle définitivement vaincue par le traitement nouveau ? Les vapeurs disparurent elles à tout jamais ? Elles changèrent simplement de nom.

Sous le Directoire et les régimes qui lui succédèrent, il fut de bon ton d'avoir des « langueurs ».

Les mondaines de l'époque eurent même la plaisante idée d'accommoder leur coiffure avec la pâleur ou la rougeur de leur teint.

Elles avaient le chapeau des « jours de langueur » et celui « des jours de santé ».

— « Je suis bien malade aujourd'hui, disait l'impératrice Joséphine ; donnez-moi un chapeau de petite santé. »

Et comme on lui présentait un chapeau pour une santé tout à fait chancelante :

— « Mais fi donc ! s'exclamait-elle, croyez-vous que je vais mourir ? »

On lui apportait un autre chapeau qui annonçait plus de santé.

— « Allons, soupirait-elle d'un ton languissant ; vous me trouvez bien robuste ! »

C'est la même Joséphine qui, pour cacher la laideur et l'irrégularité de ses dents, — peut-être aussi pour corriger une haleine trop… embaumée, fit adopter par les dames de la Cour l'usage du mouchoir de dentelles, qu'elle tenait constamment sur sa bouche.

Ne retrouvons-nous pas là encore l'alliance de la mode et de l'hygiène, et avions-nous tort d'écrire que ces deux sœurs ennemies n'ont pas toujours vécu en mésintelligence ?

FIN

TABLE ET LÉGENDES DES GRAVURES

TABLE DES MATIÈRES

—

Problèmes — Médico-Historiques.

Variétés historiques et anecdotiques.

www.ingramcontent.com/pod-product-compliance
Lightning Source LLC
LaVergne TN
LVHW020602180726
843502LV00002B/332